Kohlhammer

Beate Muschalla und Michael Linden

Arbeitsplatzbezogene Ängste und Arbeitsplatzphobie

Phänomenologie, Diagnostik, Behandlung, Sozialmedizin

Verlag W. Kohlhammer

1. Auflage 2013

Alle Rechte vorbehalten
© 2013 W. Kohlhammer GmbH Stuttgart
Umschlag: Gestaltungskonzept Peter Horlacher
Gesamtherstellung:
W. Kohlhammer Druckerei GmbH + Co. KG, Stuttgart
Printed in Germany

ISBN 978-3-17-020911-4

Inhalt

Content⁺ PLUS

Auf der Website des Verlags finden Sie nach Ihrer Anmeldung als Nutzer in unserem Buch-shop unter ContentPLUS das folgende Angebot (Zugang über Ihren Code, vgl. vordere innere Buchumschlagsseite):

Job-Angst-Skala (JAS) und Arbeitsplatzphobieskala

Arbeits-Angst-Interview (AAI)

Bibliotherapiebroschüre für Patienten »Umgang mit Ängsten am Arbeitsplatz«

Vorwort

Wenn die Rede auf arbeitsplatzbezogene Ängste und speziell die Arbeitsplatz-phobie kommt, dann erlebt man nicht selten eine eher amüsierte Reaktion etwa der Art: »Das habe ich auch«. Auch wenn diese Reaktion lächelnd und ironisch vorgetragen wird, so kann sie doch als Indiz dafür gewertet werden, dass dieses Problem nicht ganz weit weg ist vom eigenen Erleben. Niemand würde so reagieren, wenn man über Krebs oder Schizophrenie sprechen würde. Die Reak-tion impliziert eher: »So etwas kenne ich, aber dem darf man sich doch nicht hingeben«. Lächelnde Irritiertheit, wenn nicht sogar Herablassung, ist eine typi-sche Reaktion auf pathologische Ängste oder Ängste Anderer. Es sind Ängste, die man kennt, die man selbst aber meint unter Kontrolle zu haben.

Das Thema der arbeitsplatzbezogenen Ängste sollte aber ernst genommen werden. Es handelt sich um ein Problem, das relativ häufig ist und erschreckend häufig zu schwerer Beeinträchtigung der Betroffenen sowie zu Problemen in der Lebensführung der Patienten führt. Eine U-Bahn oder Kaufhäuser kann man evtl. bei einer entsprechenden Phobie vermeiden, nicht jedoch den Arbeitsplatz. Derartige Ängste führen unmittelbar zu Teilhabestörungen und negativen sozi-alen Konsequenzen. Problematisch wird es häufig auch, wenn solche Patienten dann Hilfe suchen. Weil sich Patienten des eingangs angesprochen Unverständ-nisses und der Belächelung bewusst sind, sprechen sie nicht über Arbeitsängste. Sie externalisieren und zeigen auf den Chef oder die Umstände am Arbeitsplatz als Erklärung, so wie Patienten mit U-Bahn-Phobie in aller Ernsthaftigkeit behaupten, deswegen nicht in den Tunnel zu können, weil es dort nicht genug Luft zum Atmen gebe. Die vom Patienten vorgetragenen Gründe seiner Arbeitsplatzvermeidung sind oft Anlass für Fehlbehandlungen und Maßnahmen, die das Problem eher noch verschärfen. Dazu gehört z. B. die »Krankschreibung«, ein Vermeidungs-verhalten mit ärztlicher Unterstützung. Jedermann weiß aber inzwischen, dass Vermeidungsverhalten einer der wesentlichen Gründe für die Verschlimmerung von Angsterkrankungen ist, und dass Exposition der Weg zur Heilung ist.

Zusammenfassend gilt, dass arbeitsplatzbezogene Ängste mit zu den häufigsten psychischen Erkrankungen zählen, zu schwerwiegenden Folgen führen, am seltensten diagnostiziert und nahezu regelhaft falsch behandelt werden. Hier bedarf es dringend mehr wissenschaftlicher Forschung und vor allem klarer Konzepte bei Therapeuten. Das vorliegende Buch soll dazu einen Beitrag leisten. Es fasst eine zehnjährige Forschungsarbeit zum Thema der arbeitsplatzbezogenen Ängste zusammen. Manches kann inzwischen als empirisch gut fundiert gelten, anderes entspringt aber auch »nur« der klinischen Erfahrung der Autoren, die viele derartige Patienten behandelt haben.

Das Buch ist geschrieben worden für Psychotherapeuten und Ärzte, beratend Tätige in der medizinischen und beruflichen Rehabilitation, Sozialmediziner und Gutachter, Mitarbeiter von Renten- und Krankenversicherung sowie Wissenschaftler aus den Bereichen klinische Psychologie, Arbeits- und Organisationspsychologie, Sozialpsychologie und -medizin, Arbeitsmedizin, Psychiatrie und Psychosomatik. Es handelt sich um die erste monographische und zusammenfassende Darstellung dieses Themas.

Berlin, im März 2013
Prof. Dr. Michael Linden
Dr. Beate Muschalla

1 Wertigkeit von Arbeit

1.1 Organisationsformen der Arbeit in der modernen Industriegesellschaft

In der Arbeitspsychologie wird »Arbeit« verstanden als ein Grundaspekt menschlicher Lebenswirklichkeit, eine zielgerichtete, zweckrationale Tätigkeit, die der Daseinsvorsorge und Schaffung optimaler Lebensverhältnisse dient. Arbeit ist aufgabenbezogen und mit gesellschaftlichem Sinngehalt versehen. Es handelt sich um einen vermittelnden Prozess zwischen Mensch und Umwelt, der sich in eingreifenden und verändernden Tätigkeiten äußert (Giese 1927; Rohmert 1972; Fürstenberg 1975; Schmale 1983).

Für die Ausübung der beruflichen Tätigkeit verwendet der erwachsene Mensch einen Großteil seines Tages. Daher macht der Arbeitsplatz schon zeitlich einen großen Teil seiner sozialen Umwelt aus. Die Art der Tätigkeit trägt zum Ansehen in der Gesellschaft und zur finanziellen Sicherheit bei. Arbeit ist ein wesentlicher Teil der Selbstverwirklichung eines Menschen, bestimmend für sein Selbstbild und seine weiteren Entwicklungsmöglichkeiten, die beeinflusst werden sowohl von den materiellen und organisationalen Arbeitsbedingungen als auch von den Mitarbeitern. Zudem beeinflusst die Arbeitssituation auch viele andere Lebensbereiche der Person. Zufrieden zu sein mit der Arbeitssituation ist mitentscheidend für die generell erlebte Lebenszufriedenheit (Schumacher et al. 1995).

Im Laufe der Jahrhunderte, aber speziell auch in den letzten Jahrzehnten vollzogen und vollziehen sich zahlreiche Wandlungsprozesse in der Arbeitswelt. Eine Wandlung betrifft die mit dem industriellen Fortschritt einhergehende Veränderung der Arbeit von der Hand- zur Kopf-, zur Dienstleistungs- und seit neuestem zur computerisiert-kontrollierten Arbeit.

Je nach Art der Arbeit verändern sich auch die Anforderungen und Freiheitsgrade für die Arbeitstätigen bei der Ausübung ihrer Tätigkeiten: Standen früher überwiegend körperlich fordernde Arbeiten im Vordergrund, bei denen sozioemotionale und kognitive Fähigkeiten nachrangig waren (z. B. beim Heu-Rechen auf dem Feld), erforderten Arbeitsplätze seit der Mechanisierung mehr kognitive Leistungen (z. B. Konzentration als Kranführer), oder Schnelligkeit bei der Ausführung sehr spezialisierter Handlungsabläufe (z. B. Einscannen von Waren an der Supermarktkasse). Mit Zunahme von Arbeitsfeldern im Dienstleistungssektor traten zunehmend soziale Kompetenzen und sogenannte Soft Skills in den Vordergrund.

Die moderne Arbeitswelt erfordert in den meisten Berufen hohe Anpassungs-
leistungen, Flexibilität und Multitaskingfähigkeiten der arbeitenden Menschen.
So muss eine »einfache« Verkäuferin im Supermarkt sich jederzeit flexibel in
ständig wechselnden Situationen adäquat verhalten. Sie muss freundlich mit
genervten Kunden umgehen, kompetent Auskünfte über die Waren geben,
Waren heben und einsortieren, kassieren und das passende Geld herausgeben,
aufpassen, dass keine Waren gestohlen werden, und dies ggf. als Alleinbeset-
zung und Alleinverantwortliche ihrer Schicht in einer Filiale, mit der prinzi-
piell jederzeitigen Möglichkeit eines Raubüberfalls. Eine besondere Belastung
der modernen Arbeitsbedingungen stellt die Kontrolle der Arbeitsleistung im
Rahmen von Qualitätssicherung, Zielvorgaben oder Benchmarking dar, die
häufig auch noch computergestützt online erfolgt. So werden heute selbst
Verkäuferinnen an der Supermarktkasse permanent per Computer überwacht,
wie viele Waren sie pro Minute über den Scanner ziehen. Verkäuferinnen in
Boutiquen erhalten am Abend eine Rückmeldung, wie viele Kunden den Laden
betreten haben und wie viele Käufe getätigt worden sind. Putzfrauen in Hotels
bekommen Minutenvorgaben pro Zimmer. Schreibkräften wird die Zahl der
Anschläge vorgerechnet usw. Bei vielen Arbeitsplätzen gibt es regelmäßig
anonyme Kontrollen des Arbeitsverhaltens durch Supervisoren, wenn nicht
gleich eine Dauerüberwachung per Videokamera erfolgt.

Die Frage ist, welche Voraussetzungen eine Person mitbringen muss, um diese
Rahmenbedingungen oder Anforderungen erfüllen zu können, und dies umso
mehr, als eine einfache angelernte Tätigkeit als Verkäuferin als Standard für den
»allgemeinen Arbeitsmarkt« angesehen werden kann, d.h. grundsätzlich von
jedermann zu erbringen sein sollte.

Bei der Beurteilung von Arbeitsplatzanforderungen können drei unterschiedliche Referenzen zugrunde gelegt werden, d.h. (a) der konkrete Arbeitsplatz,
(b) der konkrete Beruf bzw. das allgemeine Berufsfeld und (c) der allgemeine
Arbeitsmarkt. Bezogen auf den aktuellen Arbeitsplatz ist zu präzisieren, was
der Betreffende konkret an Tätigkeiten ausübt. Generelle Berufsbezeichnungen
wie bspw. »Krankenschwester« sind nicht geeignet, berufliche Anforderungen
hinreichend abzubilden. Eine Krankenschwester kann je nach Einsatzort
verschiedenste Tätigkeiten ausüben: Als Pflegedienstleitung übt sie bspw. überwiegend am Schreibtisch organisatorische und planerische Tätigkeiten aus
und hat selbst wenig Patientenkontakte. Im Blutspendedienst muss sie zügig
die Patienten nach einem festen Muster abfertigen, wobei sie ohne besondere
kommunikative und empathische Leistungen auskommen kann. In einer psychiatrischen Akutstation führt sie möglicherweise Gruppentherapien durch, stellt
Medikamente, hält regelmäßige Kontakte zu allen Patienten und benötigt die
Fähigkeit, mit deren emotionalen Auslenkungen professionell umzugehen. In
einem Pflegeheim muss sie zusätzlich auch noch schwer heben können. Diese
Vielfalt an potentiellen Tätigkeiten eines Menschen mit einer bestimmten
Berufsqualifikation, hier bspw. Krankenschwester, beschreibt das berufsbezo-
gene Anforderungsprofil. Es umfasst alles, was jemandem mit der gegebenen
Ausbildung übertragen werden kann.

Der allgemeine Arbeitsmarkt umfasst alle Tätigkeiten, die einem Arbeitssuchenden zumutbar sind. Vom Grundsatz her kann ein Arbeitssuchender vom Arbeitsamt auf jeden beliebigen Arbeitsplatz verwiesen werden. Es gibt keine speziellen Tätigkeitsbeschreibungen und kein spezifisches Fähigkeitsprofil, die die Anforderungen auf dem »allgemeinen Arbeitsmarkt« charakterisieren. Dementsprechend kommen alle Anlerntätigkeiten in Frage wie z. B. eine »einfache« Verkaufstätigkeit, eine Arbeit als Reinigungskraft, eine Anstellung in einem Hol- und Bringedienst oder in einer Registratur. Es können also auch alle denkbaren Fähigkeiten für »Tätigkeiten auf dem allgemeinen Arbeitsmarkt« bedeutsam sein. Als Modell für den allgemeinen Arbeitsmarkt kann man sich ein Hotel vorstellen. Dort gibt es Gartenarbeiter, Reinigungskräfte, Handwerker, Kellner, Empfangsdamen, Büromitarbeiter, Verwaltungsangestellte und Manger, d. h. Berufe mit unterschiedlichen mentalen Anforderungen, so dass für Menschen mit unterschiedlichsten persönlichen Voraussetzungen, d. h. in der Terminologie der ICF »Personfaktoren« (WHO 2001), auf ihnen mögliche und zumutbare Tätigkeiten verwiesen werden können.

1.2 Gesellschaftliche Arbeitsethik

Die Bedeutung von »Arbeit« im Lebenskonzept wie auch die Einstellung eines Berufstätigen zu seiner Tätigkeit hängen sowohl vom kulturell-gesellschaftlichen als auch individuellen Hintergrund und der Arbeitsethik ab. Unterschiedliche Gesellschaften, Gesellschaftsphilosophien und Religionen lassen sich auch durch ihre Aussagen zu Wettbewerborientierung, Leistungsstreben und Arbeitsethik beschreiben und unterscheiden (Furnham et al. 1994).

Arbeitsethik bedeutet auf der gesellschaftlichen Ebene allgemeingültige Normen und Maximen der arbeitsbezogenen Lebensführung im Zusammenhang mit der Verantwortung für Andere. Im Laufe der Geschichte, von der Antike über das Mittelalter bis heute, gab es viele Wandlungen im Verhältnis der Menschen zur Arbeit: Im antiken Griechenland war körperliche Arbeit eher verpönt. Das Philosophieren dagegen war hochgeschätzt und setzte Muße voraus. Die einzige Philosophie der Antike, in der die Arbeit gepriesen wurde, war der Stoizismus. Im Mittelalter wurde Arbeit bis zur Reformation weitgehend als Mühsal und Strafe aufgefasst. Der Kirchenvater Augustinus betont bspw., dass im Paradies »lobenswerte Arbeit nicht mühselig« sei (Drobner 2000), während die Strafe in der Hölle in ewiger Arbeit bestünde.

Im Gegensatz dazu ist die protestantische Arbeitsethik (Weber 1904) gekennzeichnet durch die Vorstellung von Arbeit als Pflicht, die nicht in Frage gestellt wird, d. h. fast als eine Art der Erfüllung eines göttlichen Auftrags. Die Arbeit bildet den Mittelpunkt des Lebens, um den herum sich der Mensch Freizeit gestaltet. Diametral zur katholisch-vorreformatorischen Auffassung erklärte der reformierte Geistliche Johann Kaspar Lavater im 18. Jahrhundert, selbst im Himmel könnten Menschen ohne eine Beschäftigung nicht gesegnet sein (Caflisch-Schnetzler 2001). Die Grundzüge der protestantischen Arbeitsethik wurden bspw. folgendermaßen zusammengefasst: »Arbeit muss als gottgewollter Lebenszweck betrachtet werden, sie muss so gut wie möglich verrichtet werden und Arbeit muss als Pflicht gelten, die man erledigt, weil sie erledigt werden muss« (Himanen 2001, S. 27).

Der Soziologe Max Weber nennt als weitere Quelle der zunehmenden Bedeutung von Arbeit den sich seit dem 16. Jahrhundert entwickelnden Kapitalismus: »Jener eigentümliche, uns heute so geläufige und in Wahrheit doch so wenig selbstverständliche Gedanke der Berufspflicht, einer Verpflichtung, die der Einzelne empfinden soll und empfindet gegenüber dem Inhalt seiner ›beruflichen‹ Tätigkeit, gleichviel worin sie besteht, gleichviel insbesondere ob sie dem unbefangenen Empfinden als reine Verwertung seiner Arbeitskraft oder gar nur seines Sachgüterbesitzes (als ›Kapital‹) erscheinen muss – dieser Gedanke ist es, welcher der ›Sozialethik‹ der kapitalistischen Kultur charakteristisch ist. [...] Die Fähigkeit der Konzentration der Gedanken sowohl als die absolut zentrale Fähigkeit, sich der Arbeit gegenüber verpflichtet zu fühlen, finden sich hier besonders oft vereinigt mit strenger Wirtschaftlichkeit, die mit dem Verdienst und seiner Höhe überhaupt rechnet und mit einer nüchternen Selbstbeherrschung und Mäßigkeit, welche die Leistungsfähigkeit ungemein steigert. Der Boden für jene Auffassung der Arbeit als Selbstzweck, als ›Beruf‹, wie sie der Kapitalismus fordert, ist hier am günstigsten« (Weber 1904, S. 1905).

Eine analoge Arbeitsauffassung, wenn auch mit anderer Begründung, findet sich im Kommunismus, in dem vor dem Hintergrund ökonomischer Notwendigkeiten die Arbeitstätigkeit im Rahmen der politischen Propaganda eine besondere Wertschätzung erfuhr, inklusive der Förderung der Berufstätigkeit der Frauen (Braun 1993). In der zweiten Hälfte des 20. Jahrhunderts entwickelte sich schließlich eine weitere Variante der Arbeitsethik im Rahmen der Emanzipation der Frauen.

Versucht man die aktuelle Arbeitsethik in den westlichen Industriestaaten und speziell der Bundesrepublik Deutschland zu beschreiben, dann gilt, dass in der ehemaligen West-BRD ein Einkommen zunehmend weniger reichte, um die wachsenden Ansprüche an den Lebensstil zu erfüllen. Es gab einen hohen Zusammenhang von sozioökonomischer Situation der Herkunftsfamilie mit dem Bildungsniveau, der Berufslaufbahn und -status sowie dem generellen Gesundheitsstatus und -verhalten (Siegrist 2008; Danielzik und Müller 2006; Seyda 2009). Hinzu kam eine Destabilisierung der Familie als wirtschaftliche Einheit wie auch die Emanzipationsbewegung der Frauen, die ein eigenes Einkommen und eine Selbstverwirklichung und gesellschaftliche Teilhabe durch eine Berufstätigkeit als zentrales Ziel hatten. Inzwischen findet die Gleichberechtigung der Geschlechter bzgl. Arbeitspositionen und Entlohnung theoretisch allgemeine Akzeptanz, auch wenn die Umsetzung noch nicht alle Erwartungen erfüllt (Droßard 2008; Wippermann 2010; Schulz und Blossfeldt 2006; Dautzenberg et al. 2011; Hüttges et al. 2011; Kirk 1982).

In der ehemaligen DDR galt der »Werktätige« gemäß der kommunistischen Arbeitsethik als Ideal für Männer wie Frauen. Die Bergarbeiterin oder Traktoristin

waren Frauenideale. Der Wert des Menschen wurde an der heldenhaften Arbeitsleistung für die Gesellschaft gemessen. Hinzu kam, dass die unzureichende Arbeitsproduktivität auch eine Mobilisierung aller Arbeitskräfte erforderte, bis hin zum
Einsatz von Schülern als Erntehelfer. Es war zudem vielfach nicht möglich, mit nur
dem Einkommen eines Ehepartners zu leben, weswegen die meisten Frauen berufs-
tätig sein mussten. Die Kinderbetreuung fand bis nachmittags meist außerhalb der
Familie in Kinderkrippen und in der Schule statt (Port 2010). Auch nach der Wende
hielten Befragte in den neuen Bundesländern den Lebensbereich »Arbeit und Beruf«
für wesentlich wichtiger als Menschen in den alten Bundesländern, wobei die Arbeit
vor allem als Einkommensquelle bedeutsam erachtet wurde (Braun 1993).

Mit der Wiedervereinigung Deutschlands wirkten sich gesellschaftliche
Umbruchereignisse auch auf die Arbeitswelt aus: Im Ostteil Deutschlands kam es
vielerorts zu betriebsstrukturellen Veränderungen, viele Menschen verloren ihre
Arbeitsplätze bzw. mussten sich beruflich umorientieren (Diewald und Mayer
1996; Baethge et al. 1996). Es trat außerdem die Situation ein, dass aus zwei
Gesellschafts- und damit auch arbeitsstrukturell unterschiedlichen Systemen sich
ein neues entwickeln musste. Kulturphilosophisch entwickelte sich eine Synthese
aus protestantischer Arbeitsethik und kommunistischer Arbeitsverherrlichung,
mit der Folge einer Überwertigkeit von »Lohnarbeit«. Indikatoren hierfür sind,
dass Arbeitslosigkeit auch bei sozialer Absicherung als persönlicher Makel
erlebt und sozial diskriminiert wird, oder dass der Status der »Hausfrau« oder
des »Hausmannes« trotz ihrer vielfältigen sozialen und kulturellen Aufgaben
einschließlich der Kinderbetreuung und -erziehung oder Altenpflege in Eigenor-
ganisation ohne Lohnsteuerkarte fast ein Schimpfwort geworden ist. Lohnarbeit
ist eines der wichtigsten Elemente zur Bestimmung des eigenen Werts und der
sozialen Stellung, wenn nicht sogar des Lebenssinns. Arbeit ist vielfach der Teil
des Lebens, dem alle anderen Lebensbereiche und -werte untergeordnet werden.
Aus Arbeitsnotwendigkeit wird Arbeitspflicht, auch dann, wenn sie gar nicht
mehr notwendig ist.

Gesellschaftliche Normen und staatliche Strukturen haben also eine wichtige Bedeutung hinsichtlich der Frage, wer in einer Gesellschaft wann und was
arbeitet oder nicht, wie angesehen Menschen sind, die arbeiten oder ohne (Lohn-)
Arbeit sind, und wie Menschen damit auch auf Bedrohungen ihrer Arbeitsfähigkeit reagieren. Letztendlich spielt das gesellschaftliche Verständnis und der Stel-
lenwert von Arbeit auch für die persönliche Lebensführung eine wichtige Rolle.

1.3 Individuelle Arbeitsethik

Aus der gesellschaftlichen Arbeitsethik leitet sich dann auch die persönliche
Reaktion auf Arbeitsanforderungen, wie auch auf Probleme oder ein Scheitern
im Arbeitsleben ab. Die Arbeitsethik hat damit unmittelbare Konsequenzen auch
für das Thema der arbeitsplatzbezogenen Ängste.

Auch wenn es gesellschaftlich vorgegebene, geschriebene oder ungeschriebene Normen gibt, wie es um die Wichtigkeit von Arbeit bestellt sein sollte, so hat doch das Verhalten zu diesen Normen und der Umgang mit Arbeit für den Einzelnen individuelle Bedeutung. Nicht für alle Menschen einer Gesellschaft ist Arbeit gleich bedeutsam. Dass Menschen sich auf ähnliche Ereignisse hin unterschiedlich verhalten, ist auf eine unterschiedliche Bewertung der jeweiligen Situation zurückzuführen. Schon der griechische Philosoph Epiktet sagte: »Es sind nicht die Dinge an sich, die uns beunruhigen, sondern unsere Sicht der Dinge«. Grund für unterschiedliche Bewertungen von Situationen sind individuelle Weltanschauungen bzw. Grundannahmen (Linden und Hautzinger 2008a). Diese werden von jedem Menschen in der frühen Sozialisation bis zum jungen Erwachsenenalter erworben. Sie liegen auf einer nicht bewussten Ebene, manifestieren sich auf der Verhaltensebene in lebensspannenüberdauerndem kohärentem Verhalten und machen das Verhalten von Personen vorhersagbar. Bezogen auf die Arbeit heißt dies, dass eine Person, der die Arbeit besonders wichtig ist, die sich über die Arbeit definiert, dort ihre Verstärker bekommt, und für die der Beruf den zentralen Lebensinhalt darstellt, eher in Gefahr ist, auf eine Kündigung irritiert oder gar mit einer Anpassungsstörung zu reagieren, als jemand, dem die Arbeit weniger bedeutungsvoll ist (Baumann und Linden 2008).

Vor diesem Hintergrund kann es zur Entwicklung von idiosynkratischen Varianten einer Arbeitsethik kommen. Ein Beispiel ist die »Hackerethik«, die gekennzeichnet ist durch Leidenschaft gegenüber der Tätigkeit, Freude am Zweck der selbstgewählten Beschäftigung, weitreichende Freiheit und Freizügigkeit, und freie Zeiteinteilung (Himanen 2001). Eine »destruktive Ethik« besteht im Gegensatz dazu, wenn Angestellte sich in einem Unternehmen nicht wohlfühlen und als Minimalziel haben: »Gut ist, was mich meinen Job behalten lässt und die geringste Anstrengung kostet«. Die französische Politologin Corinne Maier beschreibt dieses Phänomen in »Die Entdeckung der Faulheit – Von der Kunst, bei der Arbeit möglichst wenig zu tun« (Maier 2004). Dieses Konzept weist Überschneidungen auf mit dem der »inneren Kündigung« (Sprenger 1992; Brinkmann und Stapf 2005). Eine innere Kündigung wird als das Resultat eines sich langsam entwickelnden Prozesses des Motivations- und Initiativverlustes bei der Arbeitstätigkeit gesehen, dem punktuell einschneidende Negativerlebnisse bei der Arbeit zugrunde liegen. Grundlage für ein wie auch immer geartetes aktives, hyperaktives oder passiv-unmotiviertes Verhalten und Erleben der Arbeitstätigkeit ist jedoch auch hier die Art und Weise, wie der Einzelne seine Arbeitssituation wahrnimmt und welche generellen Erwartungen er hat.

Im Folgenden soll die Arbeit als positiver wie auch als belastender Lebensfaktor dargestellt und die Bezüge von Arbeitsbedingungen zu psychischem Wohlbefinden wie auch psychischen Erkrankungen sollen beschrieben werden.

2 Arbeit als positiver Lebensfaktor

2.1 Positives Erleben der Arbeit

In der wissenschaftlichen Literatur wird Arbeit als wichtiger gesundheitsprotektiver Faktor beschrieben (Bürger 1997, 1998). Wie bereits angesprochen dient Erwerbsarbeit zunächst einmal der Sicherung des Lebensunterhaltes. Die berufliche Stellung hat Einfluss auf den Sozialstatus, existenzielle Absicherung und Lebensqualität. Darüber hinaus finden Menschen in ihrer Arbeitstätigkeit und an ihrem Arbeitsplatz Anerkennung, können eigene Fähigkeiten entwickeln, soziale Kontakte pflegen und Lebenssinn entwickeln (Kehrer 1993; Ulich und Baitsch 1987).

Die Bedeutung der Arbeit für das individuelle Wohlbefinden ergibt sich aus dem Spannungsfeld zwischen den Möglichkeiten der Selbstentfaltung und Bedürfnisbefriedigung auf der einen Seite und den vorhandenen Beschränkungen der individuellen Freiheiten, Regelkonformitätserwartungen, körperlichen und psychischen Belastungen und erlebten Beanspruchungen auf der anderen Seite. Bei einer Befragung von Patienten in der psychosomatischen Rehabilitation (Bürger 1997) stuften zum einen die Meisten ihre Arbeit als wichtigste die subjektiven Beschwerden mitbedingende Stressquelle ein. Zum anderen sagte jedoch fast die Hälfte (44 %), dass ihnen die Arbeit Spaß mache, und zwei Drittel der Befragten gaben an, dass sie ihre Arbeit immerhin nicht ständig als belastend erleben. Arbeit kann also trotz unangenehm erlebter Belastungen dennoch auch positive Funktionen erfüllen, ebenso wie dies auch auf andere Lebensbereiche wie Familie und Freundeskreis (Edwards und Rothbard 2010; Linden et al. 2007; Schabracq et al. 1996) zutrifft.

2.2 Arbeitszufriedenheit

Die Arbeitszufriedenheit gehört zu den am häufigsten untersuchten Konzepten in der arbeitspsychologischen Forschung. Arbeitszufriedenheit beinhaltet die Einstellungen der Mitarbeiter gegenüber der Arbeit insgesamt und gegenüber einzelnen Facetten der Arbeit, wie bspw. der Arbeitsqualität und -quantität, Abwechslungsreichtum, Anerkennung, kollegialer Kontakte, arbeitsorganisatorischer

Aspekte, Lohn, persönlichen Aufstiegs- und Entwicklungsmöglichkeiten. Unterschieden wird im Bereich der positiven Soll-Ist-Relation in der Regel die »progressive« und die »stabilisierte« Arbeitszufriedenheit (Bruggemann et al. 1975). Progressive Arbeitszufriedenheit bedeutet, dass die zufriedenen Arbeitstätigen sich für die Zukunft weitere Verbesserungen der Arbeitssituation vorstellen können, das Bedürfnis nach Veränderung verspüren und auch aktiv mittragen. Stabilisierte Arbeitszufriedenheit bedeutet ein gleich bleibendes Anspruchsniveau an die Arbeitstätigkeit, d.h. keinen Wunsch nach Veränderung.

In einer Untersuchung der Arbeitszufriedenheit bei Menschen unterschiedlicher Berufsbereiche ergab sich, dass 40,8 % der Befragten progressive Arbeitszufriedenheit erlebten, d.h. Zufriedenheit mit der Idee, dass es sogar noch besser werden könnte (Iwanowa 2007). 27,5 % erlebten stabilisierte Arbeitszufriedenheit, 19,5 % resignative Arbeitszufriedenheit. 5,8 % waren fixiert arbeitsunzufrieden, d.h. ohne Aussicht und Motivation zur Veränderung der nicht zufriedenstellenden Aspekte. 3,9 % zeigten konstruktive Arbeitsunzufriedenheit und 2,4 % Pseudo-Arbeitszufriedenheit.

In einigen Studien wird auf den positiven Zusammenhang von Arbeitszufriedenheit und Alter hingewiesen (Brush et al. 1987; Clark et al. 1996). Dies legt nahe, dass es über die unmittelbare reale Arbeitssituation hinausgehend individuelle Bewertungen der Arbeitssituation gibt, wie bspw. den näherrückenden Ruhestand, ein mit Stolz erfüllendes Zurückblicken auf Geleistetes und berufliche Erfolge, das Erleben fester sozialer Eingebundenheit und Verantwortung, oder auch ein Gefühl von Kompetenz und Erfahrung. Dies kann ein größeres Gelassenheits- und geringeres Verunsicherungserleben im Hinblick auf die Arbeitssituation mit sich bringen. Geschlechterunterschiede bzgl. Arbeitszufriedenheitserleben scheint es eher nicht zu geben (Witt und Nye 1992; Iwanowa 2007).

Weiterhin wurde auf die Bedeutung von Arbeitsaufgaben bzw. der Attraktivität des Arbeitsinhaltes sowie des Führungsstils (Fried und Ferris 1987; Podsakoff et al. 1996) als wesentliche Bedingung für Arbeitszufriedenheit hingewiesen. In diesem Zusammenhang erscheint vor allem die richtige Passung von Arbeitsaufgabe und Fähigkeits- und Leistungsprofil des Ausführenden bedeutsam (French 1973; Caplan et al. 1975; Edwards und van Harrison 1993). Ebenso bedeutungsvoll sind Möglichkeiten zur Partizipation, d.h. angemessene Möglichkeiten zur aktiven Mitgestaltung des Arbeitsbereiches (Kim 2002).

Zufriedenheit bei der Arbeit geht in der Regel einher mit einer besseren Lebenszufriedenheit insgesamt (Schumacher et al. 1995). Die Arbeitssituation besitzt oft sogar größeren Einfluss auf die allgemeine Befindlichkeit als z.B. die familiäre Situation oder andere Lebensbereiche (Karasek et al. 1987; Muschalla 2008).

Man könnte annehmen, dass Arbeitszufriedenheit und ein hohes Verbundenheitsgefühl mit dem Unternehmen dazu führen, dass Arbeitnehmer umso weniger am Arbeitsplatz fehlen, je zufriedener sie sind. Dieser Zusammenhang von Fehlzeiten und Arbeitszufriedenheit fällt jedoch mit einer Korrelation von durchschnittlich $r = -.23$ eher gering aus (Hackett 1989). Eine mögliche Erklärung dafür könnte sein, dass Fehlzeit an sich eine heterogene Kategorie darstellt und nur zum Teil mit der Arbeitszufriedenheit zusammenhängt (Fehlen bei einer leichten Erkältung oder aufgrund Unwohlseins nach einem Konflikt mit Kollegen oder Vorgesetzten, oder vor einer unangenehmen Arbeitsaufgabe). Nur bei leichten Erkrankungen mit subjektivem Entscheidungsspielraum können also psychische Faktoren von Bedeutung sein für die Entscheidung zur Arbeit zu gehen oder mit Krankheit fernzubleiben. Zu dieser Annahme passt auch die Erkenntnis, dass zufriedene Arbeitnehmer weniger psychosomatische Beschwerden im Sinne depressiver und neurotischer Symptomatik erleben (Iwanowa 2007) als Unzufriedene. Allerdings lassen solche Befunde schon erkennen, dass man mit linearen Interpretationen vorsichtig sein muss. Der Grund der Arbeitszufriedenheit kann die subjektive Befindlichkeit beeinflussen, aber auch davon abhängen.

2.3 Arbeitsmotivation

Den verschiedenen Arbeitszufriedenheitsmodellen liegen Motivationstheorien zugrunde und damit die Annahme, dass die Erreichung der aufgrund einer motivationalen Grundlage entwickelten Ziele als befriedigend empfunden werden kann. Neben der Sicherung des Lebensunterhaltes dienen Beruf und Arbeit auch dem Erwerb von Fähigkeiten, der Tages- und Zeitstrukturierung, der sozialen Eingebundenheit und gesellschaftlichen Anerkennung, sowie dem erweiterten Kompetenzerleben, Sinnstiftung, Selbstdefinition und Selbstverwirklichung (Bürger 1999; 2009).

Arbeitsmotivation wird beschrieben als die Bereitschaft der Mitarbeiter, ihre Leistungsvoraussetzungen zielgerichtet und aufgabengerecht einzusetzen (Kleinbeck 1996). Voraussetzungen für Arbeitsmotivation sind Motive oder Bedürfnisse, wobei im Allgemeinen physiologische Grundbedürfnisse (z. B. Ernährung, Schlaf, Gefahrenvermeidung, Fortpflanzung) unterschieden werden von sozialen Bedürfnissen (z. B. Einbindung in eine Bezugsgruppe, Sicherheit und Anerkennung), und von höherrangigen Motiven nach Selbstverwirklichung (Maslow 1943; Heckhausen 1989). Insbesondere Letztere sind bei jedem Einzelnen durch kulturelle Prägung und durch Erziehung tradierte und in ihrer inhaltlichen Ausrichtung beeinflusste Grundannahmen. Aus der Motivlage einer Person ableitbar lassen sich individuelle Motivierungspotentiale beschreiben, die z. B. die Bereiche Macht, Leistung oder Anschluss an eine Gruppe betreffen können (Schuler und Prochaska 2000).

Veränderungen der Motivationslage bei arbeitenden Menschen funktionieren psychologisch unmittelbar über die Veränderung konkreter individueller Motivierungspotentiale und nicht allein über die objektive Veränderung der Arbeitssituation oder Arbeitsabläufe. Selbstverwirklichungserleben entsteht, wenn die Motive und Bedürfnisse als befriedigt bzw. die ausgeübten Tätigkeiten als mit den eigenen Grundannahmen vereinbar erlebt werden. Selbstverwirklichungserleben kann bei verschiedenen Menschen sehr unterschiedlich sein. Der Eine erlebt sich selbstverwirklicht z. B. dadurch, dass er Verantwortung für Mitarbeiter und

Kontrolle über Mitarbeiter übernehmen kann, der Andere dadurch, dass er einen möglichst großen vielseitigen Aufgabenbereich innehaben kann, und wieder ein Anderer dadurch, dass er sich eine Expertenposition in einem bestimmten inhaltlichen Bereich geschaffen hat, usw.

Als wichtige persönliche Ressourcen gelten eine eigene positive Grundeinstellung mit optimistischer Lebenseinstellung, ein positives Selbstwerterleben und emotionale Stabilität, gepaart mit einer internalen Kontrollüberzeugung, d. h. der Idee, die Dinge beeinflussen zu können. Eine weitere Ressource ist eine gewisse »Hardiness«, d. h. eine Widerstandsfähigkeit gegenüber Belastungen und eine Toleranz dafür, sich mit unangenehmen und unlustvollen Dingen auseinanderzusetzen (Kobasa 1979). Diese Fähigkeiten begünstigen eine optimistische Haltung auch bei belastenden Ereignissen, helfen dabei Probleme lösungsorientiert und eher als Herausforderungen anzugehen und ein effizientes aktives und eigeninitiatives Bewältigungsverhalten zu zeigen (Scheier und Carver 1985; Fay et al. 1998; Taylor 1989).

2.4 Charakteristika guter Arbeitsplätze

Die empirische Forschung hat einer Reihe sogenannter »protektiver (belastungsschützender) Arbeitsbedingungen« und Ressourcen herausgearbeitet (Bürger 2009). Dabei wird jedoch stets darauf hingewiesen, dass extern-situative und intern-persönliche Ressourcen immer in Wechselwirkung stehen, und dass es deshalb offenbar keine für alle Menschen gleich gültigen optimalen Arbeitsbedingungen geben kann (French 1973; Caplan et al. 1975; Edwards und van Harrison 1993).

Ein wichtiger Kontextfaktor ist das soziale Umfeld und die soziale Unterstützung am Arbeitsplatz. Soziale Unterstützung hat insbesondere bei hoher psychischer Belastung (Arbeitsplatzunsicherheit, hohe Arbeitsintensität) eine positive Wirkung, jedoch hat sie keinen Effekt bei physikalischen Belastungen wie einer einseitigen Körperhaltung. Durch strukturelle Arbeitsbedingungen wie geregelte Arbeitszeiten (im Gegensatz zu Schicht- und Nachtarbeit und Überstunden), die die Pflege sozialer Kontakte und den Aufbau unterstützender Netzwerke fördern oder behindern können, kommt es zu Wechselwirkungen zwischen Arbeitsplatz und sozialem Netz.

Als weitere protektive Arbeitsbedingungen werden Kontroll- und Einflussmöglichkeiten genannt. Ein großer Tätigkeits- und Zeitspielraum kann zur direkten kurz- oder langfristigen Reduktion von Stress genutzt werden, durch z. B. Verteilung der Arbeitsaufgaben über den Tag hinweg entsprechend der eigenen Leistungskurve. Tätigkeitsspielräume verändern die Wahrnehmung von Belastungen, ohne dass die Belastungen an sich verändert werden. Zu wissen, dass man nötigenfalls auf belastende Situationen Einfluss nehmen könnte, erhöht die Toleranz gegenüber solchen Belastungen (Glass und Singer 1972; Flammer 1990). Zugleich fördern Tätigkeitsspielräume auch die Weiterentwicklung von Kompetenzen und haben persönlichkeitsfördernde Wirkungen (Hacker 1989).

Zufriedenheit ist jedoch mehrdimensional und kann für einzelne Aspekte der Arbeit unterschiedlich ausfallen. So kann ein Arbeitnehmer mit der Tätigkeit an sich sehr zufrieden, jedoch gleichzeitig mit der Bezahlung oder der Unternehmenspolitik unzufrieden sein (Nerdinger 1995). In dem Evaluationsvorhaben Great Place to Work® (Hauser und Pleuger 2009) zeigte sich, dass auch das Thema Gesundheit für die Beschäftigten von Relevanz ist, wie bspw. Sicherstellung der körperlichen Sicherheit am Arbeitsplatz, Angebot an Maßnahmen zur Gesundheitsförderung, Förderung der Work-Life-Balance der Mitarbeiter inklusive der Möglichkeit, wenn nötig Zeit frei zu nehmen, sowie Angebote an Sozialleistungen.

Das psychische Wohlbefinden am Arbeitsplatz steht in engem Zusammenhang mit der Gesamtbewertung des Arbeitsplatzes und der Identifikation mit dem Unternehmen. Bei der Betrachtung von Aspekten, die vom Arbeitgeber leichter direkt beeinflussbar sind, zeigt sich ein besonders enger Zusammenhang zwischen psychischem Wohlbefinden und den folgenden Faktoren (Hauser und Pleuger 2009):

- Jeder hat die Möglichkeit, Aufmerksamkeit und Anerkennung zu erlangen.
- Führungskräfte zeigen Interesse für jeden Mitarbeiter – auch als Person und nicht nur als Arbeitskraft.
- Fairer Umgang auch bei Beschwerden.
- Freundliche Arbeitsatmosphäre.
- Es gibt ein Gefühl von Teamgeist.
- Neue Mitarbeiter werden gut aufgenommen.
- Alle ziehen an einem Strang.

Betriebsorganisatorisch erweisen sich folgende Maßnahmen als förderlich für psychisches Wohlbefinden:

- Personalintegration: Es gibt einen festen Ansprechpartner auch für nicht-fachliche Fragen (z. B. Pate, Mentor).
- Arbeitszeit: Es besteht eine Vertrauensarbeitszeitregelung.
- Zusammenarbeit und Kommunikation: Es gibt feste Regeln, Verfahren und systematische Unterstützung zum Umgang mit Konflikten.

Seit 2007 führen die DGB-Gewerkschaften eine regelmäßige repräsentative Berichterstattung über die Entwicklung der Arbeitsbedingungen aus Sicht der Beschäftigten in Deutschland durch (Fuchs 2010). Ein Kernstück dieser Berichterstattung ist der DGB-Index Gute Arbeit, der Aussagen zu Arbeits- und Einkommensbedingungen aus Sicht verschiedener Beschäftigtengruppen berichtet und Brennpunkte sowie Potenziale identifizieren will. Befragungen von Großstichproben erwerbstätiger Personen von Infratest aus den Jahren 2007–2009 (DGB-Index Gute Arbeit GmbH 2009) ergaben, dass nur jeder Zweite optimistisch war, unter den derzeitigen Arbeitsbedingungen die Tätigkeit bis zum Rentenalter fortzusetzen, 34 % gaben eine pessimistische Prognose an. Diese Daten zeigen die Ambivalenz der Arbeit. Es ist selbstverständlich, dass Arbeit neben positiven Aspekten immer auch durch eine Reihe von Belastungsfaktoren charakterisiert ist.

3   Arbeit als Belastungsfaktor

3.1   Sachliche Quellen beruflicher Belastung

Der Einfluss physikalischer Stressoren auf die Gesundheit ist eines der Haupt-themen der Berufsgenossenschaften und der Arbeitsmedizin. Bei der Beschrei-bung und Behandlung von Arbeitsplatzängsten muss auch die Arbeitsumgebung berücksichtigt werden im Hinblick auf wahrgenommene oder tatsächlich vorhandene sachliche Bedrohungsfaktoren. In der Literatur sind eine Reihe von Quellen beruflicher Belastungen und Gefahren beschrieben worden (Bürger 2009). Bei all den potentiellen Belastungsfaktoren stellt sich die Frage, ob sie ursächlich zu Gesundheitsstörungen führen können oder ob Vulnerabilitätsfak-toren verhindern, dass Menschen adäquat mit Belastungen umgehen können oder ob Arbeitsbedingungen nur fälschlicherweise für eigentlich davon unab-hängige Erkrankungen angeschuldigt werden (Hansson et al. 2010), d. h. es sich bei den Belastungen um sogenannte Gelegenheitsursachen handelt. Um die Frage nach Kausalbeziehungen zwischen Arbeitsfaktoren und Gesundheit beantworten zu können, sind Langzeitstudien und kontrollierte vergleichende Studien erfor-derlich, die es jedoch kaum gibt (Bonde 2008; Wieclaw et al. 2008). Vor diesem Hintergrund wird klar, dass es sehr schwierig ist, generelle Aussagen darüber zu treffen, welche Arbeitsbedingungen Belastungen bzw. potentielle Gefährdungen für die Gesundheit generell und für das psychische Befinden im Speziellen sind.

Es wurde gefunden, dass *physikalische Stressoren* der Arbeitsumgebung wie Lärm, Vibrationen, Hitze, Kälte, Feuchtigkeit, Zugluft, Beleuchtung, Hygiene und Klima sowie Exposition mit verschiedenen chemischen Stoffen mit körper-lichen Beschwerden wie Hörproblemen, Bluthochdruck, Kopfschmerzen, Schlaf-störungen oder allgemeiner Irritierbarkeit einhergehen (Sutherland und Cooper 1988). Solche eng umschriebenen objektiven externen Stressoren wurden auch im Hinblick auf eventuelle Kausalwirkungen für derartige Gesundheitsstörungen untersucht. In einer Langzeituntersuchung wurde bspw. gefunden, dass die Inzi-denz von Hauterkrankungen in einer Lebensmittelindustrie sich abhängig von der Art der Produkte, mit denen hantiert wurde, unterschied (Smith 2004).

Wechselnde Arbeitszeiten und insbesondere Nacht- und Schichtarbeit können ebenfalls Belastungen darstellen. Bei Schichtarbeitern wurden schlechter Schlaf bzw. Veränderungen in der circadianen Rhythmik gefunden, mit negativen Folgen für das psychische Befinden, das familiäre und soziale Leben, die Essge-wohnheiten und auch die Unfallhäufigkeit (Monk und Folkard 1983; Frese und Semmer 1986; Smith et al. 1982; Carter und Corlett 1981). Kausalbeziehungen zwischen Schichtarbeit und später auftretenden Erkrankungen lassen sich jedoch bislang nicht belegen (Erren et al. 2010). Auch hier müssen die individuellen Voraussetzungen berücksichtigt werden. Schichtarbeiter erleben sich abhängig von ihren Copingfähigkeiten (schlafen können zu ungewöhnlichen Tageszeiten) unterschiedlich stark belastet (Härmä 1993).

Belastungen durch die Arbeitsaufgabe und das damit verbundene Erleben einer *quantitativen und/oder qualitativen Über- oder Unterforderung* wurden häufig untersucht. Über- und Unterforderung sind schwer mit harten Kriterien zu operationalisieren und basieren auf der subjektiven Einschätzung der betroffenen Personen. Dauerhaft erlebte Überforderung geht einher mit Arbeitsunzufriedenheit und ist außerdem assoziiert mit Magenbeschwerden, Schlafstörungen und Ängsten, oder mit erhöhtem Substanzmittelgebrauch, hoher Anspannung und beeinträchtigtem Selbstwertgefühl. Unterforderung war häufig auch assoziiert mit Langeweile und depressivem Erleben (Udris 1981; Sutherland und Cooper 1988). Erlebte mittlere bis höhere Anforderungen scheinen den Befunden zufolge gesundheitlich am günstigsten zu sein, wobei das Idealmaß der Anforderungen interindividuell variiert. Nach Karasek (1979) ist vor allem das Zusammenspiel von Anforderungen und Kontrollmöglichkeiten bei der Arbeit bedeutsam für das Belastungserleben bei der Arbeit.

Im Zusammenhang von *Gratifikationskrisen*, d. h. der erlebten mangelnden Anerkennung der Arbeitsleistung, wurden auch individuelle idealistische und unrealistische Erwartungen, Abhängigkeit von Bestätigungen und mangelnde Fähigkeit zur Distanzierung von der Arbeit untersucht. Hier wurde auch auf einen Zusammenhang mit Herzerkrankungen hingewiesen (Siegrist 1996). Ein Review prospektiver Studien ergab, dass bei Männern mit hohem psychosozialen Belastungserleben bei der Arbeit Herzerkrankungen in der Folge häufiger vorkamen (Backé et al. 2012). Allerdings kann aufgrund solcher Daten nicht gesagt werden, ob »Anspannung zu erleben und unter Belastungen zu leiden« dasselbe ist, wie objektiv »unter Anspannung zu stehen«, und was letztlich den Zusammenhang mit Herzinfarkt bedingt.

Eine besondere Form beruflicher Belastung können auch *drohender Arbeitsplatzverlust und Arbeitslosigkeit* darstellen. Arbeitslosigkeit ist korreliert mit körperlichen und psychischen Beschwerden (Frese und Mohr 1978; Jahoda et al. 1975; Kieselbach und Wacker 1985; Jin et al. 1995; McKee-Ryan et al. 2005; Rose und Jacobi 2006). Arbeitsplatzverlust kann Anstoß für eine psychische Krise oder aber die Folge einer solchen sein. Und auch bei Arbeitslosigkeit als potentiellem Stressor zeigt sich, dass diesbzgl.es psychisches Belastungserleben abhängig von individuellen Voraussetzungen und bspw. komplementärer partnerschaftlicher Unterstützung unterschiedlich stark erlebt wird (Backhans und Hemmingsson 2012; Kroll und Lampert 2011).

Letztendlich findet man im Alltag an Arbeitsplätzen häufig Mehrfachbelastungserleben, Stressoren am Arbeitsplatz scheinen selten isoliert aufzutreten (Dunckel 1991). Nach Bürger und Koch (1995) stehen die »Anforderungen bei der Arbeit« und die »Arbeitsbedingungen« mit 35 % im Vordergrund des arbeitsplatzbezogenen Beeinträchtigungserlebens, gefolgt von »zwischenmenschlichen Konflikten«, »Probleme mit Arbeitszeiten« und »Angst vor Arbeitsplatzverlust« zu je 20–24 %.

3.2   Soziale Konflikte und Mobbing

Belastungen durch das *Arbeitsklima und Arbeitsstrukturen* können erwachsen aus mangelnder Kommunikation, ungerechtfertigt erlebten Handlungsbeschränkungen, bürokratischen Organisationsstrukturen, Rollenkonflikten oder -unklarheiten, gegenseitigem Misstrauen der Kollegen untereinander, fehlendem Feedback und Konkurrenz oder Willkürhandlungen von Vorgesetzten. Menschen, die solche Arbeitsbelastungen erlebten, hatten häufiger schlechte Stimmung, gemindertes Wohlbefinden und psychosomatische Beschwerden oder zeigten häufiger Substanzmissbrauch (Zapf und Frese 1991; Seibel und Lühring 1984). Auch hier ist ein Kausalzusammenhang nicht eindeutig zu belegen. Menschen können Arbeitsklima und -strukturen als belastend erleben, weil sie psychisch angeschlagen sind, oder aber aufgrund realer struktureller Probleme am Arbeitsplatz eine psychische Belastungsreaktion entwickeln.

Ein besonders häufiges Problem des Arbeitsklimas stellen soziale Konflikte dar. Soziale Konflikte und wahrgenommenes »Mobbing« werden von 11 % krankgeschriebener Patienten in Vertragsarztpraxen berichtet (Muschalla et al. 2009), weswegen hier speziell auf diesen Belastungsfaktor gesondert eingegangen werden soll.

In jeder Gruppe von mehreren Personen, die eine Zeit lang miteinander in Interaktion stehen, laufen eine Vielzahl wechselnder und wiederholter Interaktionen ab. Gruppeninteraktionsforscher fanden heraus, dass immer wieder typische Gruppendynamiken bei der Konstituierung wie auch über die Zeitdauer der Existenz einer Gruppe ablaufen (Yalom 1970). Gruppenstrukturen und Rollen bilden und verändern sich, es entstehen oder bestehen bestimmte Wertorientierungen und implizite oder explizite Verhaltensnormen. Es gibt bspw. zwischen einzelnen Mitgliedern der Gruppe Vertrauen und Kooperation, gruppenkonformes Verhalten, aber auch Koalitionen, Verhandlungen und Wettbewerb, wenn Gruppenmitglieder divergente Ziele oder Einstellungen haben oder wenn knappe Ressourcen innerhalb einer Gruppe aufgeteilt werden müssen (Stroebe et al. 2002). Gruppenprozesse bringen daher immer auch Konflikte mit sich (Fiedler 1996).

Konflikte sind soziale Interaktionen, bei denen unvereinbare Meinungen oder Zielsetzungen aufeinandertreffen. Es wird gekämpft, aber noch mit fairen Mitteln, d. h. jeder der Beteiligten setzt sich leidenschaftlich für die Durchsetzung seines Ziels ein. Die Konfliktparteien stehen im Austausch miteinander. Es wird sich zwar gestritten, aber ohne unausgleichbare Schäden. Konflikte sind von den Parteien gleichberechtigt beeinflussbar und bieten auch Chancen, indem sie positive Veränderungen und Innovationen anstoßen können (Deutsche Rentenversicherung Bund DRV 2005).

Derartige soziale Konflikte kommen am Arbeitsplatz häufig vor, insbesondere da Menschen bei der Arbeit in der Regel sehr enge Kontakte mit Anderen haben, bspw. wenn mehrere Kollegen den ganzen Tag lang zusammen in einem Büro arbeiten. In der neueren Forschung werden auch Umgebungsfaktoren und ihr Einfluss auf Konfliktentstehung und -verläufe diskutiert (Johnson 2011), wie z. B.

ob die räumlichen Gegebenheiten und Arbeitsstrukturen gegenseitige Kontaktaufnahme erlauben, ob die Führung klare Strukturen und Positionen vorgibt, ob
Wettbewerb oder Kooperation dominiert usw.

Eine spezielle Art von Konflikt am Arbeitsplatz, der von normalen sozialen
Konflikten abgegrenzt werden muss, wird mit dem Begriff »Mobbing«
beschrieben. In den letzten Jahren ist »Mobbing« alltagssprachlich ein gängiger
Begriff für interpersonale Konflikte in der Arbeitswelt geworden, der allerdings
oft inflationär benutzt wird, d. h. auch bei normalen und noch lösbaren Konflikten
(Deutsche Rentenversicherung Bund DRV 2005). In der Forschung wurde der
Begriff von Leymann (1993) eingeführt im Sinne von »negativen kommunikativen Handlungen, die gegen eine Person gerichtet sind (von einer oder mehreren
anderen) und die sehr oft und über einen längeren Zeitraum hinaus vorkommen
und damit die Beziehung zwischen Täter und Opfer kennzeichnen.« (Leymann
1993, S. 21). Walter (1993) entwarf einen interaktiven Ansatz, in dem Mobbing als
Konflikt verstanden wird: Bei diesem Konflikt verlieren letztendlich alle, aber auf
Dauer unterliegen einzelne Personen deutlich. Es steht nicht mehr die Suche nach
einer Lösung im Mittelpunkt, sondern der Konflikt wird um seiner selbst wegen,
aus unsichtbaren, irrationalen Interessen weitergeführt. Die Parteien machen sich
gegenseitig für die Eskalation verantwortlich, lehnen eine rationale Auseinandersetzung ab und beharren auf der für sie selbst berechtigten emotionalen Position. Letztlich sind die Konflikte durch beiderseitige Hilflosigkeit gekennzeichnet.
Es sind jedoch zusätzlich die institutionellen Rahmenbedingungen (Position im
Betrieb) und die personalen Ressourcen (Unterstützung durch Vorgesetzte und
Mitarbeiter, individuelle [Persönlichkeits-]Ressourcen) der Beteiligten zu berücksichtigen. Diese sind wohl eher selten ausgeglichen, vielmehr spielen Machtgefälle eine entscheidende Rolle. Ein mehrdimensionales Mobbingmodell wurde
von Zuschlag (1994) entworfen: Angreifer, Betroffene und gesellschaftliche,
betriebliche Rahmenbedingungen beeinflussen demnach den Mobbingprozess.
Mobbing wird im Sinne zielgerichteter Schädigung vor allem durch Gerüchte und
Angriffe auf die sozialen Beziehungen ausgeübt. Physische Gewalt und Angriffe
auf die Einstellungen von den Betroffenen sind eher selten.

Es wurden von verschiedenen Autoren Untersuchungen zur Systematisierung
physischer und psychischer Beschwerden vorgenommen die mit Mobbing einhergehen. Fragebogenstudien mit faktorenanalytischer Auswertung (Leyman 1993)
sowie qualitative Interviews (Niedl 1995) wurden durchgeführt. Leyman (1993)
beschrieb multiple Symptome, die mit erlebtem Mobbing einhergingen:

1. Gedächtnisstörungen, Alpträume, Niedergeschlagenheit, Konzentrationsschwie-
   rigkeiten, Initiativlosigkeit, Apathie, Gereiztheit, Aggressionen und Rastlosig-
   keit, Unsicherheit, Übersensibilität bei Enttäuschungen
2. Bauch- und Magenschmerzen, Durchfall, Erbrechen, Übelkeit, Appetitlosig-
   keit, Weinen, Einsamkeit, Kontaktarmut
3. Druck auf der Brust, Schweißausbrüche, trockener Mund, Herzklopfen, Atem-
   not, Blutwallungen
4. Rückenschmerzen, Muskelschmerzen, Nackenschmerzen
5. Einschlafstörungen, unterbrochener Schlaf, frühzeitiges Aufwachen

6. Schwäche in den Beinen, Antriebslosigkeit
7. Schwindel, Zittern
8. Erhöhtes Suizidrisiko

Im klinischen Kontext taucht der Mobbing-Begriff auch häufig im Zusammenhang mit Anpassungsstörungen und zugrunde liegenden Persönlichkeitsmerkmalen oder -störungen auf (Balducci et al. 2009). Dabei wird auch diskutiert, inwieweit auch das »Mobbingopfer« unbewusst mit eigenem situationsinadäquatem Verhalten sogenannte Mobbinghandlungen von Anderen provoziert.

Letztendlich ist Mobbing v. a. im juristischen Kontext relevant, nämlich dann, wenn Betroffene Rechtshilfe in Anspruch nehmen und sich per Klage gegen die erlebten Angriffe gegen ihre Person zur Wehr setzen. Als juristischer Tatbestand wird Mobbing verstanden als überdauernder wiederholter gezielter Angriff auf die Persönlichkeit des Mitarbeiters – des Untergebenen (= Bossing) oder des Vorgesetzten (= Crowding) – mit dem Ziel der Ausgrenzung oder Einschüchterung. Das Landesarbeitsgerichts (LAG) Rheinland-Pfalz definierte Mobbing folgendermaßen: »Mobbing liegt vor, wenn es sich um eine fortgesetzte, aufeinander folgende und ineinander übergreifende, der Anfeindung, Schikane und Diskriminierung dienende Verhaltensweise handelt, die nach ihrer Art und ihrem Ablauf einer von der Rechtsordnung nicht gedeckten Zielsetzung förderlich ist und jedenfalls in ihrer Gesamtheit das allgemeine Persönlichkeitsrecht, die Ehre oder die Gesundheit des Betroffenen verletzt« (Urteil v. 16.08.2001, Az: 6 Sa 415/01). Es geht bei Mobbing um eine Vielzahl unterschiedlicher Konfliktsituationen am Arbeitsplatz, die mindestens einer der Betroffenen als gegen seine Person gerichtet und schikanös empfindet (z. B. LAG Köln, Urteil vom 25.03.2010, Az: 7 Sa 1127/09). Betroffene müssen, sofern sie im Rahmen eines arbeitsgerichtlichen Verfahrens gegen das erlebte Mobbing vorgehen wollen, eine genaue Auflistung der gegen sie erlebten Mobbinghandlungen vorlegen, so dass sich dem Gericht die Systematik des »Mobbing«-Verhaltens erschließen kann. Für diesen Zweck wird gelegentlich das Führen eines Mobbingtagebuchs empfohlen (Deutsche Rentenversicherung Bund DRV 2005). Damit kann das Gericht entgegen der normalen Beweisregeln (Urteil des Landesarbeitsgerichts Thüringen vom 10.04.2001, Az: 5 Sa 403/00) dem Sachvortrag des Klägers auch ohne Beweise mehr Glauben schenken als bspw. der Aussage der Gegenseite (»Der Betroffene bildet sich nur ein gemobbt zu werden«). Dies ist jedoch eine *Kann*-Bestimmung, d. h. es ist auch möglich, dass das Gericht den Vortrag der vermeintlichen Mobbinghandlungen nicht anerkennt. Die Vorlage einer ärztlichen Bescheinigung mit ggf. einem Hinweis darauf, dass die Gesundheitsstörung auf der Situation am Arbeitsplatz oder sogar auf Mobbing beruhe, ist für die Darlegung und Beweisführung nicht ausreichend, weder im Hinblick auf die behaupteten Handlungen noch auf die Kausalität. Ebenso ist verallgemeinernder und wertender Vortrag von Mobbingerleben mit Worten wie »gängeln«, »beschimpft«, »verbale Übergriffe, Beleidigungen und massive Drohungen« nicht ausreichend (LAG Schleswig-Holstein, Urteil vom 17.03.2010, Az: 6 Sa 256/09).

Mobbing ist nicht von Beginn an Mobbing. Konfliktentwicklungen verlaufen phasenartig: Auf zunächst täglich auftretende, jedoch ungelöste Konflikte folgt eine Auseinandersetzungsphase mit u. U. Herausbildung einer Täter-Opfer-Beziehung. Kommt es nicht zu einer offenen Klärung der Beziehung auf der Metaebene, sondern zu einer formalen und letztendlich juristischen Phase (bspw. formaler Schriftverkehr, Einklagen des Anspruchs auf den Arbeitsplatz) mit einer destruktiven Veröffentlichung, ist nach Erfahrungen aus langjähriger klinischer Praxis kaum noch eine befriedigende kompromisshafte Lösung für alle Beteiligten möglich. Es kommt zu Krankheit und Ausschluss vom Arbeitsplatz und oft zur Kündigung. Auch Juristen weisen darauf hin, dass eine formal-juristische Konfliktbearbeitung im Sinne einer Klage gegen Mobbing selten zu einem verständigen und kompromisshaften Ausgang oder Herstellung eines gegenseitigen Einvernehmens führt, sondern dass damit Konflikte nur »auf die nächste Ebene gehoben werden« (Bertling und Münster 2011). Klagen gegen Mobbing enden zum Teil mit Abweisung der Klage, wenn diese wegen mangelnder Beweise als unbegründet erachtet wird (Landesarbeitsgericht Schleswig-Holstein, Urteil vom 19.03.02, Az: 3 Sa 01/02; Arbeitsgericht München, Urteil vom 25.09.01, Az: 8 Ca 1562/01; Oberlandesgericht Celle, Beschluss vom 17.03.08, Az: 1 WS 105/08). Zusammenfassend kann gesagt werden, dass »Mobbing« – wenngleich häufig mit Befindensstörungen oder Erkrankungen assoziiert – kein Krankheitszustand ist, sondern eine spezielle Konfliktlage aufgrund von Problemen in der Betriebsstruktur und der Interaktionen im Betrieb. Diese zu optimieren ist nicht Aufgabe für Ärzte, sondern für Arbeitgeber, Gewerkschaften und Juristen (Brams 2009; Muschalla und Linden 2009a). Für den Einzelnen gilt sich in sozialer Kompetenz und Konfliktbewältigungsstrategien zu üben, eigene u. U. konfliktfördernde Persönlichkeitsanteile zu reflektieren, Konfliktpotentiale zu erkennen und in einer für ihn selbst und für das Arbeitsteam nutzbringenden Form darauf zu reagieren.

3.3 Häufigkeiten von Belastungserleben am Arbeitsplatz

In der Arbeitsmedizin wie auch in der Arbeits- und Organisationspsychologie stellen körperliches und psychisches Belastungserleben im Zusammenhang mit Arbeitsanforderungen oder speziellen Arbeitssituationen seit jeher ein wichtiges Forschungsthema dar. Dabei sind emotionale Arbeitsanforderungen, soziale und strukturelle Arbeitsbedingungen, Mobbing, Stress, Arbeitszufriedenheit und Arbeitsbelastung häufig beschriebene Themen (z. B. Semmer 1984; Dormann et al. 2002; Nagata 2000; Wegge und Neuhaus 2002; Sczesny und Thau 2004; Treier 2003; Munir et al. 2007; Zapf et al. 1996; Leyman 1993; Selye 1983).

Beschäftigte, die ihre Arbeit als belastend und ressourcenarm beschreiben, geben mindestens doppelt so häufig an, mindestens zweimal pro Monat unter Rückenschmerzen, Kopfschmerzen, Augenbeschwerden, oder Müdigkeit und

Erschöpfung zu leiden, als Beschäftigte, die von gut gestalteten Arbeitsbedingungen sprechen (Fuchs 2010).

In Vertragsarztpraxen gaben 27,4 % von 299 befragten berufstätigen Patienten an, an ihrem Arbeitsplatz Probleme zu haben (Muschalla et al. 2009). 19 % der Befragten waren zum Befragungszeitpunkt arbeitsunfähig. Bei Arbeitsunfähigen (15,2 %) wie auch bei Arbeitsfähigen (14,6 %) wurde »quantitative Überforderung« als häufigstes Problem genannt. Arbeitsfähige berichteten nur in 2,5 % der Fälle von »Mobbingerleben«, im Vergleich zu 10,9 % der aktuell Arbeitsunfähigen.

Bei im Erwerbsleben stehenden Menschen mit diagnostizierten psychischen Erkrankungen berichten etwa 50–70 % über arbeitsplatzbezogene Probleme (Bürger und Koch 1995; Hillert et al. 2001a; 2001b; Linden et al. 2009c; Muschalla et al. 2009). Entsprechend der Einschätzung der Patienten trägt beruflicher Stress wesentlich zur Entstehung und Aufrechterhaltung ihrer jeweiligen Symptomatik bei. Auch niedergelassene Ärzte sehen psychosoziale Probleme als häufigste Arbeitsplatzprobleme ihrer Patienten (Muschalla et al. 2009).

Viele Betroffene sind der Meinung, dass der mit beruflichen Belastungen verbundene »Stress« das zentrale erklärende Paradigma für erlebte psychische Probleme ist (Greif et al. 1991; Semmer und Mohr 2001; Kaluza 2004; Muschalla 2008), welche häufig gerne mit dem Begriff des »Burnout« beschrieben werden. Als Ursache von Arbeitsstresserleben und Burnout werden häufig externe Faktoren und ungünstige Arbeitsbedingungen wahrgenommen, zum Beispiel hoher Leistungsdruck, quantitativ zu viel Arbeit, schlechte Personalausstattung, geringe Entscheidungsspielräume, konfliktfördernde Kollegen oder Vorgesetzte (»Mobbing«-Erleben), und ständige Unsicherheit über den Erhalt des eigenen Arbeitsplatzes. Die Auswirkungen beruflicher Belastungen auf die Gesundheit werden von Patienten mit erlebten Arbeitsplatzproblemen in der Regel als schwerwiegender wahrgenommen als ggf. zusätzliche Probleme im privaten Bereich (Hillert et al. 2002; Muschalla 2008). Patienten mit erlebter beruflicher Belastung haben gegenüber subjektiv beruflich nicht Belasteten auch eingeschränkte Bewältigungsressourcen (Zwerenz et al. 2004).

Andererseits erleben aber auch Viele ihre berufliche Leistungsfähigkeit durch eine psychische oder auch körperliche Symptomatik reduziert oder gänzlich außer Kraft gesetzt, was wiederum erneut das seelische Befinden beeinträchtigt.

4 Interaktionsmodelle von Belastung und Belastungsreaktionen

Wie bereits deutlich wurde, ist eine Unterscheidung von Belastungsfaktor und Belastungsreaktion schwierig. Räumliche, strukturelle oder soziale Faktoren bei der Arbeit können, müssen aber nicht mit Belastungserleben einhergehen, und oft ist die Frage nicht eindeutig zu klären, ob der Belastungsfaktor oder das Belastungserleben zuerst da war. Es gibt in der wissenschaftlichen Literatur einige Konzepte, die versuchen, diese Interaktionen zwischen Belastung und Belastungsreaktion zu beschreiben. Einige der wichtigeren sollen im Folgenden skizziert werden.

4.1 Belastung versus Beanspruchung

Die in ▶ Kap. 3 genannten Belastungsfaktoren sind zunächst einmal Arbeitsplatzcharakteristika, d. h. externe Faktoren. Sie können von manchen Betroffenen als belastend erlebt werden und mit einem Überforderungserleben einhergehen und von anderen nicht.

In der Arbeitswissenschaft ist das *Belastungs- und Beanspruchungs- (und Überforderungs-)Konzept* ein zentraler theoretischer Rahmen, um Arbeitsbedingungen in ihren physischen sowie psychischen Auswirkungen auf den Menschen zu untersuchen (Kirchner 1993; Rohmert 1984). Belastungen sind nach diesem Konzept objektiv beschreibbare externe Faktoren in der Arbeitsumgebung. Davon zu trennen sind Beanspruchungen, d. h. die individuellen, direkt aus der Konfrontation mit den Belastungen folgenden Konsequenzen in der Person selbst. Dabei werden die Begrifflichkeiten grundsätzlich zunächst wertfrei gesehen, d. h. Belastungen und Beanspruchungen sind nicht per se negativ. Ob aus Beanspruchungen Überforderungen werden, hängt ab von der individuellen Disposition und den Bewältigungsstrategien der Person. Schaarschmidt und Kollegen (1997, 1999, 2001) unterschieden hierbei verschiedene Muster, wie Arbeitsbelastungen bewältigt werden: adäquates Copingverhalten, Überengagement und Selbstüberforderung, reduziertes Engagement oder Resignation und Unzufriedenheit.

4.2   Stress

Neben dem Belastungs- und Beanspruchungskonzept wird in der deutschspra-chigen Arbeitswissenschaft häufig auf »Stress«-Konzepte wie z. B. Stress, Stres-soren oder Stressreaktion Bezug genommen. Der in diesem Kontext verwendete Stressbegriff darf nicht mit dem klassischen Stresskonzept nach Selye (1956) oder Lazarus (1966) verwechselt werden. Dieses beschreibt wertfrei physiolo-gische und psychologische Mechanismen der Bewältigung von Anforderungen, d. h. wie Anforderungen zu einer biologischen Cortisolreaktion führen oder welche psychischen Bewältigungsfähigkeiten unter welchen Bedingungen an ihre Grenzen kommen.

Davon abzugrenzen ist der in der Arbeitspsychologie verwendete Stress-begriff nach Greif und Kollegen (1991, S. 13). Hier ist Stress definiert als ein »subjektiv unangenehmer Spannungszustand, der aus der Befürchtung entsteht, dass eine stark aversive, subjektiv zeitlich nahe (oder bereits eingetretene) oder subjektiv lang andauernde Situation sehr wahrscheinlich nicht vollständig kon-trollierbar ist, deren Vermeidung aber subjektiv wichtig erscheint.« Stressoren sind also negativ zu verstehende externe oder innerpsychische Reize, die asso-ziiert sind mit unerwünschten Reaktionen. Als typische Stressoren aus dem Arbeitsleben werden genannt: erhöhte körperliche Belastung, permanenter Zeit-druck, Konflikte im Team, Konkurrenzdruck unter Kollegen, Ungewissheit über die Sicherheit des Arbeitsplatzes, Druck von »oben«, fortschreitende technische Entwicklung und organisatorische Umstrukturierung. Wie die Definition von Greif et al. (1991) zeigt, ist dieses »Stress«-Konzept trotz seiner weiten Verbrei-tung letztlich wissenschaftlich wenig nützlich, weil zirkulär: Stress ist das, was subjektiv als Überforderung erlebt wird. Damit kann nicht mehr unterschieden werden zwischen Stressor (= Belastung), Stressverarbeitung (= Beanspruchung) und negativer Stressreaktion (= Überlastung). Es müssen also andere Ebenen mitgedacht werden, wie die Wahrnehmung und kognitive Verarbeitung von Stressoren, bspw. die Einschätzung der Gefährlichkeit eines »Stressors« und die Einschätzung der eigenen Bewältigungsmöglichkeiten (Lazarus 1966). Letztere hängen zum Teil auch ab von der Grundkonstitution der Person, d. h. in welcher Weise sie auf Ereignisse mit vegetativer Erregung reagiert (Selye 1956). Der Begriff »Stress« sollte also in seiner Urbedeutung gebraucht werden, der Prozesse beschreibt und nicht »pathogene« Faktoren auflistet.

4.3   Burnout

Ein in der Öffentlichkeit häufig diskutiertes Konzept des Überlastungserlebens ist »Burnout«. *Burnout* (engl. »ausbrennen«) meint ein Phänomen physischer und psychischer Befindensbeeinträchtigungen. Es wurde vor allem bei sozial tätigen

Personen in Beratungs-, Betreuungs- und Pflegediensten beschrieben. Menschen in helfenden und Gesundheitsberufen mit direktem Patientenkontakt und hohem Anteil an zwischenmenschlicher Kommunikation scheinen besonders häufig von psychischen Problemen betroffen (Wieclaw 2006). Inhalt dieser Tätigkeiten ist die notwendige Beziehung zwischen Helfer und Klient, wobei der Klient zumeist mit Problemen aufwartet, die er nicht allein lösen kann. Das Arbeitshandeln des Betreuers besteht also darin, die Kommunikation aufzubauen und sich einzufühlen in die Probleme des Klienten. Anfangs besonders engagierte Personen zeigten im Laufe ihrer Tätigkeit infolge der emotionalen Belastungen körperliche Erschöpfungssymptome, negative Gestimmtheit, Depersonalisation und reduzierte Leistungsfähigkeit bzw. Distanzierung von ihrer Arbeit.

In unterschiedlichen Definitionen von Burnout legen die Autoren den Fokus auf verschiedene Aspekte. So wird Burnout aufgefasst als Prozess (Edelwich und Brodsky 1984; Enzmann und Kleiber 1989) oder als Resultat andauernder Belastungen (Maslach und Jackson 1981; Pines et al. 1981). Es sind Konzepte mit verschiedenen inhaltlichen Schwerpunkten genannt worden (Gusy 1995): Burnout als Überanstrengung, als narzisstische Persönlichkeitsveränderung, als Erwartungs-Wirklichkeitsdiskrepanz, als Prozess fortschreitender Desillusionierung oder als gestörte Handlungsepisode.

Burnout ist keine Diagnose einer psychischen Erkrankung (Berger et al. 2012). Dahinter können sich depressive Erkrankungen oder neurasthenieähnliche Erscheinungsbilder verbergen. Auch Anpassungs- oder Angststörungen werden z. T. von Patienten wie auch Ärzten mit dem Begriff Burnout beschrieben. Die Akzeptanz eines durch eine nach dem Modell reale Überlastungssituation ausgelösten »Burnouts« scheint höher zu sein als die einer »psychischen Erkrankung«.

Neben wissenschaftlichen Untersuchungen zu Häufigkeiten und Erscheinungsformen von Burnout und Erklärungsmodellen gibt es offensichtlich gut nachgefragte Selbsthilfeliteratur, in denen Themen wie Realitätsakzeptanz, Ressourcenaktivierung, Zeitsouveränität, Eigenbestimmtheit, Zufriedenheit, Kommunikationsfertigkeiten und Rollensicherheit sowie Stresstoleranz behandelt werden mit dem Ziel, burnoutähnlichen Zuständen vorzubeugen (Bergner 2010).

4.4 Absentismus

Ein völlig anderer Ansatz zur Beschreibung von Belastungsreaktionen am Arbeitsplatz ist mit dem Begriff des Absentismus umfasst. Absentismus wird im Allgemeinen definiert als ein zeitlich befristetes krankheits- oder motivational bedingtes Fernbleiben vom Arbeitsplatz. »Fluktuation« dagegen bedeutet Wechsel der Arbeitsstelle über die betrieblichen Grenzen hinaus. In einer Korrelationsstudie zur Untersuchung des Zusammenhangs und einer eventuellen Übereinstimmung der beiden Phänomene ergab sich, dass beide Verhaltensweisen teilweise gemeinsam, zum größten Teil jedoch alternativ auftreten (Mitra et al. 1992;

33

Martin und Matiaske 2002; Nieuwenhuijsen et al. 2006). Der Grundgedanke dabei ist die Annahme, Arbeitsfluchtverhalten könne negative Bewertungen und Einstellungen von Personen hinsichtlich ihrer Arbeit und ihrem Arbeitsumfeld widerspiegeln.

Einen wichtigen Indikator für Arbeitsgesundheit und Arbeitszufriedenheit stellen *Fehlzeiten* dar. Nicht gemeint sind hierbei eingeplante (wie bspw. Urlaub, Bildungsurlaub, Weiterbildungsmaßnahmen während der Arbeitszeit) und kompensierbare Abwesenheitszeiten. »Fehlzeiten« im eigentlichen Sinne sind nur durch Vorlage einer ärztlichen Arbeitsunfähigkeitsbescheinigung möglich, da es keine weitere legale Möglichkeit gibt, dem Arbeitsplatz sanktionsfrei fernzubleiben. Die Gründe, warum ein Mensch eine Arbeitsunfähigkeitsbescheinigung erhält, sind vielfältig. So ist seit Jahren eine stetig anwachsende Zahl psychischer Erkrankungen als Ursache für Arbeitsunfähigkeit zu beobachten, die auch zu den längsten Arbeitsunfähigkeitsdauern führen (Badura et al. 2010). Es stellt sich die Frage nach den Wechselbeziehungen zwischen Arbeitsbelastung, Belastungserleben und Arbeitsunfähigkeit. Dies betrifft auch körperliche Beschwerden.

Es gibt die Annahme, dass Fehlzeiten auch durch persönliche Motive beeinflusst werden und nicht nur durch rein erkrankungsbedingte Beeinträchtigungen der Leistungsfähigkeit. Die Annahme ist, dass wer mit seiner Arbeit zufrieden ist, sich dem Unternehmen verbunden fühlt (Organisationsbindung) und die eigene Arbeit auch schätzt (Job Involvement), in der Regel weniger häufig am Arbeitsplatz fehlt. Empirische Untersuchungen zeigten jedoch, dass dieser Zusammenhang mit Korrelationen um $r = -.23$ eher schwach ausfällt (Hackett 1989).

Mit dem Konzept der »Abwesenheitskultur« wurde zu den erkrankungs- und einstellungsbedingten und Einflussgrößen auf Fehlzeiten ein sozialer Faktor hinzugefügt: Nach diesem Konzept können sich innerhalb einer Gruppe (Organisation, Abteilung, Team) bestimmte Normen und Erwartungen ausbilden über die Toleranz und Normalität eines bestimmten Ausmaßes an Fehlzeiten, was wiederum mit dem individuellen Abwesenheitsverhalten der Einzelnen interagiert (Nicholson et al. 1977; Ulich 1965).

4.5 Innere Kündigung und Sabotage

Neben der Abwesenheit vom Arbeitsplatz ist das Phänomen der »inneren Kündigung« und der »Sabotage« als ein problematisches Verhalten am Arbeitsplatz bekannt. Der Begriff der »inneren Kündigung« wurde seit den frühen 1980er Jahren diskutiert (Höhn 1983). Er beschreibt eine Arbeitseinstellung ohne Engagement für die Arbeit. Ein Arbeitnehmer, der »innerlich gekündigt« hat, macht »Dienst nach Vorschrift«, erledigt nur die notwendigsten Arbeiten, verhält sich am Arbeitsplatz passiv, wirkt unter Umständen desinteressiert, unkreativ und initiativlos. Als Entwicklungsfaktoren, die zu einer solchen Haltung »innerer Kündigung« führen können, werden individuumsbezogen persönliche Probleme genannt, aber auch kontextbezogen Probleme am unmittelbaren Arbeitsplatz, Probleme auf Organisationsebene, wie eine verfehlte Personalpolitik oder Führungsphilosophie (Fisch 2003), oder aber auch gesellschaftliche Entwicklungstrends wie z.B. sich wandelnde arbeitsbezogene Einstellungsmuster. Innere Kündigung wird auch verstanden als Reaktion auf den wahrgenommenen Bruch eines »Inneren Vertrags« mit der Organisation, d.h. psychologisch geht es um eine Enttäuschung und Verletzung eigener Grundannahmen durch Geschehnisse am Arbeitsplatz, die diesen Grundannahmen zuwider laufen. Innere Kündigung geht auch mit einem Wohlbefindensverlust, einem niedrigen internalen Kontrollerleben über die Arbeitssituation und Arbeitsunzufriedenheit einher (Richter 1999).

Sabotage am Arbeitsplatz, d.h. die absichtliche Störung von Betriebsabläufen oder Arbeitsschritten oder bewusste Leistungsverweigerung, kann als eine Verhaltensreaktion auf erlebte Ungerechtigkeit am Arbeitsplatz verstanden werden (Ambrose et al. 2002). Das Sabotageverhalten richtet sich in der Regel auch gegen die Quelle bzw. den Verursacher der Ungerechtigkeit, d.h. es geht um Vergeltung und Rache (Muschalla und Linden 2010). Auch Dritte, wie bspw. unfreundliche Kunden, können Quelle von Ungerechtigkeitserleben und Frustration bei einem Mitarbeiter sein, und entsprechend kann sich dann das Sabotageverhalten gegen diese richten (Skarlicki et al. 2008).

4.6 Probleme bei der Arbeit infolge psychischer Erkrankungen

Einschränkungen in der Arbeitsleistung und Partizipation aufgrund psychischer Erkrankungen sind seit jeher eines der Hauptinteressen in der Arbeitspsychologie und -medizin. Arbeitsbezogene Partizipationsprobleme können in der Form von Absentismus, Präsentismus bzw. Minderleistungen und sozialen Konflikten auftreten. Ein besonders schwerwiegendes Partizipationsproblem stellt eine Berufsunfähigkeit oder eine Minderung der Erwerbsfähigkeit dar. In der Forschungsliteratur werden als Maße für berufsbezogene Partizipationsprobleme häufig Arbeitsunfähigkeitszeiten und »Arbeitsplatzrückkehrraten« verwendet.

Hinsichtlich Ausfall von Arbeitszeit und Arbeitsleistungen sowie andauernder Arbeitsunfähigkeit (»Krankschreibung«) ist bekannt, dass psychische Erkrankungen in etwa doppelt so häufig zu Ausfällen führen wie somatische Erkrankungen (Linden und Weidner 2005). Generell hängt erhöhtes subjektives arbeitsplatzbezogenes psychisches Stresserleben mit einer längeren Krankschreibungsdauer zusammen (Munir et al. 2007). Die Diagnose einer Angststörung oder Depression bspw. ist ein Prädiktor von längerer Arbeitsunfähigkeitsdauer (Nieuwenhuijsen et al. 2006).

Der Anteil der psychischen Erkrankungen an den Arbeitsunfähigkeitsfällen liegt bei etwa 4–9 % (Heyde und Macco 2010; WiDO 2011). Entscheidend ist jedoch, dass diese Erkrankungen verglichen mit somatischen Erkrankungen häufig mit besonders langen Ausfallzeiten verbunden sind: Arbeitsunfähigkeits-fälle aufgrund psychischer Erkrankungen haben sich seit 1997 bis 2009 verdoppelt, die Arbeitsunfähigkeitstage haben sogar um 83,3 % zugenommen und bei den krankheitsbedingten Ausfalltagen nehmen psychische Erkrankungen inzwischen den vierten Platz ein, vor Erkrankungen des Herz-Kreislaufsystems und des Verdauungssystems. Im Durchschnitt fehlt ein Arbeitnehmer mit einer Atemwegserkrankung 6,4 Tage, mit Muskel- und Skelettbeschwerden 15,8 Tage, mit Herzkreislaufproblemen 18,0 Tage, und mit einer psychischen Erkrankung mit 22,5 Tage. Insgesamt waren im Jahr 2008 11,1 % der Arbeitsunfähigkeitstage bei Frauen und 6,3 % bei Männern (gesamt 8,1 %) durch psychische Erkrankungen bedingt (Heyde und Macco 2010).

Psychische Erkrankungen können letztlich auch zu Arbeitsplatzverlust führen: In einer prospektiven Langzeitstudie (Butterworth et al. 2012) war ein schlechter psychischer Gesundheitszustand bei Frauen ein Prädiktor für einen folgenden Arbeitsplatzverlust, bei Männern für die Dauer der Arbeitslosigkeit in den Fällen, in denen es zu einem Arbeitsplatzverlust kam. In einer isländischen Langzeitstudie (Thorlacius und Olafsson 2012) fand man, dass in Jahren höherer Arbeitslosigkeit gleichzeitig auch die Erwerbsunfähigkeitsberentungen anstiegen. Bei sinkenden Arbeitslosigkeitsraten sanken die Berentungsraten nicht im selben Ausmaß. Diese Ergebnisse wurden so interpretiert, dass in Zeiten höherer Arbeitslosigkeit eher die Arbeitnehmer mit Gesundheitsproblemen ihren Job verlieren, als dass Arbeitslosigkeit zu Gesundheitsproblemen führt.

Schließlich steigt auch die Zahl der Rentenzugänge wegen psychischer Erkrankungen in der gesetzlichen Rentenversicherung. Von 2000 bis 2009 sind die Fallzahlen von 39.037 auf 64.469, d.h. um 65 % angestiegen (Gesundheitsberichterstattung des Bundes www.gbe-bund.de, Zugriff am 19.03.2013). Entsprechend steigt die Zahl der durch die Rentenversicherungsträger finanzierten psychosomatischen Rehabilitationsbehandlungen.

Eine andere Krankheitsfolge psychischer Erkrankungen ist der sogenannte *Präsentismus* (Sanderson et al. 2007). Damit ist eine reduzierte Arbeitsproduktivität gemeint bei krankheitsbedingter Einschränkung der Arbeitsfähigkeit (Greenberg et al. 1999), d.h. der Betroffene geht zur Arbeit, obwohl er eigentlich nicht zur vollgültigen Ausübung seiner Tätigkeit in der Lage ist. Dies kann sich negativ auswirken mit verminderter Sicherheit am Arbeitsplatz bzw. erhöhtem Risiko für Arbeitsunfälle. Hierbei geht es nicht nur um akute Erkrankungen, sondern sehr viel mehr noch chronische Gesundheitsbeeinträchtigungen und deren Bedeutung für Einschränkungen in der sozialen Teilhabe generell sowie Einschränkungen bei der Arbeit im Besonderen (Munir et al. 2007). Angststörungen und Depression führen zu einer Minderung der Arbeitsproduktivität (Sanderson und Andrews 2006). Untersuchungen zu den ökonomischen Lasten von Angststörungen zeigen, dass Angststörungen – außer einfache Phobien – mit reduzierter Arbeitsleistung einhergehen (Greenberg et al. 1999). 88 % der Kosten, die ein an einer Angsterkrankung leidender Angestellter verursacht, waren der reduzierten Arbeitsproduktivität zuzurechnen. Sowohl die Symptome als auch die medikamentöse Behandlung von Angststörungen und Depression können zur Beeinträchtigung der Arbeitsleistungen führen (Haslam et al. 2005a, 2005b).

Unfälle, die am Arbeitsplatz passierten, wurden auch dem psychischen Zustand oder einer Medikamenteneinnahme der Mitarbeiter zugeschrieben.

Auch das Phänomen des Präsentismus verursacht im Zusammenhang mit psychischen Erkrankungen bei der Arbeit in hohem Maße Kosten (Sanderson et al. 2007). Das Problem dieses Konzepts ist es, dass kaum objektive Kriterien zu finden sind, und dass kein Konsens besteht bzgl. geeigneter Selbstberichtmaße. Auch wurde bei allgemeinen psychischen Erkrankungen in der Arbeitsbevölkerung (Sanderson und Andrews 2006) gefunden, dass Depression und Angst wesentlich auch mit Präsentismus und nicht nur mit Absentismus assoziiert waren.

5 Fähigkeitsbeeinträchtigungen und Leistungsanforderungen am Arbeitsplatz

5.1 Person-Umwelt-Passung

Ein Konzept, das einen Weg aus der Zirkularität des »Stressoren-und-Stress«-Konzeptes weist, ist das Modell der Passung von Person und Umwelt, das *Person-Environment-Fit-Model* (French 1973; Caplan et al. 1975; Edwards und van Harrison 1993). Auf die Arbeit bezogen besagt es, dass Fähigkeiten und Bedürfnisse einer Person auf der einen Seite und Anforderungen und Angebote einer Tätigkeit auf der anderen Seite zusammenpassen müssen (Leon et al. 2008). Sowohl zu viele als auch zu wenige Anforderungen, oder aber unpassende Aufgaben können zu Belastungserleben führen, wenn sie nicht den Fähigkeiten und Bedürfnissen der Person entsprechen.

Dieses Konzept geht zunächst einmal von generellen Fähigkeiten aus, die nicht durch Krankheiten beeinflusst sind. In diesem Sinne würde bspw. für einen muskulösen 1,90 m großen, 100 kg wiegenden Mann eine Tätigkeit mit regelmäßigem Heben und Tragen schwerer Lasten wie bspw. Möbelträger seinem körperlichen Fähigkeitsniveau entsprechen. Die Fähigkeiten und die Leistungsanforderungen passen zusammen. Eine gesunde zierliche Frau mit 50 kg Körpergewicht wäre für die Ausübung dieser Tätigkeit jedoch aufgrund ihrer Konstitution nicht geeignet, hier stimmen die Fähigkeiten und die Leistungsanforderungen nicht überein.

Aber nicht nur körperliche Fähigkeiten sind gemeint. In der Literatur wird auch auf die Bedeutung von emotionalen und Persönlichkeitsaspekten als Bestandteil wie auch Ergebnis einer Person-Arbeitsplatz-Passung hingewiesen (Yu 2009). So kann bspw. ein aufgrund einer aggressiv-narzisstischen Persönlichkeitsakzentuierung in einem Team als »schwierig« geltender Mitarbeiter bei der Zuweisung einer Tätigkeit, die vorwiegend verlangt, sich gegenüber anderen Personen durchzusetzen, beste Leistungen erbringen (Cramer und Davidhizar 2000).

Dieses Modell des Person-Environment-Fits geht nahtlos über in das sozialmedizinisch relevante Konzept des »leidensgerechten Arbeitsplatzes«, welches dann relevant wird, wenn es sich um krankheitsbedingte Fähigkeitsdefizite handelt. Ein leidensgerechter Arbeitsplatz ist für einen Arbeitnehmer mit erkrankungs- und behinderungsbedingter quantitativ oder qualitativ beeinträchtigter Leistungsfähigkeit die einzige Möglichkeit weiterhin im Erwerbsleben bestehen zu können. Es bedeutet, dass der Arbeitsplatz und die Arbeitsanforderungen an das erkrankungsbedingt veränderte Fähigkeitsniveau des Beschäftigten angepasst werden, oder der Beschäftigte an einen Arbeitsplatz umgesetzt wird, der seinem Fähigkeitsniveau entspricht, damit er in seinem Beruf weiterarbeiten kann.

5.2 Das ICF-Modell von Funktion, Fähigkeit, Kontext und Partizipation

Die Erfahrung, dass nicht jeder Mensch alles tun kann, und dass Anforderungen für den einen Menschen eine positive Herausforderung und für den anderen eine krankmachende Überlastung sein können, verlangt eine Passung zwischen Mensch und Arbeitswelt. Einerseits folgt daraus die Notwendigkeit einer sorgfältigen Personalauswahl und Fähigkeitsprüfung vor Übertragung von Tätigkeiten und andererseits die Anpassung von Arbeitsabläufen an die Leistungsfähigkeit von Arbeitnehmern. Beides sind fest etablierte Prinzipien der Arbeitspsychologie wie der Arbeitsmedizin. Ein Konzept der Passung von Person und Umwelt findet sich in der Internationalen Klassifikation der Funktionsfähigkeit, Behinderung und Gesundheit, ICF (WHO 2001). Die ICF beschreibt (a) Funktionen bzw. Krankheitssymptomatik, (b) Fähigkeiten, (c) Kontextcharakteristika und (d) Personfaktoren.

Funktionen sind nach der Definition der ICF die physiologischen und psychologischen Funktionen von Körpersystemen und Körperstrukturen. Kommt es zu Funktionsstörungen, dann sind sie gleichzusetzen mit üblichen Krankheitssymptomen. Für den Bereich der psychischen Erkrankungen sind primär die mentalen Funktionen von Bedeutung, d. h. Funktionen des Bewusstseins, der Orientierung, der Emotionalität, des Antriebs oder Schlafes. Es handelt sich dabei im Wesentlichen um die gleichen Funktionen, die bei jeder psychiatrischen Untersuchung geprüft und im psychopathologischen Befund beurteilt werden (Arbeitsgemeinschaft für Methodik und Dokumentation in der Psychiatrie AMDP 2008; Linden 2003a, 2007; Baron und Linden 2008).

Unter *Fähigkeit* wird verstanden, dass jemand die Voraussetzungen hat, eine bestimmte Aktivität auszuführen, z. B. den Arm heben. Fähigkeiten werden in der ICF unter der Überschrift »Aktivität/Partizipation« beschrieben. Dabei wird auf den Leistungsbegriff Bezug genommen. Zu unterscheiden sind Leistung (performance), also was jemand tut, und Leistungs-»Fähigkeit«, also das was jemand tun könnte, wenn er wollte oder die Situation es zuließe. Unter klinischen und therapeutischen Gesichtspunkten ist über die ICF hinausgehend noch die »Leistungsreserve (reserve capacity)« von Bedeutung (Baltes et al. 1992). Sie beschreibt, was nach einem Training oder einer Therapie potentiell an Leistungsfähigkeit möglich ist. Die Leistungsreserve ist die eigentliche Begründung für die Einleitung von Interventionsmaßnahmen, und dies insbesondere in der medizinischen oder beruflichen Rehabilitation, in der u. a. Fähigkeiten trainiert werden.

Linden, Baron und Muschalla (2009a) haben aus der ICF 13 Dimensionen extrahiert, die solche Fähigkeiten umfassen, die bei chronischen psychischen Erkrankungen beeinträchtigt sein können. Dies sind die

1. Fähigkeit zur Anpassung an Regeln und Routinen,
2. Fähigkeit zur Planung und Strukturierung von Aufgaben,
3. Flexibilität und Umstellungsfähigkeit,
4. Fähigkeit zur Anwendung fachlicher Kompetenzen,

5. Entscheidungs- und Urteilsfähigkeit,
6. Durchhaltefähigkeit,
7. Selbstbehauptungsfähigkeit,
8. Kontaktfähigkeit zur Dritten,
9. Gruppenfähigkeit,
10. Fähigkeit zu familiären bzw. intimen Beziehungen,
11. Fähigkeit zu Spontan-Aktivitäten,
12. Fähigkeit zur Selbstpflege,
13. Verkehrsfähigkeit.

Es handelt sich dabei um Globalkategorien, in denen jeweils eine Reihe von Detailfähigkeiten zusammengefasst sind.

Kontext umfasst die konkreten Rahmenbedingungen, in denen ein Mensch sich aufhält, und die Rollenerwartungen an ihn, zum Beispiel im Sinne einer Berufsrolle. Die Beschreibung der beruflichen und sozialen Rollenerwartungen erfolgt zum einen durch die Beschreibung der Charakteristika des Arbeitsplatzes (Krankenschwester im Blutspendedienst, Krankenschwester in der Notaufnahme oder Krankenschwester in einem psychiatrischen Krankenhaus), gründet sich zum anderen aber auch auf die *Personfaktoren*, berufsbezogen sind dies z. B. die Ausbildung, Berufserfahrung, Qualifikationsstand.

Jede Art von Funktionsstörung kann alle Fähigkeiten beeinträchtigen. Fähigkeitsbeeinträchtigungen können dann in Abhängigkeit von den Rollen- und Kontextanforderungen von Relevanz oder aber auch völlig belanglos sein, d. h. zu Partizipationsstörungen führen oder auch nicht. Verschiedene psychische Erkrankungen bzw. Symptome können zu ähnlichen Problemen bei der Arbeit führen. Andererseits können gleiche Symptome abhängig vom Anforderungskontext aber auch zu unterschiedlichen Problemen bei der Arbeitsausübung führen. Sowohl ein phobischer als auch ein depressiver Patient können dieselbe Arbeit nicht tun, wenn auch aus verschiedenen Gründen. Beim Depressiven ist die Stimmung reduziert, beim Phobiker kommt es zu Angst- und Vermeidungsreaktionen. Beides kann darin münden, dass die geforderte Flexibilität bei der Arbeit beeinträchtigt ist und es dadurch unmöglich wird, Rollenanforderungen zu erfüllen. Wenn also die gegebenen Fähigkeiten den Kontextanforderungen nicht gerecht werden, dann kommt es zu Teilhabe- und Partizipationsstörungen.

Die ICF geht also von einer Interaktion zwischen Fähigkeiten und Kontext aus. Verkürzt gesagt bedeutet dies, dass ein vorliegendes Funktionsniveau stets nach den Kontextanforderungen zu bewerten ist.

5.3 Fähigkeitsbeeinträchtigungen bei psychischen Erkrankungen

Der Arbeitsplatz ist ein Lebensbereich mit vergleichsweise geringen Toleranzen. So wird bspw. Pünktlichkeit, Freundlichkeit, Belastungstoleranz oder Konzentration verlangt. Menschen mit psychischen Erkrankungen müssen zwangsläufig

Probleme am Arbeitsplatz bekommen, da sie in wichtigen Fähigkeitsbereichen eingeschränkt sind und den Anforderungen nicht uneingeschränkt gerecht werden können (Linden et al. 2010). Anders als viele körperliche Erkrankungen, wie z. B. Diabetes oder Hypertonie, führen psychische Erkrankungen und die daraus resultierende Symptomatik nahezu immer zu Fähigkeitsbeeinträchtigungen. Dies erklärt, warum unter modernen Arbeitsbedingungen, die wesentlich mehr an »Kopfarbeit« verlangen, psychische Erkrankungen zunehmende Bedeutung bekommen (z. B. Beutel et al. 2004; Linden und Weidner 2005; Mezerai et al. 2006; Greenberg et al. 1999).

Dennoch lassen sich für unterschiedliche psychische Erkrankungen unterschiedliche Profile von bevorzugt beeinträchtigten Fähigkeiten beschreiben. So haben Patienten mit einer depressiven Erkrankung vor allem in der Durchhaltefähigkeit, der Selbstbehauptungsfähigkeit, der Kontaktfähigkeit oder in der Fähigkeit zu Spontan-Aktivitäten Beeinträchtigungen. Patienten mit phobischen Ängsten zeigen erwartungsgemäß vor allem Probleme in der Verkehrsfähigkeit, aber auch Beeinträchtigungen in der Umstellungsfähigkeit oder Gruppenfähigkeit.

Je länger eine Arbeitsunfähigkeit bei psychischer Erkrankung dauert, desto ausgeprägter sind die Fähigkeitsstörungen (Linden et al. 2009a). Patienten mit psychischen Erkrankungen, die arbeitsunfähig in eine psychosomatische Rehabilitationsbehandlung aufgenommen wurden, waren deutlich stärker beeinträchtigt als die Patienten, die arbeitsfähig kamen. Auch arbeitslose und arbeitsunfähige Patienten in der Hausarztpraxis nehmen sich hinsichtlich ihrer Alltagsbewältigungsfähigkeiten als beeinträchtigter wahr als arbeitsfähige mit Arbeitsplatz. Sie berichten auch häufiger psychosoziale Arbeitsplatzprobleme wie »Mobbing«, Fehlzeiten und Arbeitsplatzgefährdung (Muschalla et al. 2009).

6 Angst im Kontext von Belastungen am Arbeitsplatz

Zu den besonderen Belastungsfaktoren am Arbeitsplatz gehören angstbesetzte Stimuli und Bedrohungen unterschiedlicher Art. In großen Betrieben
und Verwaltungen sind Mitarbeiter konfrontiert mit komplexen und gelegentlich undurchschaubaren sozialen Netzen und Verantwortungsdiffusion, was
zu Verunsicherungen und Angst in sozialen Interaktionen mit Kollegen oder
Vorgesetzten führen kann oder auch zu Misstrauen. In der Versicherungs- und
Verkaufsbranche sind Mitarbeiter damit konfrontiert eine bestimmte Anzahl an
Vertragsabschlüssen vorweisen zu müssen. Hier kann das wiederholte Nichter-
füllen der hochangesetzten Leistungsanforderungen Versagensängste oder auch
verstärktes sorgenvolles Vorausdenken zur Folge haben. Bankangestellte müssen
mit dem Risiko leben, eines Tages in einen Überfall ihrer Filiale mitverwickelt
zu sein. Dachdecker, Bauarbeiter und Feuerwehrleute sind bei ihrer Arbeit mit
der Gefahr von körperlichen Verletzungen durch Unfälle, Stürze o. ä. konfrontiert. Psychiatrieschwestern werden mit relativ hoher Wahrscheinlichkeit einmal
in ihrem Berufsleben mit körperlichen Angriffen durch Patienten konfrontiert. Lokomotiv- und U-Bahnfahrer sind dem Risiko ausgesetzt, dass sich ein
Suizident vor ihre Bahn wirft, was zu einer sogenannten posttraumatischen
Stressreaktion führen kann. Künstler und Schauspieler sind öffentlicher Kritik
ausgesetzt. Im Management finden regelmäßig Zielvereinbarungsgespräche statt,
in denen die Arbeitsanforderungen festgelegt und ihre Einhaltung ggf. kritisiert
oder mit Sanktionen belegt wird. Wenn auch in unterschiedlichen Berufsgruppen
jeweils spezifische Bedrohungen vorkommen, so gilt doch grundsätzlich, dass
jeder Arbeitsplatz, wie kein anderer Lebensbereich, sehr viele potentiell angst-
auslösende Elemente enthält. Die wichtigsten Bedrohungsfaktoren sollen in den
folgenden Abschnitten näher dargestellt werden.

6.1 Leistungsanforderungen und -bewertungen

Jegliche Lohnarbeit stellt Leistungs- und Verhaltensanforderungen. Leistung
ist ein nach Durchführung einer Tätigkeit erreichtes messbares Ergebnis. Am
Arbeitsplatz gibt es zunächst einmal Leistungsanforderungen von außen, d. h.
konkrete Vorstellungen an das Ergebnis von Arbeitsaufgaben, die man an
seinem individuellen Arbeitsplatz per Dienstvorgabe zu verrichten hat, oder

die in Arbeitsplatzbeschreibungen festgehalten sind. Diese können unterschiedlichster Art sein. Zum Beispiel hat ein Bürosachbearbeiter im Einwohnermeldeamt an einem Arbeitstag die eingegangene Post zu sichten und zu bearbeiten, während der Sprechzeit die Kunden freundlich zu bedienen, die dabei anfallenden Schriftsachen ordnungsgemäß zu erledigen, den Klienten ggf. eine Rechnung auszustellen und zu kassieren. An vielen Arbeitsplätzen gibt es auch Leistungsanforderungen derart, dass in einer bestimmten Zeit eine bestimmte Menge an Arbeitsstücken angefertigt oder bearbeitet werden muss, z. B. eine Supermarktkassiererin, die in einer Minute eine bestimmte Anzahl an Waren über den Scanner ziehen muss. Die Explizierung von Leistungsanforderungen macht die Überprüfung der Arbeitsqualität möglich. Leistungsanforderungen geben einen Soll-Zustand vor, dessen Erreichung gefordert ist. Das beinhaltet immer auch die Möglichkeit eines Leistungsversagens, d. h. die Soll-Vorgaben werden nicht erreicht.

Das Scheitern an Leistungsanforderungen kann sowohl objektives Scheitern bedeuten (z. B. es werden nicht so viele Arbeitsstücke wie vorgegeben angefertigt, der Mitarbeiter erhält diesbzgl. eine Mahnung des Vorgesetzten) als auch subjektive Ideen von Scheitern beinhalten (z. B. der Mitarbeiter selbst hat die Einschätzung, dass die Qualität seiner Arbeit nicht optimal ist). Die Erfahrung oder Vorstellung von »Scheitern«, d. h. Copingverlust, ist ein unbedingt angstauslösender Stimulus. Hierbei können sowohl ein tatsächliches Kompetenzdefizit, wie auch bereits die Vorstellung eines potentiellen Kompetenzverlustes angstauslösend wirken.

Leistungsanforderungen können qualitativ wie auch quantitativ im Sinne einer die Fähigkeiten übersteigenden oder dauerhaft zu hohen Arbeitsmenge als stresserzeugend erlebt werden (Oppolzer 2010). Allerdings wurde in Untersuchungen an Managern (Hobson und Beach 2000) gefunden, dass die tatsächliche Anzahl an Arbeitsstunden unabhängig war von der erlebten psychischen Belastung. Es wurde gefunden, dass hohe Anforderungen nur dann als Problem erlebt werden, wenn sie mit geringen Kontrollmöglichkeiten und geringer Unterstützung am Arbeitsplatz einhergehen (Sanne et al. 2005).

Die Erfüllung von Leistungsanforderungen wird in der Regel von Vorgesetzten überprüft. Deren Aufgabe ist es, entsprechend ihrer hierarchisch höher gestellten Position, Mitarbeiter anzuleiten, zu beaufsichtigen, ihre Leistungen zu bewerten und ggf. auch zu belohnen oder zu sanktionieren. Sanktionen können offizieller und materieller Art sein, wie bspw. keine Bonuszahlungen oder Abmahnungen, oder aber auch informeller und eher sozialer Art wie bspw. Kritik, Übertragung unbeliebter Arbeiten, Entzug von Privilegien, Versetzung in einen anderen Arbeitsbereich o. ä. Aufgrund dieser Sanktionierungsfunktion sind Vorgesetzte potentiell immer auch angstauslösend (Gilbreath und Benson 2004; Tepper 2000; Panse und Stegmann 2007). Da Angsterleben in übermäßigem Sinne jedoch eher zur Verschlechterung als zur Verbesserung der Arbeitsleistung führt, ist in der Managementtheorie die Forderung entstanden, eine Arbeitsatmosphäre zu schaffen, die es ermöglicht, miteinander zu reden und Uneinigkeiten, Missverständnisse und gegensätzliche Interessen zu diskutieren, und zwar auch zwischen Hierarchieebenen (Perlow und Williams 2003).

43

Neben den äußeren Leistungsanforderungen sind aber auch die eigenen Erwartungen an Arbeitsergebnisse relevant, d. h. das eigene Leistungsmotiv oder Anspruchsniveau (McClelland et al. 1976; Heckhausen 1989). Das Leistungsmotiv beschreibt die Art, wie sich jemand mit einem Tüchtigkeitsmaßstab auseinandersetzt. Das Anspruchsniveau charakterisiert das angezielte Leistungsniveau, das jemand zu erreichen versucht. Das gleiche Leistungsergebnis kann für den Einen Erfolg und für den Anderen Misserfolg bedeuten (Hoppe 1930). Leistungsmotive und eigenes Anspruchsniveau sind individuell sehr unterschiedlich ausgeprägt. Menschen mit hohem Leistungsmotiv streben Leistungsziele an und setzten sich selbst noch weitergehende Ziele, die durch die äußeren Vorgaben gar nicht gefordert sind. Nach den Ergebnissen der Anspruchsniveauforschung werden neue Ziele immer höher gesetzt als die zuletzt erreichte Leistung, was zu einer erhöhten Gefahr des Scheiterns führt.

6.2 Rudelverhalten und Rangkämpfe

Menschen leben am Arbeitsplatz auf engem Raum zusammen, z. B. in einem Büro, und verbringen dort miteinander zum Teil mehr Zeit als zu Hause mit den Familienangehörigen. Damit ist vorprogrammiert, dass es auch am Arbeitsplatz zu sozialen Konflikten jeder Art kommen kann, dass sich Menschen sympathisch oder unsympathisch sind, miteinander können oder auch nicht. Kommt es zu Streit und Auseinandersetzung, dann besteht oft nicht die Möglichkeit dem auszuweichen. In manchen Fällen kann es einfacher sein, sich vom Ehepartner als vom Arbeitskollegen zu trennen. Dies kann Konflikte im beruflichen Umfeld besonders problematisch machen.

Eine spezielle Quelle sozialer Konflikte ist die »Rudelpsychologie«. Menschen sind »Rudeltiere«, d. h. es gibt keine menschliche Gruppe ohne die Herausbildung von Rangplätzen (Yalom 1970) und Wettbewerbsverhalten zwischen den Gruppenmitgliedern (Stroebe et al. 2002). In jeder Gruppe bilden sich nach kurzer Zeit Alpha-, Beta- oder Omega-Positionen heraus. Diese Rangbildung wird auch als »Hackordnung« bezeichnet. Jedes Mitglied der Gruppe muss gegenüber den Anderen seinen Rangplatz behaupten und sich mit verbalen und nonverbalen Mitteln insbesondere gegen benachbarte Rangpositionen durchsetzen (Thomas und Hynes 2007). Im Humanbereich, aber auch bei Hunden, Löwen oder Primaten zählen Blicke (»Ich behalte Sie im Auge«) und das Ausdrucksverhalten wie Mimik und Tonfall als Bedrohungssignale (Eibl-Eibesfeldt 2004). Rangordnungen sind nie unabänderlich festgelegt, sondern geraten insbesondere bei personellen Veränderungen in der Gruppe erneut in Bewegung. Hierbei gilt, dass es insbesondere zwischen benachbarten Rangplätzen Rangplatzkämpfe gibt, bspw. darum, wer befördert wird, das größere Zimmer hat, den Nachtdienst übernehmen muss usw. Da diese Rangordnungen über gegenseitige Bedrohung (»Hackordnung«) aufrechterhalten werden, stellt auch die kollegiale Auseinandersetzung eine potentielle Quelle der Angst dar.

6.3 Bedrohung durch Dritte

Neben Konflikten im Kollegenkreis gibt es auch Bedrohungen durch Dritte. Beispiele sind *körperliche Angriffe* durch Patienten, Schüler oder Kunden oder Überfälle durch andere Dritte. Dies findet man bei Feuerwehrleuten, Polizisten, Psychiatriekrankenschwestern oder Bankangestellten (Price et al. 2006; MacDonald et al. 2003; Laposa et al. 2003; Alexy und Hutchins 2006). Wie relevant dieser Aspekt ist, lässt sich daran ermessen, dass von den Berufsgenossenschaften eigene Trainingsseminare zur Vorbereitung von Bankangestellten auf den Umgang mit Bankräubern angeboten werden (http://www.vbg.de, Zugriff am 19.03.2013; Kuchenbecker und Amann 2010).

Zur Illustration mag ein Bericht im Tagesspiegel (Buntrock 2011) dienen, der beschreibt. wie es bei einem Feuerwehreinsatz nach einem nächtlichen Autounfall zum Tumult kam. Die Feuerwehr wollte eine im Wagen eingeklemmte Frau befreien. Doch binnen kürzester Zeit kam es zu einer Ansammlung von etwa zwanzig Männern – teilweise Angehörige der Frau – die die Helfer massiv bedrängten und beschimpften und aggressiv und gewaltbereit auftraten. Die Polizei musste daraufhin mit gleicher Stärke anrücken, damit die Feuerwehr arbeiten konnte. Die Gruppe sei wütend gewesen, weil die Retter den 6er-BMW, einen neuen und hochwertigen Wagen, aufschneiden wollten, um die Frau zu befreien. Nach dem Erleben derartiger Ereignisse können sich, wenn sie mit Angst und Schrecken einhergegangen sind, posttraumatische Ängste entwickeln (MacDonald et al. 2003; Laposa et al. 2003).

Ebenso bedeutsam wie körperliche Gewalt sind auch *verbale Angriffe* von Dritten bei der Arbeit. So können etwa unfreundliche, verbal aggressive Kunden, die sich beim Geschäftsführer beschweren wollen, Patienten, die mit Klagen drohen, wenn sie ihre Behandlungserwartungen nicht erfüllt sehen, Schüler, die den Unterricht ihres Lehrers boykottieren, zu einem angstauslösenden Faktor werden (Mahan et al. 2010; Johnson 2009). Hier kann es zu einer Reaktion mit Hilflosigkeitserleben und dem Gefühl von Kontrollverlust kommen.

6.4 Unfallgefahr und Gesundheitsgefährdungen

Manche Arbeitsplätze stellen Orte sachlicher Bedrohung dar. Arbeiten auf Baustellen können zu Situationen akuter Lebensbedrohung führen. Andere Berufe mit »Bedrohungspotential« sind Kraftfahrer, U-Bahnführer, Polizisten, Feuerwehrleute oder Ärzte (Martin et al. 2009; Mahan et al. 2010; Price et al. 2005; Laposa et al. 2003; Alexy und Hutchins 2006; MacDonald et al. 2003).

Nach Statistiken der Unfallkassen (Bundesverband der Unfallkassen 2004) steht an erster Stelle mit absolut 13 300 der im Jahr 2004 gemeldeten

45

Arbeitsunfälle das examinierte Pflegepersonal. Weitere gefährdete Berufsgruppen sind die medizinischen Fachberufe mit den Medizinlaboranten (MTA,
PTA), Physiotherapeuten und Assistenten, die insgesamt 6600 Arbeitsunfälle
auf sich vereinen. Rettungssanitäter machen mit 2200 Arbeitsunfällen den
größten Einzelposten in diesem Berufsfeld aus. Beispiele für Gefahren in diesen
Berufen sind Nadelverletzungen oder Infektionen. Freiwillige Feuerwehrleute
nahmen mit 10 200 Arbeitsunfällen den zweitgrößten Posten bei den gemeldeten
Arbeitsunfällen ein. Einen hohen Anteil der Arbeitsunfälle nehmen mit 19 414
gemeldeten Arbeitsunfällen auch Hilfsarbeitskräfte aus unterschiedlichen
Branchen ein (im Dienstleistungsbereich Haushaltshilfen, Reinigungspersonal,
Hausmeister oder Personen mit Botentätigkeiten; oder aber in der Fertigung:
Bau- und Instandhaltungshilfsarbeiter). Eine eigenständige Gruppe bilden auch
noch die Postverteiler und -sortierer mit 6500 Arbeitsunfällen. Hier können
Stürze auf eisglatter Straße oder Wegunebenheiten oder Hundebisse Gefahren
darstellen. Bei den Handwerkern ist besonders die Gruppe der Schlosser und
in metallverarbeitenden Berufen Tätigen betroffen (5800 Arbeitsunfälle). Hier
sind Unfälle mit Werkzeugen oder Maschinen mögliche Gefahren. Als weitere
Berufsfelder mit erhöhtem Arbeitsunfallpotenzial sind noch Straßenbauer
(1300) und Elektriker (1200) zu nennen. Bei den Wegeunfällen liegt der Unfall-
schwerpunkt nach absoluten Unfallzahlen bei den Beschäftigten der Verwaltungen (Bürofachkräfte), da sie die größte Versichertengruppe stellen. Dies ist
die einzige Berufsgruppe, in der das Risiko eines Wegeunfalls (6032) höher
ist als das eines Arbeitsunfalls im Betrieb (5420). Neben Unfällen am Arbeitsplatz existieren auch noch viele andere Gesundheitsgefährdungen durch die Art
der Arbeitsumgebung, z. B. durch Allergene oder chemische Stoffe (Nicholson
und Vincenti 1994; Nakazawa et al. 2005), die bei andauernder Exposition zu
Gesundheitsschäden führen können.

In diesem Zusammenhang müssen auch *Berufskrankheiten* erwähnt werden.
Berufskrankheiten sind nach § 9 Absatz I SGB VII »Krankheiten, die die
Bundesregierung durch Rechtsverordnung mit Zustimmung des Bundesrates
als Berufskrankheiten bezeichnet und die Versicherte infolge einer den Versicherungsschutz begründenden Tätigkeit erleiden.« Im Jahr 2009 waren die am
häufigsten anerkannten Berufskrankheiten Lärmschwerhörigkeit (5579 Fälle),
gefolgt von Asbestose (1993), Silikose (1309), chronisch obstruktiver Bron-
chitis/Emphysem (1214), Mesotheliom nach Asbestbelastung (1037), Lungen-
oder Kehlkopfkrebs nach Asbestbelastung (711), Hauterkrankungen (600),
Infektionskrankheiten (499) sowie von Tieren auf Menschen übertragbare
Krankheiten (412) (Bundesanstalt für Arbeitsschutz und Arbeitsmedizin BAUA
2009).

Betroffene müssen sich mit den Gefährdungen der eigenen Gesundheit am
Arbeitsplatz auseinandersetzen. Dies umfasst die Nutzung von Schutzkleidung
oder die Teilnahme an innerbetrieblichen Vorsorgeuntersuchungen. Daneben
müssen solche Gefährdungen aber auch psychisch verarbeitet werden. Das Spektrum der Reaktionen reicht von fahrlässigem Ignorieren über sorgfältige Gefahrenabwehr bis hin zu hypochondrischen Ängsten.

6.5 Unkontrollierbare Veränderungen

Das Erleben mangelnder Kontrolle in einer Situation ist ein unbedingter Angstauslöser (Christianson et al. 2011). Bei der Arbeit sind eingeschränkte oder auch gar nicht vorhandene eigene Möglichkeiten zur Kontrolle der eigenen Arbeitssituation häufig. Beispiele sind die Unabsehbarkeit, wen es bei der nächsten Versetzung trifft, welche Stellen wann reduziert werden (Forcella et al. 2007), wer sich wann durch die Einführung neuer Technologien mit neuen Computerprogrammen (Beutel et al. 2004; Smith et al. 1999) und elektronischen Kommunikationssystemen (Hallowell 1999) auseinandersetzen muss, wie auch weiterreichende Veränderungen wie drohende Firmenschließungen oder Firmenfusionen (Campbell und Pepper 2006), Umzug in eine andere Filiale oder unfreiwillige Aufnahme eines komplett neuen Arbeitsgebietes. Täglich passieren am Arbeitsplatz Vorkommnisse, die – insbesondere wenn nicht eingeplant – Angsterleben mit sich bringen können.

Nun ist nicht jede Veränderung bei der Arbeit mit einer Angstreaktion verbunden, und auch sind täglich viele Situationen bei der Arbeit nicht kontrollierbar, wie bspw. wie viele Kunden kommen heute in die Beratung, wer wird heute in der Teambesprechung vom Abteilungsleiter aufgefordert zur Stellungnahme zu einem Fehler usw. Es ist generell bei der Arbeit wie auch sonst im Leben eine gewisse Ungewissheitstoleranz und Gelassenheit notwendig, um nicht ständig in sorgenvoll-ängstliche Erwartung, Absicherungsbestreben gegenüber potentiell kommenden Gefahren und damit ständig in hohe Anspannung zu geraten. Menschen haben individuell eine unterschiedlich ausgeprägte Fähigkeit zu dieser Ungewissheitstoleranz. Diejenigen, die eine sehr gering ausgeprägte haben, erleben häufiger Kontrollverlust und stehen vielen Alltagssituationen bei der Arbeit und auch bei größeren Veränderungen im Beruf mit mehr Anspannung und Befürchtungen entgegen (Becker und Margraf 2002; Linden und Hautzinger 2008b).

6.6 Existenzbedrohung

Der Arbeitsplatz ist für die meisten Menschen Grundlage ihrer Existenzsicherung. Der Verlust des Arbeitsplatzes bedeutet daher oft eine Existenzbedrohung. Darüber hinaus verbinden viele Menschen mit dem Arbeitsplatz auch ihren Sozialstatus und ihre Selbstdefinition, so dass ein Arbeitsplatzverlust auch eine psychologische Belastung darstellt (Strazdins et al. 2004). Schon das Drohen des Arbeitsplatzverlustes oder die Arbeitsplatzunsicherheit kann daher zu einer Quelle der Ängstigung werden (Forcella et al. 2007). Job-Verlust ist ein häufig genanntes belastendes Lebensereignis (Holmes und Rahe 1967; Spera et al. 1994).

47

Hierbei spielen Veränderungsprozesse großer Konzerne, Fusionierungen oder Verkleinerung von Abteilungen durch »Outsourcing« eine Rolle, die immer einen Stellenabbau im eigenen Arbeitsbereich bedeuten könnten (Campbell und Pepper 2006). Irritation und Angst vor dem Verlust der wirtschaftlichen Existenzgrundlage und der sozialen Einbindung können sich in der Folge entwickeln.

Dass solche Bedrohungen einen nicht unerheblichen Realitätsgehalt haben, zeigt die aktuelle Arbeitslosigkeitsstatistik (Bundesagentur für Arbeit 2009). Aus einer Erwerbstätigkeit gingen 3 981 000 Personen in Arbeitslosigkeit über, darunter 3 264 000 aus Erwerbstätigkeit am ersten Arbeitsmarkt. Vier von fünf dieser zusätzlichen Zugänge entfielen dabei auf männliche Arbeitslose. 240 000 Arbeitsplätze gingen 2010 durch Insolvenzen verloren, 32 000 Unternehmen waren betroffen (Giersberg 2011). Auch bloß drohende Insolvenz kann Angst auslösen, wie dies über längere Zeit bei der Firma Opel der Fall gewesen ist (Gnirke et al. 2011).

7   Angst am Arbeitsplatz im Kontext psychischer Erkrankungen

Während in den bisherigen Kapiteln Arbeitsplatzbedingungen und deren Zusammenhänge mit dem psychischen Befinden und speziell arbeitsplatzbezogenen Ängsten im Vordergrund standen, sollen in diesem Kapitel Negativfolgen psychischer Erkrankungen für die Arbeitstätigkeit und arbeitsbezogene Ängste dargestellt werden, die Sekundärfolgen von psychischen Primärerkankungen sind. Dabei ist zu berücksichtigen, dass psychische Erkrankungen zu unterschiedlichen Einschränkungen am Arbeitsplatz führen können und nicht notwendigerweise zu Angst. Angst kann ein primäres Symptom einer Erkrankung sein, sie kann jedoch auch als Sekundärfolge auftreten. Im Folgenden werden die einzelnen Hauptgruppen psychischer Erkrankungen kurz charakterisiert und dann wird unter Bezug auf klinische Fälle beschrieben, auf welche Weise sie zu Problemen und speziell Ängsten am Arbeitsplatz führen können. Auf die Angsterkrankungen wird im ▶ Kap. 9 dann gesondert eingegangen.

7.1   Hirnorganische Erkrankungen und Teilleistungsstörungen

Hirnorganische Erkrankungen entstehen infolge von Hirnverletzungen, z. B. nach Unfällen, oder im Rahmen dementieller Prozesse. Teilleistungsstörungen in Form von leichten kognitiven und/oder affektiven Störungen (MCD: Linden und Wilms 1989; Reischies 2003), die nicht das Ausmaß einer geistigen Behinderung erreichen, können anlagebedingt oder prä- oder perinatal erworben sein. Kognitive Leistungseinschränkungen können zu einer Minderleistung und/oder Fehlern bei der Arbeit führen, was wiederum angstauslösend sein kann. So erleben die Betroffenen wie auch Kollegen und Vorgesetzte z. B. bei einer Multiinfarktdemenz oder nach einem Schädelhirntrauma die Leistungs- und Belastungsbeeinträchtigung im Beruf oft als erstes Symptom. Der Betroffene wird möglicherweise auf Fehler hingewiesen, was zu antizipatorischen Befürchtungen führt, das generelle Anspannungsniveau verstärkt (z. B. »Jetzt darf ich unter keinen Umständen nochmal einen Fehler machen«) oder soziale Ängste provoziert (»Ich werde jetzt verstärkt beobachtet«). Es kann auch zu subjektivem Insuffizienzerleben und Versagensangst kommen (»Ich schaffe meine Arbeit nicht mehr«). Es kann sich ein Vermeidungsverhalten entwickeln in dem Sinne, dass der Betroffene Arbeiten zu meiden beginnt, die er befürchtet nicht mehr ordnungsgemäß ausüben zu können, aus Angst Fehler zu machen, zu langsam zu sein oder vor Kollegen oder Vorgesetzten negativ aufzufallen. Ebenso kann es zu einer verstärkten ängstlichen Beobachtung des eigenen Arbeitsverhaltens kommen mit einer überkontrollierten Arbeitsweise, um Fehler auszuschließen und Andere die eigenen Defizite möglichst nicht merken zu lassen. Es hängt von der individuellen Konstitution der Person und ihrer Angstneigung, der Art der Symptomatik und den beruflichen Anforderungen ab, ob und welche Art von Arbeitsängsten sich entwickelt.

Bei Teilleistungsstörungen mit affektiven, kognitiven und motorischen Störungen (ICD-10, F 83) können ausgewählte Fähigkeitsbereiche beeinträchtigt sein und im Beruf zu Problemen führen. Dies kann beitragen zur Entwicklung spezifischer Ängste in bestimmten Arbeitssituationen. So hat ein Anstreicher über viele Jahre gut gearbeitet, solange er nur Wände weißen musste. Als er auch Mustertapeten kleben sollte, kam es zu Fehlern, zu Auseinandersetzungen mit dem Chef und in der Folge zu einer Arbeitsplatzphobie.

7.2   Suchterkrankungen

Bei den Suchterkrankungen wird unterschieden zwischen schädlichem Gebrauch eines Suchtmittels und Abhängigkeit. Die häufigste Sucht ist die Alkoholabhängigkeit mit einer Lebenszeitprävalenz von 3–13 % (Lindenmeyer 2007). Auch werden sogenannte stoffungebundene oder Verhaltenssüchte diskutiert wie Sport- oder Arbeitssucht, Kleptomanie und pathologisches Glücksspiel (Poppelreuter und Gross 2000).

Ein Suchtproblem kann ähnlich wie hirnorganische Störungen zu kognitiven Leistungsminderungen führen. Von Bedeutung sind aber auch die Wesensänderungen mit Distanzminderung und interaktionellem Fehlverhalten, z. B. in flapsigem Tonfall ein anzügliches Kompliment machen über die Kleidung von jemand Anderem. Die darauffolgenden Negativreaktionen können bei den Kranken wiederum Unverständnis und Angstreaktionen hervorrufen.

Bei Menschen mit Alkoholproblemen können wiederholte kurzzeitige Fehlzeiten nach akutem Rausch Fragen des Arbeitgebers nach den Gründen provozieren. Durch das ständige Verheimlichen des Alkoholproblems und des anhaltenden Konsums bedingte erhöhte Anspannung, vegetative Labilität und kognitive Defizite können auch bei der Arbeit zu Fehlern führen und von Kollegen wahrgenommen werden. Auch Führerscheinverlust kann eine bedeutsame arbeitsplatzrelevante Konsequenz von Alkoholproblemen darstellen (Lindenmeyer 2009).

Es können sich Ängste entwickeln, dass über die Folgen des Trinkens das Fehlverhalten entdeckt wird, bspw. Angst, aufgrund Alkoholgeruchs verdächtigt oder gar »ertappt« zu werden, dem Betriebsarzt vorgestellt zu werden und dann möglicherweise bei Bekanntwerden des Alkoholproblems den Arbeitsplatz zu verlieren.

Andererseits wird Alkohol auch von manchen Menschen mit Angstneigung zur Beruhigung bei Erregung oder Missbefinden genutzt, was dann zu einem Teufelskreis führen kann: Trinken zur Beruhigung gegen die Angst, Angst dass das Trinken entdeckt wird, Trinken um die Angst zu dämpfen und ruhig zu erscheinen.

7.3 Schizophrene und schizotype Erkrankungen

Schizophrene Erkrankungen beginnen häufig im jungen Erwachsenenalter und können sehr unterschiedliche Verläufe nehmen. Häufig gibt es abgrenzbare bzw. wiederkehrende Schübe, in denen sich eine »Positivsymptomatik« zeigt mit Stimmenhören, Ich-Störungen und Wahnerleben, nach deren Rückbildung eine »Negativsymptomatik« bestehen bleibt mit Affektverflachung, Antriebsreduktion, was auch als schizotype Störung bezeichnet wird, wenn diese Symptomatik in grenzwertiger Form vorliegt (Schaub 2007). Schizophrenie führt wegen dieser Negativsymptomatik zu den stärksten Beeinträchtigungen in der Teilhabe am Arbeitsleben (Hoffmann und Jäckel 2009). Die Arbeit kann als Überforderung und Stressor erlebt werden. Aufgrund der frühen Manifestation und Rezidiven der Erkrankung kommt es oft zu einem Bruch in der beruflichen Ausbildung und Leistungsfähigkeit, eine Wiedereingliederung ist erschwert und die beruflichen Qualifikationsmöglichkeiten sind eingeengt.

Patienten mit schizophrenen und schizotypen Erkrankungen können auch am Arbeitsplatz Gefühle der Nachstellung und Beeinträchtigung oder ein sensitives Beziehungserleben entwickeln, was sich in Misstrauen oder in einem Angsterleben niederschlägt. Dies muss nicht unbedingt mit einer floriden Negativsymptomatik einhergehen. Es gibt auch lange apophäne Vorstadien, Schizophrenia simplex sowie hebephrene oder schizotype Verläufe, bei denen der Psychosecharakter der Störung nicht sofort erkennbar ist. Solche Patienten lösen Negativreaktionen aus und sind gleichzeitig ängstlich, verunsichert und misstrauisch, was zu arbeitsplatzphobischen Reaktionen führen kann.

7.4 Affektive Erkrankungen

Affektive Erkrankungen sind krankhafte Veränderungen in der Stimmungslage und im Antrieb. Unterschieden werden depressive und manische Syndrome, die in unterschiedlicher Kombination und Dauer auftreten und rezidivieren (wiederkehren) können (Hautzinger 2007). Ein depressives Syndrom ist gekennzeichnet durch Antriebsmangel, auch körperlich erlebte Schwäche, gedrückte Stimmung

51

und Verlust von Interessen und Freude bis hin zu schlimmstenfalls einem »Gefühl der Gefühllosigkeit« und Lebensüberdruss. Dazu kommen häufig Grübeln, Ängste und Selbstwertverlust, die Menschen merken, dass sie ihren Alltag nicht mehr bewältigen können.

Besondere Bedeutung im Kontext des Arbeitsplatzes hat das Insuffizienzerleben, welches zu Versagensängsten führen kann. Die Patienten erleben sich in der Konzentration und im Denken blockiert, sehen alles negativ und fühlen sich schuldig, selbst ohne schuld zu sein. Ihre negative Selbst- und Situationswahrnehmung steht in der Regel in keinem Verhältnis zur meist nur gering beeinträchtigten faktischen Leistung. Es gibt Patienten, die eine Verbeamtung gekündigt haben, ohne dass ihnen jemand Vorhaltungen gemacht hätte, weil sie meinten, sich als »schlechter Mitarbeiter« ihrem Arbeitgeber nicht mehr zumuten zu können.

Wenn die depressive Episode abklingt, kann die Erinnerung an das eigene Insuffizienzerleben fortbestehen. Die Patienten entwickeln eine Angst vor der Rückkehr an den Arbeitsplatz und Minderung des Selbstvertrauens. Menschen mit einem derartigen Insuffizienzerleben können zu der Überzeugung gelangen, dass sie nie wieder ihren Job schaffen werden. Die bloße Vorstellung, an den Arbeitsplatz zurückzumüssen, kann ausgeprägte Ängste auslösen.

7.5 Posttraumatische Störungen und Anpassungsstörungen

Posttraumatische Stresserkrankungen entwickeln sich infolge von akut Panik auslösenden, oft lebensbedrohlichen Ereignissen. Dies können auch Arbeitsunfälle oder gewalttätige Angriffe am Arbeitsplatz sein. Ein Kennzeichen dieser Erkrankungen ist, dass die Annäherung an die traumatische Situation in vivo oder auch nur in sensu ausgeprägte Angstattacken auslösen kann. Wenn das traumatische Ereignis in Bezug zum Arbeitsplatz stand, dann ist sofort einsichtig, dass es zu dauerhafter Angst und Vermeidung bzgl. des Arbeitsplatzes kommen kann. Auch wenn der Auslöser nicht arbeitsplatzbezogen ist, kann der Arbeitsplatz dennoch betroffen sein, da es zu einer Reizgeneralisierung kommen kann. Das Erlebnis eines Überfalls durch Jugendliche auf der Straße bspw. kann in der Folge auch die Fähigkeit einschränken, als Kassiererin in einem Supermark zu arbeiten, da jeder jugendliche Kunde die Angst reaktivieren kann.

Anpassungsstörungen werden in der ICD-10 als »Zustände von subjektivem Leiden und emotionaler Beeinträchtigung« bezeichnet, die »soziale Funktionen und Leistungen behindern und während des Anpassungsprozesses nach einer entscheidenden Lebensveränderung, nach einem belastenden Lebensereignis oder auch nach schwerer körperlicher Krankheit auftreten« (WHO 1992). Im Unterschied zu den posttraumatischen Belastungsstörungen stehen sie nicht in Zusammenhang mit lebensbedrohlichen oder primär angstauslösenden Ereignissen, sondern mit Alltagsbelastungen. Anpassungsstörungen können mit unterschiedlichen Gefühls- und Verhaltensstörungen einhergehen, z.B. mit depressiver Symptomatik oder Angst. Da Menschen völlig unterschiedlich auf ein und dasselbe Ereignis reagieren können, und weil daher Anpassungsstörungen nicht über das Auslöseereignis definiert werden können,stellt sich die Frage nach den Bewältigungskompetenzen der Betroffenen. Häufig spielen rigide Persönlichkeitsmuster eine Rolle bei der Entwicklung von Anpassungsstörungen. Viele Menschen haben einen Beruf gewählt, der ihrer Primärpersönlichkeit entspricht, wie z.B. der »genaue« Buchhalter. Bei Betriebsreorganisationen (z.B. wenn von einem Bankangestellten mit bisheriger Buchhaltertätigkeit nun erwartet wird, dass er zukünftig als Servicekraft mit Kunden arbeiten soll) kann es zur Überforderung kommen und zur Entwicklung von Ängsten im Sinne einer Anpassungsstörung. Anpassungsstörungen sind in der Regel vorübergehend, es gibt jedoch auch chronische Verläufe.

Eine besondere Variante von Anpassungsstörungen ist die »Posttraumatische Verbitterungsstörung« (Linden 2003c). Dabei handelt es sich um eine protrahierte affektive Reaktion in der Folge von Kränkungserfahrungen, was sich häufig auf den Arbeitsplatz bezieht und gelegentlich auch im Zusammenhang mit Konflikten zu beobachten ist. Beispiele sind eine Herabwürdigung durch einen Vorgesetzten oder Kollegen, die Verweigerung einer eigentlich anstehenden Beförderung, öffentliche Blamage oder sonstige Ungerechtigkeiten. Die Reaktion ist ein Verbitterungsgefühl, das Erleben subjektiver Insuffizienz und Hilflosigkeit, Ärger und Aggressionsgefühle gegen den Verursacher wie gegen sich selbst oder die Vermeidung von Kontakten mit dem Verursacher und mit Kollegen, welche die eigene Herabwürdigung miterlebt haben. Auch hier muss der Auslöser nicht am Arbeitsplatz gewesen sein, bspw. im Fall einer Scheidung. Dennoch kann dann auch der Arbeitsplatz mit einbezogen sein, d.h., der Betroffene will nicht mehr arbeiten, »um es dem Ehepartner zu zeigen«. Regelhaft kommt es sekundär auch zu einer Angstentwicklung, die zur Vermeidung der Arbeitsstätte führt, oder bspw. sogar der Straße oder des Supermarkts, in dem man auf Kollegen treffen könnte.

7.6 Persönlichkeitsstörungen

Ein wichtiges Kennzeichen von Persönlichkeitsstörungen ist, dass diese Menschen negative Reaktionen beim Gegenüber auslösen, und dies sogar schon, wenn noch kein längerer Kontakt stattgefunden hat und obwohl die inhaltlichen Äußerungen durchaus intelligent und sachgerecht sind. Die Erklärung hierfür ist der beteiligte Affekt, d.h. die emotionale Ausstrahlung aus Mimik, Gestik, Körpersprache, Sprache und Stimmmodulation (Linden 2006), weshalb Persönlichkeitsstörungen auch als »emotionale Teilleistungsstörungen« beschrieben wurden (Linden und Vilain 2011). Des Weiteren gilt nach der Definition in den Diagnosemanualen (APA 1994; WHO 1992), dass Persönlichkeitsstörungen durch ein anhaltendes situationsinvariantes inadäquates Interaktionsverhalten mit Beeinträchtigung der Anpassungsfähigkeit an die Umwelt charakterisiert sind. Die emotionalen Auffälligkeiten und Beziehungsstörungen führen in der zwischenmenschlichen Interaktion häufig zu Missverständnissen beim Gegenüber und häufig negativen Gegenreaktionen. Menschen mit Persönlichkeitsstörungen leben daher in vielen Fällen in einer sie anfeindenden Umwelt, was wiederum zu Ängsten führen kann. Persönlichkeitsgestörte Menschen klagen häufig über Mobbingerfahrungen und Arbeitsplatzängste. Die Affektstörungen und die rigiden Verhaltensmuster bei Persönlichkeitsstörungen bestimmen nämlich auch die Interaktionen am Arbeitsplatz mit Vorgesetzten, Kollegen oder Dritten, was zu Auseinandersetzungen und Konflikten führt und dann auch Angst vor Kollegen, Vorgesetzten, öffentlichen Interaktionssituationen oder auch dem gesamten Arbeitsplatz. Neben dieser generellen Gefahr von Angstentwicklungen aufgrund von Interaktionsproblemen können unterschiedliche Persönlichkeitsstörungen auch bei speziellen Kontext-bedingungen zu Arbeitsplatzangst führen, wie im Folgenden beschrieben wird.

Anankastische, übermäßig gewissenhafte und genaue Menschen, die ständig auf Einhaltung von Regeln bedacht sind, können Schwierigkeiten bekommen in beruflichen Settings, in denen es wenige Regeln und ständig viele Veränderungen gibt. Darüber hinaus kann es auch zu interaktionellen Problemen kommen, wenn der Anankast sich bspw. über die »Lässigkeit« von weniger gewissenhaften Kollegen ärgert und unterschiedliche Auffassungen über den Genauigkeits-anspruch und Fertigstellungsfristen für ein Arbeitsergebnis zu Auseinanderset-zungen im Team führen.

Paranoide Persönlichkeitsstörungen können am Arbeitsplatz aufgrund eines ständigen Misstrauens Kollegen, Vorgesetzten oder dem System gegenüber bei vielen Gelegenheiten Ängste auslösen, da in der Regel nie alle Vorgänge und Interaktionen am Arbeitsplatz transparent oder unmissverständlich sind. Es können sich vorausschauend Katastrophenerwartungen entwickeln, der Betrof-fene geht durch den Arbeitsalltag, ständig auf der Hut, nicht persönlich ange-griffen oder hintergangen zu werden. Es kommt zu Fehlinterpretationen in dem Sinne, dass organisatorisch notwendige Änderungen als gezielt gegen sich selbst gerichtete Aktionen erlebt werden, z.B.: »Dass man mich direkt nach meinem Urlaub in eine andere Abteilung gesetzt hat, das ist das eindeutige Zeichen für persönlichen Angriff und Mobbing, ich muss mich sofort dagegen wehren und den Betriebsrat oder meinen Rechtsanwalt einschalten!« Die Betroffenen sind bei der Arbeit ständig alarmiert, sprechen möglicherweise kaum private Belange oder eigene berufliche Vorhaben oder Meinungen vor Kollegen an, aus der Befürchtung heraus, dass diese Informationen bei nächster Gelegenheit gegen sie verwendet werden.

Narzisstische Persönlichkeiten empfinden auch am Arbeitsplatz ein Überlegen-heitsgefühl Anderen gegenüber. Diese Patienten sind einerseits davon überzeugt, dass eigentlich keiner außer ihnen selbst die Arbeit richtig macht. Andererseits sind sie aber auch innerlich leicht zu verunsichern. Bei narzisstischen Persönlich-keiten können sich in Situationen des Scheiterns Ängste entwickeln, wenn bspw. ein von ihnen übernommenes Projekt misslingt oder wenn ihre Überlegenheit von Anderen in Frage gestellt wird und sie direkt kritisiert werden. Angsterleben ist bei narzisstischen Persönlichkeiten oft nicht offensichtlich, kann aber dennoch zu Vermeidungsverhalten führen.

Asthenische Persönlichkeitsstörungen sind gekennzeichnet durch das subjektive Erleben einer reduzierten Stresstoleranz und schneller Überforderung. Damit können sich Ängste entwickeln, wegen Überlastung Schaden zu nehmen. Derartige Ängste können sich auf spezielle Arbeitssituationen oder -orte beziehen, z. B. das Großraumbüro mit der Geräuschkulisse, in der sich der asthenische Mensch gestresst fühlt, was wiederum zu Schon- und Vermeidungsverhalten führen kann.

Abhängige Persönlichkeiten führen am Arbeitsplatz in Schwierigkeiten, wenn die Betroffenen auf sich alleine gestellt sind. So können sie an Einzelarbeitsplätzen Ängste entwickeln, die Arbeitsvorgänge alleine nicht zu bewältigen, die Arbeit nicht zu schaffen, oder in Entscheidungssituationen nicht richtig zu handeln. Entsprechend versuchen sie nach Möglichkeit, Entscheidungen von Kollegen oder Vorgesetzten fällen zu lassen aus Angst, selbst eine falsche Entscheidung zu treffen und danach abgelehnt oder abgewertet zu werden. Unabhängig von ihrem eigenen Kompetenzniveau geraten sie in Anspannung, wenn die Kollegin in Urlaub geht und sie die Position mitvertreten müssen.

Kränkbare Persönlichkeiten fallen am Arbeitsplatz auf durch ein ständiges Gefühl, verletzt und ungerecht behandelt zu werden, ob vom Chef, von Kollegen im Team, oder auch von Kunden oder sonstigen Dritten. Anlässe zu Kränkungserleben gibt es viele, etwa die Arbeitsverteilung über die verschiedenen Teams einer Abteilung oder die fehlende Rückmeldung des Chefs zu einer Arbeit, in die man viel Energie investiert hatte. Es kann sich sekundär nach erlittenen Kränkungen eine Erwartungsangst vor erneuten Kränkungsereignissen entwickeln und eine vorausschauende Vermeidungshaltung bzgl. Situationen mit Kränkungspotential.

Bei *passiv-aggressiven Persönlichkeitsstörungen* kann es am Arbeitsplatz aufgrund des in Interaktionen stets präsenten vorwürflichen Affekts zu Problemen kommen. Die Betroffenen werden von den Kollegen gemieden und dann sanktioniert, weil sie als fordernd und gleichzeitig wenig einsatzfreudig erscheinen.

Bei aggressiven Persönlichkeiten dominiert ein Affekt von offensiver, rücksichtsloser Durchsetzungsstärke, der bei Anderen sowohl zur aggressiven Gegenreaktion als auch ängstlicher Flucht- und Vermeidungsverhalten führen kann. Aggressive Persönlichkeiten wirken nach außen zunächst nicht unsicher und ängstlich. Dennoch können sich bei wiederholten konflikthaften oder eskalierten Interaktionen mit Kollegen oder dem Chef erhebliche Ängste entwickeln.

Histrionische Persönlichkeitsstörungen sind gekennzeichnet durch einen übermäßigen Affektausdruck in Mimik und Gestik, oft mit blumiger Sprache und dramatischer Erzählweise, d. h. einem »Zuviel« an emotionaler Offensive. Dieser Affekt wird von außen als oberflächlich und unecht wahrgenommen. Histrioniker sind auch leicht stimulierbar und zu begeistern, weshalb es ihnen schwer fällt, sich auf eine Sache zu begrenzen oder eine große Detailgenauigkeit aufzubringen. Sie sind als Verkäufer geeignet, versagen aber bspw. als Buchhalter oder im Controlling. Kommt es zu entsprechenden Arbeitsanforderungen, kann es zu Problemen, zum Scheitern, zu Konflikten und in der Folge zu Angstentwicklungen kommen.

Schizoide Persönlichkeiten werden von Anderen im Affekt als distanziert wahrgenommen und machen die Erfahrung deswegen kaum, in guten Kontakt mit anderen Menschen zu gelangen. Diese Menschen lernen im Laufe ihres Lebens, auf sich allein gestellt ihre Angelegenheiten zu bewältigen. Im Kontakt mit Anderen fällt es ihnen schwer, eigene Empfindungen adäquat auszudrücken, weswegen diese Menschen vor allem in Berufen mit erhöhten Anforderungen an emotionale Ausdrucksfertigkeiten wie z. B. im Verkauf oder in beratenden Tätigkeiten in Schwierigkeiten geraten können. Die Patienten erleben sich oft als ausgeschlossen und zurückgesetzt, was wiederum Anlass zu Angstentwicklungen sein kann.

Emotional instabile Persönlichkeitsstörungen wirken aufgrund ständig wechselnder Affekte auf Andere unberechenbar und sozialkommunikativ unzuverlässig. Dies passiert auch in den Interaktionen am Arbeitsplatz mit Kollegen und Vorgesetzten. Hier ist insbesondere in Berufen mit hohen Anforderungen an eine emotionale Ausgeglichenheit und Publikumsverkehr mit Schwierigkeiten zu rechnen. Da diese Patienten ihre eigene Störung intensiv erleben und darunter leiden, können sich Ängste entwickeln vor eigenen unangemessenen Handlungen und davor, sich selbst nicht im Griff zu haben.

Da Persönlichkeitsstörungen per definitionem irreversibel sind, ist bzgl. des Arbeitsplatzes besonders die richtige Passung von Persönlichkeit (d. h. auch ihrer spezifischen interaktionellen Fähigkeiten) und den Kontext-Anforderungen entscheidend dafür, ob jemand an seinem Arbeitsplatz erfolgreich sein kann oder nicht (Cramer und Davidhizar 2000). In der Regel sind Persönlichkeitsstörungen deswegen auch kein Grund für eine generelle Arbeitsunfähigkeit (Taiminen 2011). Allerdings muss mit umso mehr Problemen gerechnet werden, je vielgestaltiger die Arbeitsanforderungen sind und damit auch das Ausmaß an benötigter Umstellungsfähigkeit.

8 Dimensionale Konzepte von arbeitsplatzbezogenen Ängsten

8.1 Angst

Angst ist eine phylogenetisch sehr alte psychische und somatische Reaktion, die bereits im Tierreich wie auch bei allen Menschen anzutreffen ist. In der Psychologie wird Angst als eine Reaktion auf tatsächliche, vorgestellte oder antizipierte Gefahren oder auch als unkontrollierbar erlebter Zustand beschrieben. Angst geht einher mit Verhaltensweisen zur Bewältigung oder auch Vermeidung bedrohlicher Ereignisse und Situationen (Margraf und Schneider 2003; Schwarzer 2000). Damit ist Angst grundsätzlich eine normale, lebensnotwendige Funktion des Körpers. Sie dient als Warnsignal vor möglichen Bedrohungen und ist ein lebensnotwendiger Anpassungs- und Lernvorgang.

Es gibt angeborene und gelernte Ängste. Monophobien sind angeborene Ängste, die sich auf umschriebene evolutionär bedeutsame Gefahrenreize beziehen, wie bspw. Spinnen (Spinnenphobie), Höhe (Akrophobie), Enge (Klaustrophobie) und auch soziale Hierarchie und Blicke (soziale Phobie). Diese Ängste sind bei jedem Menschen vorhanden, wenn auch unterschiedlich stark ausgeprägt. Die einfachste Form gelernter Ängste sind konditionierte Ängste. Hierbei werden neutrale Umgebungsreize parallel zu einer Schreckreaktion mit dem Angstauslöser assoziativ verknüpft. Konditionierte Ängste können in Bezug auf nahezu jeden beliebigen Stimulus entstehen. Eine grundsätzlich andere Form gelernter Ängste sind kognitiv oder durch Modelle vermittelte Ängste, d. h. Ängste, die man im Laufe des Lebens erlernt, weil man gesagt oder gezeigt bekommen hat oder erlebt hat, was es für Gefahren in der Welt gibt. Zwischen angeborenen und gelernten Ängsten kann es zu komplexen Interaktionen kommen. Ein Beispiel ist die U-Bahn-Phobie, in der sich regelhaft angeborene klaustrophobische Ängste, konditionierte und kognitiv erworbene Ängste mischen.

Ein bedeutsames Charakteristikum von Angstreaktionen ist, dass sie im Zusammenhang mit jedem denkbaren Stimulus vorkommen können, d. h. nahezu beliebigen Objekten, Personen oder Situationen. Es finden sich Ängste vor Autos oder Pferden, Frauen mit blonden oder schwarzen Haaren, Vorgesetzten oder Untergebenen. Während der Erwerb oft sehr schnell geht, ist die Löschung oder das »Verlernen« von Ängsten, die sich einmal im Zusammenhang mit einem spezifischen Stimulus manifestiert haben, sehr schwierig, wenn nicht sogar unmöglich (Davis et al. 2006; Bouton 2002; Marks und Tobena 1990). Verlernen ist sehr viel komplizierter als lernen. Dies gilt für Ängste in gleicher Weise wie für Fähigkeiten oder Wissen, wie etwa Fahrradfahren oder den Namen des Ehegatten.

Unabhängig von ihrer Entstehung lässt sich eine Angstreaktion (nach dem Drei-Komponenten-Modell nach Lang 1968) grundsätzlich auf den Ebenen der Kognition, der physiologischen Reaktionen und des (Vermeidungs-)Verhaltens beschreiben:

1. Auf der *körperlichen Ebene* kommt es bei wahrgenommener Bedrohung zur Vorbereitung von Angriffs- oder Fluchtreaktionen. Es kommt zu einer Mobilisierung aller Energiereserven, d.h. Aktivierung mit hoher Erregung, Anspannung und Vigilanz und gleichzeitig auch Hemmung bis hin zum »Freezing«.

2. Auf der *Verhaltensebene* kommt es präventiv zur Vermeidung, zur Flucht, zur Erstarrung in Panik oder zu Angriff und Aggression.

3. Auf der *kognitiven Ebene* kommt es zu eingeengter Wahrnehmung, zur selektiven Erinnerung an Gefahren, zur Aktivierung katastrophisierender Kognitionen und zur Induktion von Selbstunsicherheit.

Diese drei Reaktionsformen treten miteinander in den verschiedensten Kombinationen auf. Es gibt daher unterschiedliche Phänotypen von Angst. Es gibt zum Beispiel Ängste, die sich hauptsächlich im Kopf abspielen mit vorausschauenden Sorgenszenarien (»Was kommt morgen auf mich zu ...«) und ständigen Überlegungen, wie man die befürchteten Katastrophen abwenden kann, was mit einem körperlichen Daueranspannungsgefühl einhergeht. Dem gegenüber gibt es Ängste, die durch schnell anflutende, heftig ausgeprägte vegetative Erregungszustände mit Zittern, Schwitzen und Herzrasen gekennzeichnet sind.

Ängste sind immer dimensionale Phänomene. Angst zu haben allein bedeutet noch keine Angststörung. Die klinische Wertigkeit von Ängsten hängt ab von der Intensität und der Häufigkeit einer Angstreaktion sowie von der Qualität des Stimulus. Die Intensität von Angst wird dann pathologisch, wenn die Symptomatik beeinträchtigend ist, d.h. der Patient unter Anspannung und Erregung leidet oder dadurch in seinen Alltagsaktivitäten eingeschränkt ist. Bei kognitiven Ängsten, z.B. Sorgen, ist dann von einer pathologischen Intensität auszugehen, wenn es zu einer dysfunktionalen Situationsverkennung kommt, z.B. Kinderspielplätze als so bedrohlich wahrgenommen werden, dass das Kind nicht vor die Tür gelassen wird.

Eine pathologische Häufigkeit von Ängsten liegt dann vor, wenn sie nicht nur in akuten Gefahrensituationen auftreten, sondern darüber hinaus. Ein Patient mit hypochondrischen Ängsten sorgt sich nicht nur bei ernsten Krankheitszuständen um die eigene Gesundheit, sondern grundsätzlich und ständig.

Ein pathologischer Stimulusbezug besteht dann, wenn ungefährliche Situationen oder Objekte ausgeprägte Ängste provozieren, also bspw. ein gesunder erwachsener Mann sich nicht traut, mit einem Bus zu fahren.

Will man Ängste beschreiben, dann gibt es mehrere Beschreibungsperspektiven. Zum einen kann *Angst als Globalkonstrukt* verstanden werden. Dies heißt, dass Angst als Summe der Zahl und Intensität von angstbesetzten Symptomen verstanden wird. Instrumente zur Messung von Angst sind Fremd- oder Selbstbeurteilungsfragebögen, die Items enthalten Fragen nach innerer Anspannung, Vermeidung von Objekten und Situationen oder Herzklopfen. Jedes Symptom kann nach seiner Schwere beurteilt werden und die Summe gilt als Maß der Angst, d.h. sie variiert von einem Minimalwert ohne Symptome bis zum maximal möglichen Wert. Dabei ist nochmals zwischen Angst als Zustands- oder als Eigen-schaftsmerkmal zu unterscheiden (State-Trait-Angst-Konzept, Spielberger et al. 1981). Angst als Zustandsmerkmal bedeutet, dass in einer aktuellen Situation ein Angstzustand und Angsterleben auftritt. Angst als Eigenschaft beschreibt, wie ängstlich ein Mensch überdauernd im Vergleich zu Anderen ist, d. h. wie leicht reagiert er mit Angstsymptomen, erlebt er sich generell unsicher und angespannt, ist er leicht erschreckbar in vielen Situationen.

Zum Zweiten kann man *Ängste nach ihrem Gegenstand* beschreiben, also dem Objekt oder Kontext, bei dessen Konfrontation oder gedanklicher Vorstellung Angst erlebt wird. Ängste können sich auf unterschiedlichste Objekte beziehen, wie bspw. Ängste vor Männern oder Frauen, Verkehrsmitteln oder geschlossenen Räumen, Arbeit oder Arbeitslosigkeit.

Zum Dritten kann man Ängste unterteilen nach den primär involvierten *psychologischen Prozessen,* z. B. sogenanntes »Worrying« im Sinne eines übermäßigen Sorgenverhaltens, wie es für die generalisierte Angsterkran-kung typisch ist, oder einer phobischen Reaktion mit Fluchtimpuls, wie man es bei der Agoraphobie sieht, oder einem Insuffizienzerleben mit Zweifeln an den eigenen Fähigkeiten, wie es ängstlich-abhängige Persönlichkeitsstörungen charakterisiert. Diese drei Beschreibungsansätze für Angst lassen sich auch auf Arbeitsplatzängste übertragen und werden in den folgenden Unterkapiteln 8.2 bis 8.4 ausgeführt.

8.2 Arbeitsplatzangst in der Gesundheitsforschung

Wenn in der Gesundheitsforschung Angst im Zusammenhang mit dem Arbeits-platz angesprochen wird, dann wird in der Regel Angsterleben als Globalkons-trukt und nach ihrem Gegenstand erfasst, d. h. es werden Skalen verwendet, die allgemeine Angst ohne Arbeitsbezug messen (z. B. in Bilgel et al. 2006; Hobson und Beach 2000; Turnipseed 1998).

Im Bereich der Arbeitspsychologie findet man Instrumente, die generelle Einstellungen und Verhaltensweisen bzgl. der Arbeit erfragen, wie bspw. der SEA (Schneider und Bühler 1999), ein Fragebogen zu arbeits- und berufsbezo-genen Ansichten, Interessen und Meinungen. Er enthält u. a. auch angstbezogene Aussagen wie: »Ich wache nachts auf und mache mir Gedanken über Probleme, die meine Arbeit betreffen.«, »Ich habe das Bedürfnis, am Tag so viel zu schaffen, wie nur geht.«, »Mein ganzer Lebensablauf orientiert sich an meiner Arbeit«. Zwei der 20 Items beinhalten den Begriff Angst: »Ich habe Angst, ein Versager zu sein, wenn ich nicht hart genug arbeite.« und »Ich übernehme zusätzliche Arbeit, weil ich Angst habe, dass sie sonst nicht getan wird.«

Jäkel und Leyendecker (2008) haben in einem Fragebogen zu Alltagsstressoren 19 Alltagsprobleme aufgelistet und danach gefragt, wie sehr diese als beunruhi-gend, belastend oder störend wahrgenommen werden. Darunter befanden sich

59

als globale arbeitsbezogene Items: »Probleme mit der Arbeit oder damit, keine Arbeit zu haben« und »Problem, Arbeit und Familie zu vereinbaren«.

In dem Fragebogen zur Erfassung der Situation am Arbeitsplatz und in der Familie KOLA (Koch und Laschinsky 1979) findet sich unter anderem bereits etwas konkreter die Dimension »Angst am Arbeitsplatz«. Hier wird konkret Angst am Arbeitsplatz thematisiert, d.h. die Angst, bestimmten Leistungserwartungen nicht zu entsprechen und sich mit den Reaktionen darauf auseinandersetzen zu müssen, Angst vor Kontrolle durch Vorgesetzte, deren ärgerliche Reaktion auf Fehler sowie die Angst vor dem Verlust des Arbeitsplatzes.

Auch einige allgemeine Angstfragebögen beinhalten in ihren Subskalen einige arbeitsplatzbezogene Items. Dies ist bspw. beim Angst-Bewältigungs-Inventar ABI (Krohne und Egloff 1999) oder beim Interaktions-Angst-Fragebogen IAF (Becker 1987) der Fall. Im IAF soll angegeben werden, wie unangenehm jeweils bestimmte Situationen empfunden werden, wie bspw.: »Sie werden von Ihrem Vorgesetzten bei der Arbeit beobachtet«, »Wie unangenehm wäre es Ihnen, einem Vorgesetzten zu widersprechen, wenn Sie sich im Recht fühlen?«, »Sie stellen fest, dass die meisten Teilnehmer einer Tagung Ihnen überlegen sind«, »Sie werden aus einem Ihnen unbekannten Grund zu Ihrem Vorgesetzten gerufen« oder »Wie unangenehm wäre es Ihnen, bei einer Fortbildungsveranstaltung das Wort zu ergreifen?« Im bewältigungsorientierten ABI findet man u.a. zwei Arbeitssituationen beschrieben (Bewerbungsgespräch, Gespräch mit dem Chef nach einem Fehler), zu denen jeweils das individuelle Bewältigungsverhalten angegeben werden soll, wie bspw.: »In dieser Situation bleibe ich gelassener als viele meiner Kollegen« oder »... sage ich mir: Bisher habe ich gut gearbeitet, also wird es wohl nicht so schlimm kommen« oder »... stelle ich mir vor, wie unangenehm es werden kann«. Hier werden Angst-Coping-Verhaltensweisen beschrieben, nicht jedoch die Symptomatik an sich.

Die Items in solchen Fragebögen gehen von Angst als einem eindimensionalen Konstrukt aus und beschreiben Angst und unangenehme Gefühle mit Bezug zu verschiedenen Situationen. Diese Art, Angst zu erfragen, reicht nicht aus, wenn man Arbeitsplatzangst in ihren verschiedenen Dimensionen erfassen möchte. Es wird keine Differenzierung zwischen verschiedenen Qualitäten von Angst im Sinne einer psychopathologischen Differenzialdiagnostik vorgenommen.

8.3 Gegenstandsbezogene Typisierung von Arbeitsplatzängsten

In der Arbeitspsychologie, Arbeitsmedizin und in den Betriebswirtschaften werden Arbeitsplatzängste vorwiegend gegenstandsbezogen diskutiert. Eine derartige Subtypisierung von Arbeitsplatzängsten wurde bspw. von dem Wirtschaftswissenschaftler Kittner (2003) vorgeschlagen, der eine Klassifikation der »typischen Ängste im Job« beschreibt. Er bezieht sich dabei auf den Inhalt und die angstauslösenden Objekte und unterscheidet im wesentlichen Existenzängste (Angst vor Jobverlust, Altern und Krankheit), Soziale Ängste (gegenüber Kollegen und Vorgesetzten) und Ängste bzgl. Leistungsanforderungen (Veränderungen, Konkurrenz, Verantwortlichkeit, Überforderung, (Miss-)Erfolg, Managerängste).

Derartige Ängste sind nicht als pathologisch misszuverstehen. So ist die Angst vor *Arbeitsplatzverlust* eine berechtigte Ursache von Angst aus Sorge um den Wegfall der materiellen Sicherung oder den Verlust der sozialen Position in der Gesellschaft.

Spezielle Ängste im Berufsleben können durch das *Älterwerden* geschürt werden. Befürchtungen um die Konkurrenz durch jugendliche, moderner ausgebildete und mit aktuellen Technologien vertraute Mitarbeiter rücken die Altersangst, die Angst vor abnehmender Leistungsfähigkeit, in engen Zusammenhang mit dem Arbeitsplatzverlust.

Auch sind *Altersangst und Krankheitsangst* eng miteinander verbunden. Infolge von Krankheiten oder körperlichen Verletzungen, deren Risiko im Alter steigt, kann die berufsrelevante Leistungsfähigkeit eingeschränkt werden und somit den Arbeitnehmer in Angst um seine Position bringen.

Angst vor Kollegen umfasst Reaktionen auf Konflikte wie bspw. Mobbing oder Angst vor Konkurrenz. *Vorgesetzte* können alleine schon aufgrund ihrer Position in der Hierarchie des Unternehmens als potentielle Angstauslöser fungieren. Sie beurteilen, bewerten und sanktionieren oder belobigen Mitarbeiter. Sie haben Einfluss auf Gehalt, Aufgaben und Beförderung und damit Stellung und Anerkennung der Mitarbeiter.

Leistungsängste umfassen die Angst, zu versagen und Anforderungen nicht gerecht zu werden. Jede Arbeitstätigkeit soll Ergebnisse bringen und damit ist auch die Möglichkeit des Scheiterns gegeben. Eine andere Form der Leistungsangst ist die *Angst vor Erfolg,* d.h. Verantwortung zu übernehmen oder auch nur positiv nach außen aufzufallen.

Ängste und Unsicherheiten vor und bei Veränderungen betreffen Änderungen in Unternehmensstrukturen oder Rationalisierungsmaßnahmen mit der Gefahr, Vertrautes zu verlieren, aber vor allem auch Unklarheiten und Verunsicherungen hinsichtlich der Frage, wie es weitergeht. Unsicherheit ist eine Angstform bzw. Ungewissheit ein unbedingter Angst auslösender Faktor (Griffin et al. 2002).

Angst vor Konkurrenz entsteht z.B. durch Rivalität zwischen Unternehmen oder einzelnen Mitarbeitern. Konkurrenz regt grundsätzlich an, steigert die Motivation und dient der Leistungssteigerung. Sie kann aber auch in Ängste umschlagen und hemmend wirken.

Anforderungen an die Flexibilität der Mitarbeiter, ihre Belastbarkeit, ständig angestrebte Effizienzsteigerungen oder Lernbereitschaft für multimediale Techniken sind eine weitere Quelle von Ängsten. Solche Flexibilitätsanforderungen können subjektiv oder objektiv sein, qualitative oder quantitative Anforderungen betreffen. Leistungsängste, Angst vor Fehlern, Arbeitsplatzverlust oder Konkurrenz können sich auch in einem kompensatorischen Mehrarbeitsverhalten abbilden, das nach außen hin wie arbeitssüchtig anmuten kann.

Schließlich gibt es noch spezielle Ängste, die an die konkrete Aufgabe geknüpft sind. Beispiele sind Ängste von Managern vor Versagen (Frese 1981) oder spezielle Ängste von Nachtwächtern, Krankenschwestern, Bankangestellten oder Musikern.

Ein weiteres aus betriebswirtschaftlicher Sicht entwickeltes Konzept arbeitsplatzbezogener Ängste und einen entsprechenden Fragebogen legten Panse und Stegmann (2007) vor. Ähnlich wie Kittner unterscheiden sie die Bereiche Existenzängste, Soziale Ängste, Leistungs- und Versagensängste. Zu den Existenzängsten werden Angst vor Arbeitsplatzverlust, Angst vor Krankheit und Unfall und die Angst, überflüssig zu sein, genannt. Soziale Ängste sind Angst vor Konkurrenten, Angst vor Fehlinformation, Angst, Wertschätzung und Anerkennung zu verlieren, Angst vor Autoritätsverlust, Angst vor Spielraumeinengung. Unter Leistungs- und Versagensängsten werden genannt die Angst vor Überforderung, Angst, Mitarbeitern nicht gerecht zu werden, Angst vor Innovation, und Angst, Fehler zu machen.

Der »Fragebogen zu Ihrer persönlichen Zufriedenheit im Betrieb« (Panse und Stegmann 2007) wurde mit dem Ziel entwickelt, Angstpotentiale in Unternehmen herauszufinden, um der Betriebsführung die Möglichkeit zu gezielten Gegensteuerungsmaßnahmen zu verschaffen. Der Fragebogen enthält 14 Kernfragen, die sich auf Inhalte von betrieblichen Ängsten konzentrieren und die je nach Unternehmensart beliebig modifiziert werden können:

- Haben Sie Angst um Ihren Arbeitsplatz?
- Haben Sie Sorge, Sie könnten Ihre Aufgaben nicht zur Zufriedenheit Ihrer Vorgesetzten erfüllen?
- Wünschen Sie sich, dass Ihre Vorgesetzten Ihnen gegenüber offener, hilfsbereiter, ehrlicher sind?
- Würden Sie sich wohler (sicherer) fühlen, wenn Ihre Vorgesetzten mehr Verständnis für Ihre persönlichen Probleme zeigen würden?
- Haben Sie die Befürchtung, dass Ihr Alter Ihnen betriebliche Schwierigkeiten bereiten könnte?
- Stören Sie technische und/oder personelle Veränderungen im Betrieb?
- Macht es Sie unzufrieden oder ärgert es Sie, wenn Ihre Leistung nicht ausreichend anerkannt wird?
- Haben Sie die Befürchtung, dass ein Kollege Ihnen Ihren Arbeitsplatz streitig machen könnte?
- Müssen Sie befürchten, dass Ihnen Nachteile entstehen, wenn Sie in unserer Firma offen Ihre Meinung sagen?
- Haben Sie das Gefühl, dass Sie an Ihrem Arbeitsplatz überfordert sind (z. B. durch Zeitdruck oder neue Technologien)?
- Haben Sie Angst davor, sich vor Ihren Mitarbeitern zu blamieren?
- Würden Sie sich wohler (sicherer) fühlen, wenn Ihre Vorgesetzten mehr Verständnis für Ihre persönlichen Probleme zeigen würden?
- Kennen Sie Mitarbeiter, die sich arrogant, abweisend oder feindselig verhalten?
- Meinen Sie, dass Sie mit mehr Spaß arbeiten könnten, wenn man Ihnen mehr Verantwortung überträgt?

In Befragungen in einem mittelständischen Unternehmen ergab sich auf einer Skala von 0–100 ein durchschnittlicher Angstwert von 71,4. Die höchsten Angstwerte hatten Führungskräfte im Alter zwischen 31 und 40 (80,9). Bei Beschäftigten in der Produktion im Alter von 41 bis 50 fand man einen Wert von 78,2. Am geringsten ausgeprägte Ängste berichteten Mitarbeiter in der Konstruktion (32,8).

In weiteren Untersuchungen (Panse und Stegmann 2007) wurden Beschäftigte aller Hierarchiestufen nach ihren individuellen »fünf größten betrieblichen Ängsten« gefragt. Es ergab sich folgende Reihenfolge der verschiedenen Angstinhalte: Angst vor Arbeitsplatzverlust bei 70,5 % der Befragten, Angst vor Krankheit oder Unfall bei 70 %, Angst, Fehler zu machen, bei 62 %, Angst vor Wertschätzungsverlust bei 56,4 %, Angst vor Konkurrenten bei 45,8 % der Befragten, Angst vor Fehlinformationen bei 44,2 %, Angst vor Innovationen bei 39,4 %, Angst vor Autoritätsverlust bei 33,9 %, Angst, Mitarbeitern nicht gerecht zu werden, bei 24,7 %, Angst vor Überforderung bei 22 %, Angst, überflüssig zu sein, bei 20,9 % und Angst vor Spielraumeinengung bei 9,8 %. Beim Vergleich von Beschäftigten von unter und über 45 Jahren finden sich vergleichbare Angstwerte. Bei Untersuchungen über einen Zeitraum von 1995 bis 2005 fanden sich unterschiedliche Verlaufsentwicklungen. »Angst, Mitarbeitern nicht gerecht zu werden« blieb konstant. »Angst vor Spielraumeinengung« wurde bei älteren Beschäftigten bis 2005 häufiger, ebenso wie die »Angst, überflüssig zu sein«, »Angst vor Autoritätsverlust« und »Angst vor Innovation«. Bei den jüngeren Beschäftigten bleiben diese Ängste gleich häufig. »Angst vor Überforderung«, »Angst vor Fehlinformation«, »Angst vor Konkurrenten«, »Angst, Wertschätzung und Anerkennung zu verlieren«, »Angst, Fehler zu machen« sowie »Angst vor Arbeitsplatzverlust« dagegen stiegen in beiden Gruppen von 1995 bis 2005 an. »Angst vor Krankheit und Unfall« erfuhr dagegen über die Jahre hinweg bei den Jüngeren größeren Zuwachs.

8.4 Psychopathologische Dimensionen arbeitsplatzbezogener Ängste

Ein dritter Beschreibungs- und Klassifikationsansatz für Ängste allgemein und arbeitsplatzbezogene Ängste im Speziellen bietet die Psychopathologie der Angststörungen. Analog zu den Differenzierungen verschiedener Angstqualitäten in den internationalen Diagnosesystemen DSM-IV (APA 1994) und ICD-10 (WHO 1992) sowie den Psychopathologie-Befundungssystemen (Arbeitsgemeinschaft für Methodik und Dokumentation in der Psychiatrie AMDP 2008; Fähndrich und Stieglitz 1997) gibt es auch im Bezug zum Arbeitsplatz unterschiedliche Angstprozesse.

Aus einer Reihe von Untersuchungen bei Patienten in der psychosomatischen Rehabilitation, die prädestiniert sind für Arbeitsplatzprobleme (Linden et al. 2003; Linden und Muschalla 2007a, 2007b; Muschalla 2008), wurde eine

Typisierung spezifischer arbeitsplatzbezogener Ängste aus psychopathologischer Perspektive erarbeitet. Kriterium der Klassifikation ist die Leitsymptomatik, das Symptommuster und ggf. der Verlauf. Die im Folgenden darzustellenden Angsttypen sind weitgehend parallel zu den bekannten Angsterkrankungen.

Ein Leitsymptom sind *phobische Reaktionen*, d.h. panische Reaktionen bei Konfrontation mit einem angstauslösenden Stimulus. Entsprechend gibt es »arbeitsplatzbezogene stimulusbezogene phobische Ängste und Vermeidungsverhalten«. Sie umfassen konkrete Ängste vor einem definierten Ort, einer bestimmten Aufgabe oder bestimmten Situationen am Arbeitsplatz. Im Sinne einer phobischen Reaktion kommt es zu Anspannung, Angst oder sogar Panik bei Annäherung und zu Entspannung und Beruhigung bei Abwendung und Vermeidung dieser speziellen Situation. Das gilt für die reale Konfrontation oder auch nur die gedankliche Annäherung. Derartige Angstauslöser können alle möglichen speziellen Arbeitsplatzsituationen sein wie bspw. ein Computerarbeitsplatz oder ein Gerüst, spezielle Arbeitsaufgaben, Arbeitszeiten, Arbeitsorte oder Arbeitsumgebungen, wie z.B. Nachtschichten oder ein Einzelarbeitsplatz mit erhöhten Anforderungen an die Selbstverantwortung. Es kann zur Vermeidung dieser speziellen Arbeitssituationen und -orte kommen oder, wenn eine spezifische Vermeidung nicht möglich ist, auch zur Vermeidung des Arbeitsplatzes als solchem. Dies äußert sich in Form einer schnellen Flucht nach der Arbeit oder Krankschreibungen bei der Antizipation von Arbeitsplatzproblemen. Derartige phobische Ängste sind oft konditionierte Ängste, die in ihrer Entstehung ereignisbezogen sind. Die Angst ist in diesem Fall eine gelernte Reaktion, die sich nach einem mit Angst erlebten Ereignis am Arbeitsplatz manifestiert.

Ein anderes Leitsymptom sind *soziale Ängste* am Arbeitsplatz. Sie beziehen sich auf Kontakte mit Kollegen oder Vorgesetzten oder auch Dritten wie Kunden oder Patienten. Sie kommen entweder im Rahmen einer angeborenen sozialen Unsicherheit vor, die sich als Blickphobie äußern kann, oder in erworbener Unsicherheit bei mangelnder sozialer Kompetenz und negativen Reaktionen Anderer auf das eigene Verhalten. Soziale Ängste sind in der Interaktion gekennzeichnet durch ein übermäßig unsicher und unbeholfen schüchtern wirkendes oder aber im Gegensatz auch aggressives Verhalten Anderen gegenüber. Soziale Ängste bei der Arbeit können sich auf Kollegen, Vorgesetzte, Kunden oder aber auch nur auf spezielle Personen beziehen. Betroffene mit sozialen Ängsten haben Probleme, sich in soziale Situationen einzubringen, ihre Position zu behaupten oder sich den Bewertungen Anderer auszusetzen, z.B. in Konferenzen und Teamsitzungen, aber auch in der Teeküche oder beim gemeinsamen Mittagessen in der Kantine. Eine spezielle Art sozialer Ängste sind Beeinträchtigungskognitionen, d.h. die Befürchtung, von Kollegen oder Vorgesetzten in spezieller Weise ausgenutzt oder bedroht zu werden.

Unter dem Leitsymptom *gesundheits- und körperbezogene Ängste* werden alle Formen hypochondrischer Befürchtungen zusammengefasst, d.h. eine verstärkte Besorgnis um die eigene körperliche Unversehrtheit. Im Zusammenhang mit dem Arbeitsplatz beinhaltet das die Überzeugung, dass die Arbeit gesundheitsschädlich ist (z.B. der Druckertoner im Büro) oder die Arbeitsbedingungen (z.B. Geräuschkulisse im Großraumbüro) krank machen, oder dass sich durch die Arbeit bestehende eigene Krankheiten weiter verschlechtern (z. B. die Idee, dass ein Rückenleiden durch die Arbeit verstärkt wird oder dass Arbeitsstress zu einem erneuten Herzinfarkt führt). Die Betroffenen beobachten ihren Körper verstärkt auf Symptome hin wie bspw. beschleunigten Herzschlag oder leichte Missempfindungen in verschiedenen Körperteilen. Die Folge kann ein unangemessenes Schonverhalten sein, eine fehlerhafte Arbeitsweise oder das Vermeiden bestimmter Arbeiten oder Arbeitsorte, von denen der Beteiligte glaubt, dass die Gesundheitsgefährdung von dort ausgeht. Von diesen im engeren Sinne hypochondrischen Ängsten abzugrenzen sind Ängste bzgl. der Auswirkungen von bestehenden körperlichen oder sonstigen gesundheitlichen Einschränkungen. Der Betroffene hat Angst, aufgrund seiner Gesundheitsprobleme die Arbeitsanforderungen nicht zu schaffen, zu langsam zu sein oder durch Fehler aufzufallen.

Das Leitsymptom *Insuffizienzängste* beschreibt Ängste, unzureichend qualifiziert zu sein, schnell überfordert zu sein, nicht genügend Wissen oder Fähigkeiten für die Aufgabenerledigung zu haben und daraus resultierend Fehler zu begehen. Dazu gehören auch Veränderungsängste im Sinne von Angst vor der Übernahme neuer Aufgaben oder dem Erwerb neuer Fertigkeiten, die bei strukturellen, personalen oder technischen Veränderungen im Betrieb notwendig sind, und auch eine permanente Unsicherheit darüber, was wohl als Nächstes auf einen zukommt, mit der Befürchtung dass man nicht gut genug ist, die Dinge zu bewältigen. Menschen mit solchen Ängsten reagieren mit Anspannung, wirken fahrig, im Affekt auch teilweise hilflos oder hilfesuchend.

Arbeitsplatzbezogene generalisierte Sorgen sind eine Art von Angst, die sich hauptsächlich im Kopf abspielt. Es handelt sich um ein relativ konstantes Denkmuster mit Tendenz zu generalisierten Befürchtungen und ständiger Besorgtheit um alltägliche Kleinigkeiten am Arbeitsplatz. Dies äußert sich durch eine ständige sorgenvolle Beschäftigung mit Arbeitsproblemen auch in der Freizeit bis hin zur Einschränkung anderer alltäglicher Verrichtungen durch die Besorgnis über Arbeitsangelegenheiten. Die Betroffenen sehen überall Gefahren und potenzielle Probleme, die sie durch besonderen Einsatz abwenden möchten. Dazu gehören Sorgen, am Computer möglicherweise etwas falsch machen zu können, bestimmte Aufgaben nicht korrekt zu erledigen, oder auch Existenzängste mit Befürchtungen, den Arbeitsplatz verlieren zu können. Menschen mit ausgeprägten generalisierten Sorgenängsten sind häufig übergewissenhaft in der Erledigung ihrer Arbeit und sind über die aktuellen offiziellen Vorgänge im Betrieb genauestens informiert. Sie bekommen von Kollegen schon einmal gesagt, dass sie sich manchmal zu viele Gedanken machen, oder aber sie werden auch von Kollegen angesprochen, um Arbeiten zu übernehmen oder zu kontrollieren oder Auskünfte zu geben. Die Familie reagiert verärgert, weil die Betroffenen zu Hause nicht abschalten können, den Feierabend nicht genießen können, weil sie über eine noch unabgeschlossene Arbeitssache nachdenken oder sich nicht trauen, Urlaub zu nehmen oder sich im Krankheitsfall einmal krankschreiben zu lassen, weil das unangenehme Gefühl der Ungewissheit, das sie während ihrer Abwesenheit aushalten müssten, zu stark ist.

Ein Sonderproblem unter den arbeitsplatzbezogenen Ängsten ist die *Arbeitsplatzphobie*. Unabhängig von der Art der primären arbeitsplatzbezogenen Angst oder der primären psychischen Erkrankung kann es im Sinne einer gemeinsamen Endstrecke zu einer Arbeitsplatzphobie kommen. Entsprechend der allgemeinen Definition von Phobien (Gastpar et al. 2003; WHO 1992) liegt eine Arbeitsplatzphobie dann vor, wenn bestimmte arbeitsplatzassoziierte Stimuli (wie z. B. Personen, Ereignisse, Objekte, Situationen, oder allein der Gedanken an den Arbeitsplatz) zu einer physiologischen und kognitiven Angstreaktion und einem Vermeidungsverhalten bzgl. der Arbeitsstelle oder arbeitsassoziierter Stimuli führen. In der Konsequenz kommt es regelhaft zur Arbeitsunfähigkeit und häufig auch zu einer Generalisierung des Vermeidungsverhaltens, wie z. B. die Vermeidung der Straße, in welcher der Betrieb liegt, Vermeidung von Ereignissen, bei denen man Kollegen begegnen könnte, oder sogar Angstattacken, wenn nur das Gespräch auf den Arbeitsplatz kommt. Bei Annäherung an den angstauslösenden arbeitsplatzbezogenen Stimulus kommt es typischerweise zu einem Anstieg der Angst, ggf. bis zur Panik, bei Vermeidung zu einem Nachlassen der Angst, i. S. einer klassischen sog. »negativen Verstärkung« (Skinner 1969). Das Vermeidungsverhalten wirkt belohnend, da es die Angst reduziert, die dadurch gleichzeitig verstärkt wird.

In Untersuchungen an Patienten in einer psychosomatischen Rehabilitationsklinik wurde gefunden, dass arbeitsplatzphobische Entwicklungen häufig nach einem als belastend erlebten Ereignis am Arbeitsplatz beginnen (Muschalla 2008). Bei 57 % der Patienten mit einer arbeitsplatzphobischen Symptomatik kam es zu einer »Krankschreibung«, also Arbeitsunfähigkeit, in weiteren 23 % war eine solche Entwicklung bereits geendet mit einem Arbeitsplatzverlust. 72 % der Patienten mit einer ausgeprägten arbeitsplatzphobischen Symptomatik waren arbeitsunfähig vor Aufnahme in eine psychosomatische Rehabilitation. Arbeitsplatzphobie ist insbesondere aufgrund dieser Krankheitsfolgen ein ernstzunehmendes Sonderproblem unter den psychischen Problemen.

8.5   Die Job-Angst-Skala (JAS)

Eine Operationalisierung der vorgenannten psychopathologischen Dimensionen arbeitsplatzbezogener Ängste ermöglicht die Job-Angst-Skala (JAS, Linden et al. 2008; 2012b). Sie dient nicht dazu, Diagnosen zu stellen, sondern erfasst und quantifiziert dimensional das subjektiv erlebte Ausmaß an arbeitsplatzbezogenen Ängsten. Dies ist von Bedeutung für ein Screening, die Diagnostik, Therapie und sozialmedizinische Beurteilung. Hierfür ist eine mehrdimensionale Beschreibung der unterschiedlichen Formen arbeitsplatzbezogener Ängste unverzichtbar. (Die Job-Angst-Skala finden Sie unter ▶ ContentPLUS.)

Die Job-Angst-Skala ist ein Fragebogen zur Selbsteinschätzung, der verschiedene Dimensionen und die Intensität arbeitsplatzbezogener Ängste erfasst. Die Skala beinhaltet 70 Items in 14 Subskalen, die wiederum in fünf Hauptdimensionen zusammengefasst werden können (▶ Tab. 8.1): (1) Stimulusbezogene

Tab. 8.1: Dimensionen der Job-Angst-Skala (JAS)

Dimension Stimulusbezogene Ängste und Vermeidungsverhalten			
Stimulusbezogene Angst bzgl. des Arbeitsplatzes generell (Globalitems) (2 Items)	Antizipatorische Ängste (5 Items)	Phobische Vermeidung (6 Items)	Konditionierte Angst (im Sinne PTSD) (4 Items)
(63) Ich erlebe starke Befindlichkeitsstörungen oder Unbehagen, wenn ich an meinem Arbeitsplatz bin. (64) Ich erlebe starke Befindlichkeitsstörungen oder Unbehagen, wenn ich an meinen Arbeitsplatz denke.	(2) Wenn ich an meinen Arbeitsplatz denke, merke ich, wie sich alles in mir anspannt. (5) Bei der Vorstellung, an diesem Arbeitsplatz einen kompletten Arbeitstag durchstehen zu müssen, bekomme ich Panikgefühle. (6) In bestimmten Situationen am Arbeitsplatz befürchte ich, ich könnte körperliche Symptome bekommen, wie z. B. Erröten, Zittern, Schwitzen, Herzrasen … (19) Im Allgemeinen habe ich vor Arbeitstagen einen deutlich schlechteren Schlaf als vor Nicht-Arbeitstagen. (48) Während ich arbeite, bin ich ständig auf der Hut, was als nächstes passieren könnte.	(22) Es kostet mich Überwindung, öffentliche Orte (z. B. örtlicher Supermarkt) aufzusuchen, an denen ich Arbeitskollegen oder Vorgesetzte treffen könnte. (23) Wenn ich irgend möglich, meide ich es, mich in die Nähe meiner Arbeitsstelle zu begeben. (10) Lieber laufe ich einen Umweg, als dass ich die Straße entlanggehe, in der sich meine Arbeitsstelle befindet. (28) Ich musste mich ein oder mehrere Male krankschreiben lassen, weil ich die Probleme an meinem Arbeitsplatz nicht länger hätte ertragen können. (30) Auf dem Weg hin zu meiner Arbeitsstelle würde ich am liebsten umdrehen. (33) Nach der Arbeit beeile ich mich mehr als andere, bloß schnell von allem dort wegzukommen.	(65) Erst seit einem bestimmten Ereignis habe ich Befindlichkeitsstörungen am Arbeitsplatz. (36) Bestimmte Situationen bei meiner Arbeit rufen Erinnerungen an frühere unangenehme Arbeitssituationen in mir wach, bei denen ich unruhig werde. (41) Ich habe am Arbeitsplatz einmal ein schreckliches Erlebnis gehabt, das in meinen Gedanken gegenwärtig bleibt und mich beunruhigt. (9) Vor meinem inneren Auge kommen mir oft Erinnerungen hoch an schlimme Erlebnisse am Arbeitsplatz.

Tab. 8.1: Dimensionen der Job-Angst-Skala (JAS) – Fortsetzung

	Dimension Soziale Ängste und Beeinträchtigungskognitionen	
Ausbeutungsängste (5 Items)	Soziale Ängste (9 Items)	Bedrohungs- und Beeinträchtigungs-Überzeugungen (5 Items)
(39) Meine Kollegen nutzen mich aus.	(25) Wenn ich bestimmte Kollegen oder Vorgesetzte in meinem Betrieb nur von weitem sehe, versuche ich, ihnen nicht direkt zu begegnen.	(49) Ich werde an diesem Arbeitsplatz absichtlich ausgegrenzt.
(40) Mein Vorgesetzter nutzt mich aus.		(51) Mein Vorgesetzter schikaniert mich.
(15) Bei der Arbeit bleibt immer alles an mir hängen.	(26) Wenn ich bestimmte Kollegen oder Vorgesetzte außerhalb meines Betriebes nur von weitem sehe, versuche ich, ihnen nicht direkt zu begegnen.	(52) Meine Kollegen schikanieren mich.
(27) Die Kollegen schonen sich auf meine Kosten.	(42) Wenn ich mit Kollegen oder Vorgesetzten sprechen muss, befürchte ich, ich könnte körperliche Symptome bekommen, wie z. B. Erröten, Zittern, Schwitzen, Herzrasen …	(54) An meinem Arbeitsplatz bin ich aller Willkür und Ungerechtigkeit ausgeliefert.
(24) Bei meiner Arbeit wird man für die verlangte Leistung nicht angemessen bezahlt.	(44) Ich fühle mich unsicher, wenn ich mit bestimmten Personen zusammen arbeiten muss.	(56) Man hat mir absichtlich besonders schwierige Arbeitsbedingungen geschaffen.
	(46) Ich bekomme Panik, wenn ich zu einem Gespräch mit meinem Vorgesetzten gerufen werde.	
	(47) Ich fühle mich unsicher, wenn ich bei meiner Arbeit beobachtet werde.	
	(31) Am Arbeitsplatz habe ich Probleme im Umgang mit Klienten (oder Patienten, Schülern, Publikum etc.)	
	(62) Am Arbeitsplatz habe ich Probleme mit einem oder mehreren Kolleginnen oder Kollegen.	
	(38) Am Arbeitsplatz habe ich Probleme mit einem oder mehreren Vorgesetzten.	

Dimension Gesundheits- und körperbezogene Ängste		
Hypochondrische Ängste (5 Items)	Panik und körperliche Symptome (3 Items)	Gesundheitsängste bzw. Funktionsbezogene Ängste (2 Items)
(21) Meine Arbeit ruiniert mich gesundheitlich.	(7) Ich habe erlebt, dass ich in bestimmten Situationen am Arbeitsplatz körperliche Symptome bekommen habe, wie z. B. Zittern, Schwitzen, Erröten, Herzrasen …	(58) Ich habe nachgewiesene gesundheitliche Einschränkungen, die meine Leistungsfähigkeit bei der Arbeit beeinträchtigen.
(29) Wenn ich noch lange an diesem Arbeitsplatz bin, werde ich gesundheitliche Schäden davontragen.	(32) Je näher ich meiner Arbeitsstelle komme, desto stärker erlebe ich körperliche Symptome, wie z. B. Zittern, Schwitzen, Herzklopfen.	(3) Mein gesundheitlicher Zustand macht mir im Arbeitsalltag Probleme.
(66) Mit meinen aktuellen Gesundheitsproblemen kann ich an diesem Arbeitsplatz eigentlich nicht tätig sein.	(34) In bestimmten Situationen am Arbeitspatz bekomme ich Panikgefühle.	
(1) Die Bedingungen am meinem Arbeitsplatz machen mich krank.		
(50) Der Stress an meinem Arbeitsplatz ist gesundheitsschädigend.		

Tab. 8.1: Dimensionen der Job-Angst-Skala (JAS) – Fortsetzung

Dimension Insuffizienzängste	
Allgemeine Insuffizienzgedanken (9 Items)	Veränderungsängste (5 Items)
(11) Ich fühle mich mit meiner Arbeit überfordert.	(16) Ich weiß nicht, wie ich reagieren soll, wenn ich bei der Arbeit neue Aufgaben übernehmen soll.
(12) Meine Arbeitsbedingungen bedeuten für mich negativen Stress.	(4) Ich leide darunter, dass man bei der Arbeit nie weiß, was als nächstes kommt.
(18) Die Umstände, unter denen ich arbeite, machen mich unruhig.	(13) Ich leide darunter, dass man bei der Arbeit nie sicher sein kann, dass nicht alles geändert wird.
(17) Manchmal habe ich das Gefühl, dass mein Wissen für die Arbeit, die ich verrichte, nicht ausreicht.	(45) Ich leide darunter, dass ich ständig im Unklaren gelassen werde, was auf mich zukommt.
(43) Ich mache viele Fehler bei der Arbeit oder bin zu langsam.	(55) Ich befürchte, im Zusammenhang mit betrieblichen Veränderungen (z. B. neue Technologien, Maschinen, neue Vorgesetzte und Kollegen) nicht mehr Schritt halten zu können.
(59) Ich bin für neue Arbeiten nicht genügend qualifiziert.	
(37) Manchmal habe ich die Vorstellung, meine gesundheitlichen Defizite führen dazu, dass ich meine Arbeit nicht zufriedenstellend ausführe.	
(8) Die Befindlichkeitsstörungen, die ich am Arbeitsplatz erlebe, schränken meine Leistungsfähigkeit ein.	
(60) Ich befürchte, die Kollegen könnten mich wegen meiner gesundheitlichen Einschränkungen nicht für voll nehmen.	

Dimension Arbeitsplatzbezogene Sorgen	
Sorgen im Sinne arbeitsplatzbezogener generalisierter Angst (5 Items)	**Existenzangst (5 Items)**
(67) Ich mache mir ständig Sorgen um Dinge, die meine Arbeit betreffen.	(61) Ich halte es für wahrscheinlich, dass man heutzutage leicht wegen Fehlzeiten entlassen werden kann.
(14) Kollegen oder Familienangehörige haben mir schon gesagt, dass ich mir bzgl. meiner Arbeit zu viele Sorgen mache.	(35) Ich glaube, dass – egal wie man sich anstrengt – der Arbeitsplatz ständig gefährdet ist.
(20) Auch in meiner Freizeit bin ich mit meinem Gedanken ständig bei der Arbeit.	(69) Arbeitslos zu sein, bedeutet für mich, mein ganzes Ansehen zu verlieren.
(57) Meine Gedanken um Arbeitsprobleme halten mich auch von anderen Erledigungen ab.	(70) Der Verlust meines Arbeitsplatzes ist/wäre eine starke Bedrohung meiner Existenz.
(68) Ich leide darunter, dass ich die Sorgen um meine Arbeit nicht abstellen kann.	(53) Wenn man heute arbeitslos ist oder wird, dann findet man sowieso nie wieder einen Job!

Ängste und Vermeidungsverhalten, (2) Soziale Ängste und Beeinträchtigungskognitionen, (3) Gesundheits- und körperbezogene Ängste, (4) Insuffizienzerleben und (5) Arbeitsplatzbezogene generalisierte Sorgen.

Die erste Hauptdimension »Stimulusbezogene Ängste und Vermeidungsverhalten« umfasst antizipatorische Ängste mit allgemeiner Anspannung am Arbeitsplatz, bei Gedanken an den Arbeitsplatz oder in Erwartung kommender Ereignisse bei der Arbeit. Ebenfalls dazu gehören verschiedene Phänomene phobischer Vermeidung, die den Arbeitsplatz als solchen ebenso betreffen können wie Begegnungen mit Kollegen oder Vorgesetzten, sei es am Arbeitsplatz oder auch an Orten außerhalb der Arbeit. Es kann zu schneller Flucht nach der Arbeit oder Krankschreibungen bei der Antizipation von Arbeitsplatzproblemen kommen. Konditionierte Ängste sind in ihrer Entstehung ereignisbezogen, ähnlich wie eine PTSD, d. h. es geht um unangenehme Erinnerungen an vergangene, mit Schrecken und Angst erlebte Ereignisse am Arbeitsplatz, die den Betroffenen immer wieder in Unruhe versetzen. Zwei Globalitems erfassen Angst in Form von generellem Unwohlsein beim Gedanken an den oder bei Anwesenheit am Arbeitsplatz.

Die in der zweiten Hauptdimension »Soziale Ängste« beschriebenen Phänomene beziehen sich auf die Antizipation und Vermeidung sozialer Situationen mit Kollegen oder Vorgesetzten sowie panikähnliche Symptome und Unsicherheitsgefühle in typischen sozialen Situationen am Arbeitsplatz. Beeinträchtigungskognitionen umfassen Befürchtungen, von speziellen Kollegen oder Vorgesetzten ausgenutzt oder bedroht zu werden.

Die dritte Hauptdimension der »Gesundheits- und körperbezogenen Ängste« umfasst zum einen hypochondrische Befürchtungen im Zusammenhang mit dem Arbeitsplatz und Überzeugungen, dass die Arbeit gesundheitsschädlich ist und die Arbeitsbedingungen krank machen. Zum Zweiten werden hier körperliche Stresssymptome beschrieben, die der Betroffene am Arbeitsplatz erlebt. Weiterhin wird gefragt, inwieweit Verunsicherung oder Beeinträchtigung bei der Arbeitsausführung aufgrund eigener körperlicher Einschränkungen erlebt wird.

In der vierten Hauptdimension der »Insuffizienzängste« werden verschiedene personbezogene Befürchtungen beschrieben, z. B. über eigene unzureichende Qualifikation, Überforderung, mangelndes Wissen und daraus resultierenden Fehlern. Zu den Insuffizienzängsten gehören auch Veränderungsängste im Sinne von Angst vor der Übernahme neuer Aufgaben, vor strukturellen, personalen oder technischen Veränderungen im Betrieb, und die Unsicherheit was als Nächstes auf einen zukommt.

In der fünften Hauptdimension werden »arbeitsplatzbezogene generalisierte Sorgen« abgebildet, d. h. die Tendenz zu generalisierten Befürchtungen und ständiger Besorgtheit wegen alltäglicher Kleinigkeiten am Arbeitsplatz. Diese betreffen die Beschäftigung mit Arbeitsproblemen in der Freizeit sowie die Einschränkung anderer alltäglicher Verrichtungen durch die Besorgnis über Arbeitsangelegenheiten. Dazu gehören auch Existenzängste mit Befürchtungen, den Arbeitsplatz zu verlieren und einen Verlust an sozialem Ansehen und wirtschaftlicher Existenzsicherung zu erleiden.

In der Instruktion zum Ausfüllen des Fragebogens werden die Patienten gebeten, sich mit den Antworten auf ihren aktuellen Arbeitsplatz, oder – im

Falle von Arbeitslosigkeit – auf ihren letzten oder einen ähnlichen Arbeitsplatz zu beziehen. Sollten sie in mehreren Arbeitsverhältnissen gleichzeitig stehen, so sollten sich die Antworten auf denjenigen Arbeitsplatz beziehen, der die meisten Einflüsse auf das Befinden und das Alltagsleben des Befragten hat. Die Formulierungen »Arbeitsplatzängste« bzw. »Angst« wurden ausdrücklich nicht verwendet, sondern es wird allgemein von Problemen am Arbeitsplatz gesprochen.

Alle Items haben Antwortmöglichkeiten auf einer fünf-stufigen Likert-Skala (0 = »trifft gar nicht zu« bis 4 = »trifft voll zu«). Durch das Aufsummieren der Itemwerte pro Subdimension, Hauptdimension oder über alle Items werden Gesamtscores errechnet. Die Job-Angst-Skala gibt Auskunft über Quantität und damit den relativen Schweregrad der verschiedenen Dimensionen arbeitsplatzbezogener Ängste. Die Bearbeitungsdauer der Job-Angst-Skala beträgt zehn bis fünfzehn Minuten. Das Verfahren verfügt über gute psychometrische Qualitäten. Die interne Konsistenz (Cronbachs Alpha) liegt bei .98, die Retestreliabilität der Gesamtskala r_{tt} = .82 (Linden et al. 2008; 2012b).

8.6   Die Arbeitsplatzphobieskala

Wie oben bereits ausgeführt ist eine gemeinsame Endstrecke aller Arbeitsplatzängste die Arbeitsplatzphobie, d. h. die Panik vor und Vermeidung des Arbeitsplatzes insgesamt. Dies kann sich bis zu einer ausgeprägten Agoraphobie entwickeln, wenn ein Patient mit einer Arbeitsplatzphobie nicht mehr auf die Straße geht oder Supermärkte vermeidet, weil er fürchtet, dort Kollegen oder Vorgesetzte treffen zu können.

Eine Operationalisierung und Messung der Arbeitsplatzphobie ist mit der Arbeitsplatzphobieskala möglich. Ausgewählte Items der Job-Angst-Skala wurden zu einem Kurzscreening zur Erfassung der Arbeitsplatzphobie-Symptomatik mit 13 Items zusamengefasst (Muschalla und Linden 2008; 2011a). Die Skala ist ökonomisch einsetzbar und gut geeignet für eine Screening-Untersuchung in der Routinediagnostik und Basisdokumentation (Muschalla und Linden 2011a).

In einer explorativen Faktorenanalyse (▶ Tab. 8.2) ergab sich nach dem Eigenwertekriterium eine zweifaktorielle Lösung. Der erste Faktor enthält die Charakteristiken der »Arbeitsplatzphobie-Symptomatik«. Dies sind die typischen Symptome einer Arbeitsplatzphobie mit stimulusbezogener Angst und physiologischer Anspannungsreaktion in dem Sinne, dass man »vor Arbeitstagen einen deutlich schlechteren Schlaf« erlebt, bei der Arbeit »ständig auf der Hut« ist, »Panikgefühle« beim Gedanken an einen kompletten Arbeitstag hat und befürchtet, man könnte »körperliche Symptome bekommen, wie z. B. Erröten, Zittern, Schwitzen, Herzrasen«. Charakteristisch ist auch, dass die Angst bereits auftritt, wenn sich der Betroffene den Arbeitsplatz nur vorstellt und dabei »starke Befindlichkeitsstörungen oder Unbehagen [...]« erlebt. Außerdem sind in der

73

Tab. 8.2: Faktorenanalyse der Arbeitsplatzphobieskala (Hauptkomponentenanalyse mit Varimaxrotation) und Trennschärfen der Items

Die Faktorenanalyse wurde über eine Stichprobe von Psychosomatikpatienten ($N = 212$) ermittelt. Hauptladungen (fett) und Nebenladungen wurden aufgeführt. Anzahl der extrahierten Faktoren mittels Eigenwertkriterium. Die Items entsprechen den Items der ursprünglichen JAS-Subskalen Antizipatorische Ängste, Vermeidung, Globalitems und sind in der Tabelle entsprechend gruppiert. Die Varianzaufklärung durch den ersten Faktor beträgt 66,4 %, mit dem zweiten Faktor kumuliert 74,8 %.

Iteminhalt im Wortlaut	Faktor 1 »Arbeitsplatz-phobie-Symptomatik«	Faktor 2 »Vermeidung des Arbeitsplatzes als Ort«	Korrigierte Item-Skala-Korrelation
Globalitems:			
Ich erlebe starke Befindlichkeitsstörungen oder Unbehagen, wenn ich an meinem Arbeitsplatz *bin*.	**.809**	.400	.859
Ich erlebe starke Befindlichkeitsstörungen oder Unbehagen, wenn ich an meinen Arbeitsplatz *denke*.	**.805**	.430	.878
Antizipatorische Ängste:			
Wenn ich an meinen Arbeitsplatz denke, merke ich, wie sich alles in mir anspannt.	**.776**	.339	.787
Bei der Vorstellung, an diesem Arbeitsplatz einen kompletten Arbeitstag durchstehen zu müssen, bekomme ich Panikgefühle.	**.742**	.464	.843
In bestimmten Situationen am Arbeitsplatz befürchte ich, ich könnte körperliche Symptome bekommen, wie z. B. Erröten, Zittern, Schwitzen, Herzrasen.	**.642**	.353	.681

Item			
Im Allgemeinen habe ich vor Arbeitstagen einen deutlich schlechteren Schlaf als vor Nicht-Arbeitstagen.	**.823**	.260	.778
Während ich arbeite, bin ich ständig auf der Hut, was als nächstes passieren könnte.	**.799**	-.054	.761
Vermeidung:			
Lieber laufe ich einen Umweg, als dass ich die Straße entlanggehe, in der sich meine Arbeitsstelle befindet.	.360	**.851**	.761
Es kostet mich Überwindung, öffentliche Orte (z. B. örtlicher Supermarkt) aufzusuchen, an denen ich Arbeitskollegen oder Vorgesetzte treffen könnte.	.328	**.873**	.749
Wenn irgend möglich, meide ich es, mich in die Nähe meiner Arbeitsstelle zu begeben.	.301	**.900**	.740
Ich musste mich ein oder mehrere Male krankschreiben lassen, weil ich die Probleme an meinem Arbeitsplatz nicht länger hätte ertragen können.	**.759**	.114	.628
Auf dem Weg hin zu meiner Arbeitsstelle würde ich am liebsten umdrehen.	**.785**	.439	.761
Nach der Arbeit beeile ich mich mehr als andere, bloß schnell von allem dort wegzukommen.	**.640**	.493	.772

Arbeitsplatzphobie-Symptomatik Aspekte des spezifischen phobischen Vermeidungsverhaltens enthalten, wie der Drang, »auf dem Weg hin [zur] Arbeitsstelle ... am liebsten umzudrehen«, oder man hat sich sogar bereits »krankschreiben lassen«.

Der zweite Faktor beinhaltet Items, die die »Vermeidung des Arbeitsplatzes als Ort« und sogar des erweiterten Umfelds beschreiben, nämlich dass man »lieber [...] einen Umweg« als die Straße am Arbeitsplatz entlang läuft, oder dass man es meidet, sich »in die Nähe [der] Arbeitsstelle zu begeben«. Die erweiterte Vermeidung mit Tendenz zur Generalisierung der Vermeidung über den Arbeitsplatz hinaus drückt sich darin aus, dass es den Betroffenen »Überwindung [kostet,] öffentliche Orte aufzusuchen« wie den Supermarkt, weil man dort Kollegen oder Vorgesetzte treffen könnte.

Unabhängig von der faktoriellen Differenzierung ist an den hohen Item-Skala- und Inter-Item-Korrelationen sowie der hohen internen Konsistenz zu erkennen, dass der Skala ein Generalfaktor zugrunde liegt. Dies bedeutet, dass sich die einzelnen inhaltlichen Aspekte der Items in einem gemeinsamen Konzept »Arbeitsplatzphobie« erklären lassen.

Die Split-Half-Reliabilität der Arbeitsplatzphobieskala beträgt $r = .967$. Die interne Konsistenz (Cronbachs Alpha) beträgt .957. Die durchschnittliche Inter-Item-Korrelation der Skala beträgt .632. Fast alle Items (bis auf zwei: »krankschreiben« mit .628 und »körperliche Symptome« mit .681) weisen eine hohe Korrelation ($r > .700$) mit der Gesamtskala auf. Das Rating der Items erfolgt analog zum Rating der Job-Angst-Skala von 0 = »trifft gar nicht zu« bis 4 = »trifft voll zu«. Zur Auswertung der Skala wird der Mittelwert der einzelnen Item-Ratings berechnet.

In Untersuchungen bei Patienten in der psychosomatischen Rehabilitation hatten Patienten, die eine nach klinischem Urteil krankheitswertige arbeitsplatzphobische Symptomatik aufwiesen, in der Regel Mittelwerte über 2 in der Arbeitsplatzphobieskala (Muschalla und Linden 2008): 54,7 % von 212 Patienten in der psychosomatischen Rehabilitation, die die Arbeitsplatzphobieskala ausfüllten, hatten einen Arbeitsplatzphobieskala-Mittelwert zwischen 0 und 1,5; 18,9 % zwischen 1,51 und 2,5; 16,5 % zwischen 2,51 und 3,5; und 9,9 % zwischen 3,51 und 4,0. 36 Patienten erfüllten in einem strukturierten Arbeits-Angst-Interview (Linden und Muschalla 2007b) die Kriterien einer Arbeitsplatzphobie. Diese Patienten mit der Interviewdiagnose Arbeitsplatzphobie hatten einen signifikant höheren Arbeitsplatzphobie-Score ($M = 3,21$; $SD = 0,9$) als Patienten ohne Arbeitsplatzphobie ($M = 1,2$; $SD = 2,1$). 71 % der 21 Patienten mit starker Arbeitsplatzangst (Arbeitsplatzphobieskala-Mittelwert zwischen 3,51 und 4) hatten im Interview die Diagnose »Arbeitsplatzphobie« erhalten. Von den 36 Patienten mit Arbeitsplatzphobiediagnose hatten 41,7 % einen Arbeitsplatzphobieskala-Mittelwert zwischen 3,51 und 4; 36,1 % einen Mittelwert zwischen 2,51 und 3,5.

Aus den bisherigen Untersuchungen und klinischen Erfahrungen ergibt sich, dass ein Mittelwert über 2 bei Psychosomatikpatienten als Schwellenwert definiert werden kann, ab dem eine arbeitsplatzphobische Symptomatik auffällig wird. Bei Patienten, die in der klinischen Routine das Arbeitsplatzscreening ausfüllen, wäre ein solcher erhöhter Mittelwert ein Grund dafür, eine nähere Exploration hinsichtlich Arbeitsplatzproblemen und arbeitsplatzphobischer Symptomatik zu unternehmen.

8.7 Zusammenhänge zwischen verschiedenen Job-Angst-Dimensionen

Zwischen den verschiedenen Varianten der Arbeitsplatzängste gibt es regelhaft Komorbiditäten. Allerdings sind die Korrelationen zwischen den einzelnen Dimensionen der Job-Angst-Skala sehr unterschiedlich (Linden et al. 2008; 2012b). So sind »Existenzängste« als ein kognitives Phänomen relativ unabhängig von körperbezogenen Symptomen, von Sorgen um die körperliche Leistungsfähigkeit oder von speziellen arbeitsplatzbezogenen sozialen Ängsten wie Beeinträchtigungsideen (»Mobbingphantasien«). Existenzängste hängen kaum zusammen mit globaler Arbeitsplatzangst im Sinne von starken Befindlichkeitsstörungen bei Anwesenheit oder dem Gedanken an den Arbeitsplatz. Das liegt daran, dass sich Existenzängste auf einen sehr speziellen Aspekt der Arbeit beschränken. »Soziale Ängste« dagegen und gesundheitsbezogene »Beeinträchtigungskognitionen« gehen mit einer hohen generellen Arbeitsplatzangst einher. Dies drückt sich auch aus in hohen Zusammenhängen mit anderen Angst-Facetten, z. B. mit Vermeidung, Antizipation drohender Gefahren oder Ungewissheiten, körperlicher Symptomatik und Insuffizienzerleben. Dies erklärt sich dadurch, dass die meisten Arbeitsplätze genuin soziale Situationen darstellen und tägliches Zusammentreffen, Reden und Interaktionen mit anderen Menschen unterschiedlichster Hierarchiepositionen bedeutet.

8.8 Job-Angst und Trait-Angst

Wie oben bereits ausgeführt ist zwischen genereller Ängstlichkeit, aktueller unspezifischer Angst und spezifischen Ängsten zu unterscheiden. Job-Ängste sind spezifische Ängste, die sich auf einen konkreten Lebensbereich beziehen. Sie können auftreten bei Menschen, die gleichzeitig eine hohe Grundängstlichkeit haben, sie können aber auch als eigenständige Phänomene vorkommen.

In verschiedenen Stichproben aus psychosomatischen, orthopädischen und kardiologischen Patienten wurden mittlere Zusammenhänge zwischen dem Mittelwert der JAS und dem generelle Ängstlichkeit messenden State-Trait-Angst-Inventar (STAI-T, Spielberger et al. 1981) gefunden (r = .587 bis

$r = .687^{**}$, Linden et al. 2008; 2012b). Auch zwischen den Angstdimensionen der Symptomcheckliste SCL-90-R (Franke et al. 1995), die generelle psychosomatische Beschwerden der letzten 7 Tage abfragt, und dem Job-Angst-Mittelwert wurden bedeutsame Zusammenhänge festgestellt (für die SCL-Dimension generelle Ängstlichkeit $r = .427^{**}$, für die SCL-Dimension phobische Angst $r = .396^{**}$, für die SCL-Dimension soziale Unsicherheit $r = .380^{**}$, für die SCL-Dimension paranoides Erleben $r = .344^{**}$, Muschalla 2008). Es gab stärkere Zusammenhänge zwischen generellem Ängstlichkeitserleben und den vegetativen Angstsymptomen gemessen mit der Panik-und-Agoraphobie-Skala (Bandelow 1997, STAI-T und PAS $r = .670^{**}$), als zwischen der Job-Angst und Paniksymptomen (JAS und PAS $r = .316^{*}$) oder zwischen Job-Angst und genereller Ängstlichkeit (JAS und STAI-T $r = .580^{**}$, $N = 132$, Muschalla 2005). Dies ist ebenfalls ein Hinweis darauf, dass es sich bei Job-Angst, genereller Ängstlichkeit und Paniksymptomen um verschiedene Dimensionen von Angst handelt.

Dies spricht für eine anteilige, aber keine vollständige Übereinstimmung von arbeitsplatzbezogenen Ängsten und genereller Ängstlichkeit. Es bedeutet auch, dass Arbeitsplatzängste sich auf spezifische Gegebenheiten beziehen, die nicht erkennbar werden, wenn man nur nach dem allgemeinen Ängstlichkeitserleben fragt. Diese Befunde sprechen auch für eine differentielle Validität der Job-Angst-Skala gegenüber anderen Angstskalen und die Abgrenzbarkeit der Arbeitsplatzängste gegenüber genereller Ängstlichkeit oder Paniksymptomen. Job-Angst ist eine spezielle Art von Angst, die zwar Zusammenhänge aufweist mit unspezifischen Ängsten, jedoch nicht dasselbe darstellt.

8.9 Job-Angst bei psychosomatischen Patienten im Vergleich zu somatisch erkrankten Patienten

Analog zur Frage des Zusammenhangs zwischen Arbeitsangst und allgemeiner Ängstlichkeit ist auch der Bezug zu psychischen oder auch sonstigen Erkrankungen von Interesse. Es ist evident, dass Menschen mit psychischen Erkrankungen verstärkt unter Angst leiden wie auch Arbeitsanforderungen verstärkt als belastend erleben. Aber auch körperlich Kranke, z. B. nach Herzinfarkt oder bei Rückenschmerzen, können sich durch die Arbeit in besonderer Weise belastet oder bedroht fühlen.

Aus empirischen Studien können die Arbeitsängste von psychosomatischen, orthopädischen und kardiologischen Patienten einander gegenübergestellt werden (Muschalla et al. 2008; Linden et al. 2009c). Wie ▶ Abb. 8.1 zeigt, klagen Psychosomatikpatienten über alle Dimensionen hinweg im Vergleich zu somatisch Erkrankten über ein deutlich höheres Ausmaß an Arbeitsplatzängsten. Die selbstberichteten Job-Angst-Skalenwerte von Psychosomatikpatienten aus zwei

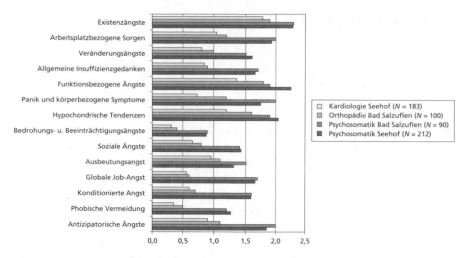

Abb. 8.1: Job-Angst-Ausprägung in verschiedenen Stichproben von Rehabilitationspatienten Ausprägung der verschiedenen Job-Angst-Dimensionen bei Rehabilitationspatienten (*N* = 585, Mittelwerte der Dimensionen der Job-Angst-Skala, Rating 0–4)

verschiedenen Kliniken sind ähnlich ausgeprägt. Die quantitative Ausprägung der Ängste bei Psychosomatikpatienten liegt in den meisten Dimensionen deutlich höher als bei Patienten, die sich primär wegen einer somatischen Erkrankung in einer Rehabilitation befinden, wie hier die orthopädischen und kardiologischen Patienten. Dies kann damit erklärt werden, dass bei Psychosomatik-Patienten eine generell erhöhte psychische Labilität und Neigung zur Angstreagibilität vorliegt, die sich dann auch in einem höheren Job-Angst-Erleben widerspiegelt.

Die Ausprägungen der verschiedenen Job-Angst-Dimensionen relativ zueinander sind über verschiedene somatische und psychosomatische Stichproben hinweg weitgehend ähnlich. In allen Indikationsgruppen finden sich die höchsten Werte in den Subskalen Existenzängste, funktionsbezogene Ängste und hypochondrische Ängste. Hier sind auch die Unterschiede zwischen psychosomatischen und somatischen Ängsten am geringsten. Die niedrigsten Werte findet man in der Dimension Sozialängste. Die größten Unterschiede zwischen psychosomatischen und somatischen Patienten finden sich in den Subskalen phobische Vermeidung, antizipatorische Ängste, konditionierte Angst, Insuffizienzängste, Veränderungsängste und Sorgen. Hier schlägt sich die Primärerkrankung offenbar am deutlichsten nieder.

Fragt man nach Unterschieden zwischen Patienten mit unterschiedlichen körperlichen Erkrankungen, klagen orthopädische Patienten im Vergleich zu kardiologischen vermehrt über hypochondrische, körperbezogene und funktionsbezogene Ängste. Eine Erklärung könnte sein, dass orthopädische Erkrankungen mit verhaltensabhängigen unmittelbaren Beschwerden einhergehen, was zu einer verstärkten Selbstbeobachtung mit Schonverhalten führt.

79

8.10   Job-Angst und Geschlecht

Unspezifische generelle Ängstlichkeit ist bei Frauen im Durchschnitt stärker ausgeprägt als bei Männern (McCleary und Zucker 1991). Im Gegensatz dazu findet man bei der globalen Arbeitsplatzangst (JAS-Mittelwert) keine Geschlechterunterschiede. Eine Erklärung könnte sein, dass Arbeitsplatzängste, anders als generelle Ängstlichkeit, stimulusbezogen wahrgenommen werden.

Bzgl. der verschiedenen Job-Angst-Dimensionen gibt es jedoch einzelne Unterschiede. Frauen erreichten in der Subskala »Soziale Ängste« einen deutlich höheren Mittelwert als im Bedrohungserleben (Muschalla 2005). Bei Männern fand sich kein entsprechender Unterschied. Es scheint, als differenzierten Frauen stärker zwischen sozialen Ängsten allgemeiner Art bzw. eigenen Defizitängsten im sozialen Kontakt einerseits und spezifischen Konflikten und Interaktionen mit einzelnen Personen andererseits. Dies mag daran liegen, dass Frauen traditionsgemäß durch die stärkere Rolleneinbindung in familiäre und andere soziale Strukturen eher auf eine differenzierte Wahrnehmung sozialer Beziehungen und ihrer Qualitäten eingeübt sind, wohingegen Männer sich eher über Leistung definieren, wobei soziale Aspekte zweitrangig sind und weniger differenziert wahrgenommen werden. Allerdings muss bei der Interpretation berücksichtigt werden, dass Frauen häufiger als Männer berufliche Tätigkeiten in sozialen Bereichen ausüben, d. h. mit Klienten, Patienten, Schülern, aber auch öfter in Büros mit mehreren Kolleginnen zusammenarbeiten (Statistisches Bundesamt 2010), was wiederum Rückwirkungen auf die vorherrschenden Ängste hat.

8.11   Job-Angst und Arbeitsunfähigkeit

In Untersuchungen bei psychosomatischen wie auch orthopädischen Patienten konnte gezeigt werden, dass Arbeitsplatzangst einen engeren Zusammenhang zur Arbeitsunfähigkeitsdauer und dem Arbeitsfähigkeitsstatus aufweist als die generelle Ängstlichkeit oder andere psychosomatische Beschwerden (Muschalla 2008; Muschalla et al. 2008; Muschalla und Linden 2009c). Grundsätzlich gibt es sowohl bei der Job-Angst wie auch bei der generellen Symptombelastung bedeutsame Zusammenhänge mit der aktuellen und der 12-Monats-Arbeitsunfähigkeitsdauer (JAS: $r_{AUakt} = .357^{**}$, $r_{AU12M} = .326^{**}$; SCL: $r_{AUakt} = .158^{*}$, $r_{AU12M} = .149^{*}$; $N = 230$ Psychosomatikpatienten, Linden et al. 2009). Mittels Partialkorrelation wurden die Zusammenhänge zwischen der jeweiligen einzelnen Psychopathologiekomponente (JAS, SCL) und Arbeitsunfähigkeit ohne den Einfluss der jeweils zweiten Psychopathologiekomponente (SCL, JAS) untersucht. Es ergab sich ein bedeutsamer Zusammenhang des Job-Angst-Mittelwertes mit der aktuellen Arbeitsunfähigkeitsdauer ($r_{AUakt} = .281^{**}$) sowie auch der Arbeitsunfähigkeitsdauer innerhalb der letzten 12-Monate ($r_{AU12M} = .308^{**}$), jedoch kein vergleichbarer Zusammenhang zwischen der generellen Symptombelastung (SCL GSI-Score) und den Arbeitsunfähigkeitsdauern ($r_{AUakt} = .121$, $r_{AU12M} = .105$).

Die verschiedenen Arbeitsplatzangstdimensionen hängen unterschiedlich eng mit der Arbeitsunfähigkeit zusammen (Linden et al. 2009c): Gesundheits- und körperbezogene Ängste weisen die engsten Zusammenhänge mit der aktuellen Arbeitsunfähigkeitsdauer und der Arbeitsunfähigkeitsdauer in den letzten 12 Monaten auf ($r_{AUakt} = .274^{**}$, $r_{AU12M} = .398^{**}$, $N = 230$ Psychosomatikpatienten), gefolgt von stimulusbezogenen und Vermeidungsängsten ($r_{AUakt} = .197^{**}$, $r_{AU12M} = .334^{**}$), Insuffizienzängsten ($r_{AUakt} = .178^{**}$, $r_{AU12M} = .304^{**}$) und sozialen Ängsten ($r_{AUakt} = .155^{**}$, $r_{AU12M} = .265^{**}$). Arbeitsbezogene Sorgenängste weisen den geringsten Zusammenhang mit der Arbeitsunfähigkeit auf ($r_{AUakt} = .078$, $r_{AU12M} = .171^{*}$). Das heißt, dass es offenbar qualitative Unterschiede bei den verschiedenen Arbeitsangstdimensionen gibt, die sich auch in den Partizipationsfolgen abzeichnen. Es ist denkbar, dass Menschen mit einem somatisch orientierten Krankheitsverständnis oder bei dominierenden körperlichen Beschwerden am ehesten einen Arzt aufsuchen und eine Krankschreibung erhalten. Dem gegenüber halten sich Menschen mit arbeitsbezogenen Sorgenängsten eher zurück und lassen sich weniger häufig krankschreiben, da eine ihrer Sorgen auch darin besteht, bei zu langen Ausfallzeiten den Arbeitsplatz zu verlieren.

Die spezifischen Zusammenhänge zwischen Job-Angst und Arbeitsunfähigkeitsdauer sprechen für die Bedeutung der Arbeitsplatzangst als einer Sonderform der Angst. Dabei ist aus diesen Korrelationsdaten noch keine Klärung der Richtung des Zusammenhangs möglich. Einerseits können arbeitsplatzbezogene Ängste zu einer Krankschreibung führen als Ausdruck von Vermeidungsverhalten. Andererseits kann eine längere (krankheitsbedingte) Abwesenheit von der Arbeit aber auch zur Förderung von Unsicherheits- und Angsterleben führen. Diese zweite Annahme ist plausibel, wenn man bedenkt, dass Ungewissheitserleben und mangelndes Kontrollerleben unmittelbare angstverstärkende Stimuli sind (Griffin et al. 2002). Wenn man für eine gewisse Zeit dem Arbeitsplatz fernbleibt oder bleiben muss, ist man nicht mehr auf dem Laufenden, verliert den Überblick und Einblick und damit auch die Kontrolle, was Unsicherheitsgefühle mit sich bringt. Wenn Kontrollverlust- und Unsicherheitsgefühle steigen, kann Job-Angst entwickelt werden, auch wenn es keine besonderen Gründe dafür gab zu dem Zeitpunkt, als die Arbeitsstelle zum letzten Mal verlassen worden war. Auf der Suche nach Erklärungen für Beschwerden oder Krankheitsentstehung machen Patienten regelhaft Lebensumstände oder bestimmte Ereignisse verantwortlich, d. h. in vielen Fällen den Arbeitsplatz (Linden und Hautzinger 2005). Es kann sich auch erst während der Krankschreibung die Idee entwickeln, dass der Arbeitsplatz der Auslöser ihrer vormals unspezifischen psychischen Beschwerden ist. Es entwickelt sich eine Unsicherheit und Angst gegenüber dem Arbeitsplatz und der Rückkehr, das weiterandauernde Fernbleiben wird zu einer effektiven Coping-Strategie zur Angstreduktion.

Bei Patienten, die aktuell ohne Beschäftigungsverhältnis sind, gibt es zwischen Arbeitslosigkeitsdauer und Job-Angst-Niveau keine bedeutsamen Zusammenhänge bzw. tendenziell negative Zusammenhänge ($r = .003$ bei körper- und gesundheitsbezogenen Ängsten bis $r = -.165$ bei Sozialen Ängsten, $N = 57$). Dies mag durch den fehlenden konkreten Stimulusbezug erklärbar sein. Menschen, die aktuell ohne Arbeitsplatz sind, erleben entweder weniger starke Job-Ängste, da es keinen aktuell relevanten Stimulus (=Arbeitsplatz) gibt, oder sie erleben Ängste beim Erinnern an den letzten oder Gedanken an einen zukünftigen ähnlichen Arbeitsplatz, unabhängig von der Dauer der Abwesenheit von einer konkreten Arbeit. Im Unterschied zu den aktuell Arbeitslosen kann bei denen, die noch einen Arbeitsplatz haben, eher das Zeitphänomen der Angstverstärkung bei immer länger andauernder Arbeitsplatzabwesenheit eintreten. In diesem Zusammenhang bleibt der Stimulus präsent, weil das Arbeitsverhältnis noch besteht und die Betroffenen wissen, dass sie sich noch mit dem Arbeitsplatz und einer eventuellen Rückkehr auseinandersetzen müssen.

8.12   Job-Angst und Arbeitsplatzcharakteristika

Wie bereits dargestellt gibt es an Arbeitsplätzen eine Reihe von Gegebenheiten, die angstauslösend oder -verstärkend wirken können und die bereits vielfach unter dem Stichwort »Stressoren« in der Literatur diskutiert worden sind. In einer Untersuchung mit dem Kurzfragebogen zur Arbeitsanalyse (KFZA, Prümper et al. 1995; Linden et al. 2009c) an 154 berufstätigen Psychosomatikpatienten zeigte sich, dass gute *soziale Unterstützung* am Arbeitsplatz ein wichtiger Faktor ist (Linden et al. 2009c; Muschalla et al. 2010). Je mehr Unterstützung durch Kollegen und Vorgesetzte erfahren wird, desto niedriger ist die Job-Angst (soziale Unterstützung $r = -.613^{**}$, Zusammenarbeit $r = -.355^{**}$, Mitsprache $r = -.311^{**}$, $N = 154$ Berufstätige).

Auch für *Handlungsspielraum* am Arbeitsplatz gilt, dass je mehr Handlungsmöglichkeiten wahrgenommen werden, umso geringer die Job-Angst ist ($r = -.457^{**}$). Höheres Job-Angst-Niveau war auch mit der Wahrnehmung häufiger *Arbeitsunterbrechungen* verbunden ($r = .349^{**}$). Hinsichtlich der *Arbeitsorganisation* gilt, dass je klarer die Strukturen der Arbeitssituation sind und je mehr Kontrolle oder Sicherheit die Person empfindet, desto niedriger das Job-Angst-Niveau ist (Muschalla 2008). Handlungsspielraum wird erfahren, wenn die Person Kontrolle über die eigenen Aufgaben(-ausführung) erlebt, sich auf ihre Kollegen verlassen kann, das Gefühl hat, mit der Menge der Arbeitsaufgaben zurechtzukommen oder sich die Arbeitszeit flexibel einteilen kann (Costa et al. 2006). Hierbei scheint die Ganzheitlichkeit und Vielseitigkeit der Arbeitsaufgaben selbst nicht generell bedeutsam hinsichtlich arbeitsplatzbezogener Ängste zu sein ($r = -.170^*$, $r = -.193^*$). Es ist keine allgemeine Aussage darüber möglich, ob schwierigere bzw. komplexere Aufgaben und Tätigkeiten eher mit Job-Angst zusammenhängen im Vergleich zu einfacheren Aufgaben. Entscheidend ist, dass die Fähigkeiten der Arbeitnehmer zu den Anforderungen der Tätigkeit und Arbeitsumgebung passen sollen und umgekehrt. Dann kann der Arbeitnehmer eine optimale Arbeitsleistung in dem konkreten Arbeitsfeld erbringen. Dies wird in der Regel dadurch angestrebt, indem die »passende Person« für eine bestimmte Stelle ausgewählt und eingestellt wird. Bei vorhandenen Mitarbeitern müssen die Arbeitsanforderungen ggf. auch auf das Leistungsvermögen der Mitarbeiter Rücksicht nehmen. Im diesem Zusammenhang weist Helge (2001) darauf hin, dass durch Einbeziehung in Entscheidungsprozesse die Leistung der Beschäftigten steigt. Im Falle von Menschen mit Behinderung bedeutet dies im Sinne des betrieblichen Eingliederungsmanagements auch die Herstellung eines leidensgerechten Arbeitsplatzes. Cramer und Davidhizar (2000) geben ähnliche Hinweise über den Umgang mit Angestellten mit Persönlichkeitsstörungen am Arbeitsplatz. Vorgesetzte können spezielle Führungsstrategien anwenden, um z. B. einen narzisstischen Mitarbeiter zu mehr Produktivität anzuregen. In diesem Sinne ist eine gut funktionierende zwischenmenschliche Kommunikation am Arbeitsplatz von besonderer Bedeutung sowohl für die Betriebe als auch für die Mitarbeiter.

Während die Komplexität und die Vielseitigkeit der Arbeitsaufgaben nicht von genereller Bedeutung zu sein scheinen, stellt sich die Frage, inwieweit die subjektiv empfundene *quantitative Arbeitsbelastung* mit höheren Job-Angst-Werten einhergeht. Hobson und Beach (2000) untersuchten psychisches Wohlbefinden bei Führungskräften und konnten keinen signifikanten Zusammenhang zwischen den geleisteten Arbeitsstunden und psychischer Gesundheit feststellen. Sie schlussfolgern, dass bei der Untersuchung von psychischem Wohlbefinden die wahrgenommene quantitative Arbeitsbelastung bedeutungsvoller für das Wohlbefinden ist als die tatsächliche Arbeitsbelastung. Ergebnisse aus der Untersuchung bei den 154 berufstätigen psychosomatischen Rehabilitationspatienten (Linden et al. 2009c) unterstützen diese Annahme. Job-Angst korreliert mittelmäßig ($r = .441**$) mit der wahrgenommenen quantitativen Arbeitsbelastung, aber nicht wesentlich ($r = .129$) mit der tatsächlichen Arbeitszeit. Insofern sind die wahrgenommene quantitative Arbeitsbelastung und arbeitsplatzbezogene Ängste als subjektive Wahrnehmungen weitgehend unabhängig von der tatsächlichen Arbeitszeit.

9 Angsterkrankungen und arbeitsplatzbezogene Angsterkrankungen

9.1 Prävalenz und Differenzialdiagnostik von Angsterkrankungen

Wie bereits erwähnt sind Angstreaktionen und eine gewisse anlagebedingte Ängstlichkeit, d. h. Prädisposition, mit Angst reagieren zu können, evolutionär gesehen grundsätzlich sinnvolle Überlebensmechanismen. Sie stellen dem Organismus in akuten Bedrohungssituationen notwendige Energien für Flucht oder Kampf zur Verfügung. Ängste sind daher nicht per se krankheitswertig. Es gibt auch keine direkte Beziehung zwischen Angstintensität und Krankheitswertigkeit. Ausgeprägte Ängste können gesund sein und Ängste geringer Intensität krankhaft. Die Krankheitswertigkeit hängt vom Kontext, dem psychopathologischen Gesamtbild, subjektiven Leiden und den Krankheitsfolgen ab.

In der psychiatrischen Krankheitslehre und in den Klassifikationssystemen für psychische Erkrankungen (WHO 1992; APA 1994) gibt es eine Gruppe von Angsterkrankungen, in der Störungen unterschiedlicher Art, Ätiologie und Therapienotwendigkeit zusammengefasst sind, denen allen jedoch gemeinsam ist, dass die Primärsymptomatik Angst ist. In den diagnostischen Algorithmen wird jeweils ein »A-Kriterium« genannt, das in der Regel die differenzialdiagnostisch entscheidende Leitsymptomatik umfasst. Es werden dann als »B-Kriterium« in der Regel zum Symptombild der entsprechenden Krankheit gehörende Zusatzsymptome genannt, von denen eine Mindestzahlvorliegen muss, wodurch die Schwelle der Krankheitswertigkeit definiert wird. Als »C-Kriterium« werden dann Verlaufscharakteristika beschrieben und als »D-Kriterium« differenzialdiagnostische Ausschlusskriterien benannt. Derartig definierte Angsterkrankungen bzw. Angststörungen sind mit Prävalenzen um 2–10 % (Hautzinger 2000; Linden und Hautzinger 2008a; Hiller et al. 2007; Kroenke et al. 2007) relativ häufige Erkrankungen. Sie sind unterschiedlich beeinträchtigend. Sie verursachen hohe Kosten, und dies nicht zuletzt durch eine Beeinträchtigung der Arbeitsfähigkeit (Greenberg et al. 1999). Es gibt zu Angsterkrankungen eine umfangreiche Forschung: zu epidemiologischen Fragestellungen (Kawakami et al. 1996; Jacobi et al. 2004), verhaltensorientierten und pharmakologischen Behandlungsansätzen (Bassler und Hoffmann 1994; Bisson und Andrew 2007; Bandelow et al. 2007; Borkovec und Castello 1993; Davis et al. 2006), zur Ätiologie und differenzialdiagnostischen Aspekten (Clark et al. 2007; Lydiard 2000) und zur Komorbidität mit anderen psychischen Erkrankungen (Albert et al. 2008; Campbell et al.

2007; Cosci et al. 2007) oder somatischen Erkrankungen (Katon et al. 2007). Im Folgenden sollen die wichtigsten Angsterkrankungen kurz charakterisiert werden als Hintergrund zu der dann folgenden Beschreibung von arbeitsplatzbezogenen Angsterkrankungen wie auch bzgl. ihrer Relevanz für Beeinträchtigungen bei der Arbeit.

Spezifische (oder einfache) Phobien (ICD-Nr. F 40.2) sind überwiegend angeborene Angstreaktionen bzgl. eines unbedingten spezifischen Stimulus wie potentiell gefährlichen Tieren (Spinne, Schlangen) oder Situationen (Höhe, Enge). So ist es manchen Menschen unmöglich, auf einem Dach oder Gerüst zu stehen oder in ein Kanalisationsrohr einzusteigen.

Panikstörungen (F 40.01) zeichnen sich durch wiederholte plötzliche, für den Betroffenen unerwartet auftretende heftige körperliche Erregungszustände aus mit Zittern, Schwitzen, Herzrasen, Brustenge und dem Gefühl, in Ohnmacht zu fallen, zu ersticken oder verrückt zu werden. Diese vordergründig unerwarteten und unerklärlichen Symptome lösen selbst wiederum Angst und ein Erleben vitaler Bedrohung aus.

Panikstörungen sind nahezu regelhaft assoziiert mit *Agoraphobie* (F 40.00). Agoraphobien sind gekennzeichnet durch vielfältiges Vermeidungsverhalten, z. B. bzgl. der Straße, U-Bahn, von Speisesälen oder Aufzügen. Diese Erkrankungen können nicht nur zur Unfähigkeit führen, an den Arbeitsplatz zu kommen, sondern können auch bedingen, dass bestimmte Räumlichkeiten am Arbeitsplatz, z. B. Konferenzräume, Gerüste, enge Räumlichkeiten oder Fahrzeuge nicht mehr aufgesucht werden können. Panik- und agoraphobische Erkrankungen sind komplexe konditionierte Ängste, in deren Entstehung häufig ein unkonditionierter angstauslösender Stimulus eine Rolle spielte.

Posttraumatische Belastungsstörungen (F 43.1) sind ebenfalls konditionierte Ängste. Sie können sich nach traumatischen lebensbedrohlichen Ereignissen entwickeln. Sie sind gekennzeichnet durch wiederkehrende Alpträume, Intrusionen und Vermeidung der Konfrontation mit dem Stimulus. Lebensbedrohende Erlebnisse am Arbeitsplatz, wie z. B. Unfälle oder ein Banküberfall, können zur Entwicklung posttraumatischer Belastungsstörungen führen, mit der Besonderheit, dass sich Intrusionen, Angstreaktionen und das Vermeidungsverhalten auf den Arbeitsplatz beziehen.

Hypochondrie (F 45.2) ist die subjektive Überzeugung, an einer bestimmten schweren Krankheit zu leiden, z. B. einer Krebs- oder Herzerkrankung, obwohl es keine medizinischen Befunde dafür gibt. Die Betroffenen haben eine erhöhte Selbstaufmerksamkeit und Fehlinterpretationsverhalten bzgl. körperlicher Symptome. Sie suchen häufig den Arzt auf und drängen auf Durchführung verschiedener Untersuchungen. Sie können den Arbeitsplatz für ihr Leiden verantwortlich machen, z. B. bei einem Sick-Building-Syndrom, wo Bau- oder Ausstattungsmaterialien als Ursache für allgemeine oder vermeintlich toxische Reaktionen gesehen werden, oder bei Burnout, wo der Arbeitsplatz als Ursache der psychischen Beeinträchtigung angeschuldigt wird.

Bei der *Somatierungsstörung* (F 45.0) liegt eine eher unspezifische Angst vor körperlichen Erkrankungen und eine ängstliche Symptomwahrnehmung vor. Sie geht einher mit übermäßiger Aufmerksamkeitsfokussierung auf wechselnde körperliche Symptome, verstärkter Wahrnehmung von körperlichen Missempfindungen, Versuchen, diese zu vermeiden, sowie häufigen Arztbesuchen. Im Unterschied zur Hypochondrie sind die Betroffenen nicht auf eine bestimmte Erkrankung fixiert. Bzgl. des Arbeitsplatzes können diese Erkrankungen dazu führen, dass die Betroffenen in unterschiedlichen Situationen mit körperbezogenen Ängsten reagieren, z. B. wenn ihnen kalt oder warm ist, die Lüftungsanlage nicht funktioniert oder sie Auto fahren sollen, obwohl doch der Blutdruck nicht in Ordnung ist,

Menschen mit *Sozialer Phobie* (F 40.1) geraten in Anspannung und Ängste, wenn sie sich in bestimmten oder generell in sozialen Situationen von anderen kritisch beobachtet und negativ bewertet fühlen. Sie reagieren mit Angst, wenn sie gezwungen sind, sich sozial zu exponieren, z. B. reden vor einer Gruppe oder Blickkontakt mit anderen Menschen. Die soziale Phobie kann auch als Blickphobie verstanden werden. Solche Menschen haben auch Angst, wenn sie annehmen müssen, bei der Arbeit von einem Vorgesetzten oder Kollegen bei der Arbeit »im Auge behalten zu werden«, oder wenn von ihnen erwartet wird, einen Vortrag in einer Konferenz zu halten.

Eine *generalisierte Angststörung* (F 41.1) bedeutet übermäßiges Sich-sorgen um alltägliche Dinge und ständiges Sich-absichern gegen mögliche Gefahrenmomente, was vom Betroffenen subjektiv nicht als »Angst« erlebt wird, sondern vielmehr als »Stress« und »Probleme«. Die generalisierte Angststörung ist gekennzeichnet durch eine Intoleranz gegenüber Ungewissheit. Die Betroffenen wirken primär nicht ängstlich, sondern sind im Gegenteil ständig dabei, Probleme vorherzusehen und Gefahren abzuwenden. Bei der Arbeit kann dies dazu führen, dass die Betroffenen ständig Überstunden machen, weil sie noch alles Mögliche absichern und kontrollieren müssen, dass sie teilweise Arbeiten von Kollegen mit übernehmen, um sicherzugehen, dass auch alles richtig gemacht und vollendet wird. Sie können aber auch die Idee bekommen, die Arbeit sei eigentlich viel zu viel, jedoch dürfe man selbst ja nur nicht fehlen, um nicht womöglich etwas zu verpassen oder als leistungsinsuffizient einer möglicherweise anstehenden Kündigung zum Opfer zu fallen.

Eine *ängstlich-vermeidende Persönlichkeitsstörung* (F 60.6) ist gekennzeichnet durch eine überdauernde situationsübergreifende Erschreckbarkeit und allgemeine Ängstlichkeit. Sie reagieren auf jegliche ängstigende Situation mit überschießender pathologischer Angst. Menschen mit einer ängstlich-vermeidenden Persönlichkeitsstörung reagieren auch mit schnellem Erschrecken, Erröten, Angst bei banalen Situationen und Vermeidung. Dies kann zu Problemen bei der Erfüllung von Dienstaufgaben oder zu Konflikten mit Kollegen führen. Es kann auch zu einer Daueranspannung und infolge der leichten vegetativen Auslenkbarkeit oder kognitiven Ablenkbarkeit zu einer Leistungsminderung kommen.

9.2 Arbeitsplatzbezogene Angsterkrankungen

Analog zu den vorbeschriebenen klassischen Angsterkrankungen gibt es auch speziell auf den Arbeitsplatz bezogene Angsterkrankungen. Diese können ebenfalls in verschiedenen Formen auftreten: Arbeitsplatzbezogene posttraumatische

Belastungs- oder Anpassungsstörung, arbeitsplatzbezogene situative Ängste, arbeitsplatzbezogene Panikreaktionen, arbeitsplatzbezogene Hypochondrie, arbeitsplatzbezogene spezifische und unspezifische soziale Ängste und arbeitsplatzbezogene generalisierte Angst bzw. Besorgnis. Dabei können arbeitsplatzbezogene Ängste eine Facette in der Manifestation einer primären Angsterkrankung sein, sie können jedoch auch als einzige und primäre Angsterkrankung in Erscheinung treten (Muschalla 2005; Linden und Muschalla 2007b).

Die untenstehende Differenzialdiagnostik gibt einen Überblick über die verschiedenen Formen arbeitsplatzbezogener Angststörungen mit der jeweiligen Definition bzw. ihren Leitsymptomen und Diagnosekriterien. Die Beschreibung und Definition orientiert sich an der Klassifikation der konventionellen Angststörungen im DSM-IV. Die Arbeitsplatzassoziation wird durch den konkreten situativen Bezug hergestellt. Arbeitsplatzängste definieren sich dadurch, dass die Symptomatik »in Bezug zum Arbeitsplatz« erlebt wird, verstärkt wird oder (z. B. bei der generalisierten Sorgenangst) den Arbeitsplatz zum Gegenstand hat. Bei allen Arbeitsplatzangstqualitäten ist ein subjektiv erlebtes starkes Leiden unter der Symptomatik oder aber eine erlebte Leistungseinschränkung bzgl. der Arbeitstätigkeit erforderlich, um die Angst als »klinisch relevant« einzustufen und eine Diagnose zu vergeben. Arbeitsplatzbezogene Ängste können als primäre und einzige psychische Erkrankung auftreten oder aber im Kontext einer sonstigen psychischen Störung oder Angsterkrankung.

Differenzialdiagnostik von arbeitsplatzbezogenen Ängsten

Die folgenden Arbeitsplatzangststörungen haben gemeinsam, dass sie auf den Arbeitsplatz bezogen sind und mit subjektiv erlebtem Leiden oder objektiven Leistungseinschränkungen bzgl. der Arbeitstätigkeit einhergehen.

Arbeitsplatzbezogene Posttraumatische Belastungsstörung

Der Betroffene hat am Arbeitsplatz ein spezielles Trauma erlebt i. S. einer lebensbedrohenden Situation (Unfall, Überfall o. ä.), das mit akuter Todesangst einherging. Es drängen sich immer wieder Erinnerungen an das Ereignis auf, die mit einer Reaktivierung von Angstgefühlen einhergehen. Der Betroffene versucht, die gefährliche Situation zu vermeiden (z. B. betritt kein Gerüst oder keine Bank mehr).

Arbeitsplatzbezogene Anpassungsstörung mit Angst

Der Betroffene hat am Arbeitsplatz ein spezielles Ereignis erfahren, das und dessen Konsequenzen er in der Folgezeit bis zum jetzigen Zeitpunkt als sehr belastend, verunsichernd und ängstigend erlebt. Beispiele solcher Ereignisse sind einschneidende Veränderungen in der Arbeitsorganisation oder in der personellen Situation (Teamwechsel, neue Kollegen oder Vorgesetzte, neue Aufgabengebiete, Technologien, Umstrukturierung).

Arbeitsplatzbezogene spezifische soziale Phobie

Angst vor speziellen Vorgesetzten, Kollegen, Klienten oder Interaktionssituationen. Bei Konfrontation oder dem Gedanken an diese Personen treten Angstsymptome auf wie z.B. Zittern, Schwitzen, Herzrasen, Druck auf der Brust. Es besteht eine deutliche Vermeidungstendenz gegenüber diesen Personen. Die Symptomatik ist auf die entsprechenden speziellen Personen am Arbeitsplatz beschränkt, während gegenüber anderen Kollegen, Vorgesetzten o.ä. keine Ängste bestehen.

Arbeitsplatzbezogene unspezifische soziale Phobie

Unspezifische Angst, von anderen Menschen bei der Arbeit beobachtet zu werden, sich am Arbeitsplatz selbst darstellen zu müssen, Reden vor anderen halten zu müssen oder vor Interaktionssituationen allgemein, mit deutlichen Hinweisen auf eine Vermeidung entsprechender Situationen (Kantine, Konferenzen, Vorträge, Teamsitzungen, Geschäftsessen). Bei Konfrontation mit oder dem Gedanken an solche Situationen treten kognitive und physiologische Angstsymptome auf.

Arbeitsplatzbezogene hypochondrische Ängste

Besorgnis, durch die Arbeit oder den Arbeitsplatz einen gesundheitlichen Schaden zu erleiden. Verstärkte Beobachtung der Rahmenbedingungen am Arbeitsplatz (z.B. Temperatur, Lärm, Stress) und verstärkte Selbstbeobachtung bzgl. körperlicher Symptome.

Arbeitsplatzbezogene Insuffizienzängste

Besorgnis, den Leistungsanforderungen nicht gerecht zu werden, beruflich zu versagen, Dinge falsch zu machen, Schuld auf sich zu laden. Hierzu gehören auch Ängste vor Veränderungen.

Arbeitsplatzbezogene generalisierte Angst und Besorgtheit

Ständige Besorgnis über alltägliche Kleinigkeiten an der Arbeit, ständige Befürchtung des Schlimmsten, ständige Beschäftigung mit Arbeitsproblemen auch in der Freizeit sowie die Einschränkung anderer alltäglicher Verrichtungen durch die Besorgnis über Arbeitsangelegenheiten. Hierzu gehören auch verstärkte Existenzängste oder die ständige Befassung mit der Sorge, den Arbeitsplatz verlieren zu können. Bei dieser Angstform dominieren kognitive Angstsymptome und allgemeine körperliche Anspannung.

Arbeitsplatzbezogene situative oder anfallsartige Panik

Anfallsartiges Auftreten von akuten Angstattacken mit heftigem Zittern, Schwitzen, Herzrasen, Hitzewallungen oder Kälteschauer, Schwindelgefühl, Druck auf der Brust, Gefühl der Unwirklichkeit am Arbeitsplatz oder in bestimmten Arbeitssituationen. Solche panikartigen Zustände können auch auftreten, ohne dass dem Betroffenen erkennbar wäre, wodurch sie ausgelöst werden. Der Betroffene zeigt Zeichen einer Angst vor den Angstanfällen (Phobophobie). Diese Panikreaktion kann mit und ohne Vermeidung einhergehen.

Arbeitsplatzphobie

Deutliche Furcht vor dem Arbeitsplatz als Ort insgesamt, mit Vermeidung, dort hinzugehen. Bei Konfrontation mit oder dem Gedanken an den Arbeitsplatz treten Angstsymptome auf wie z. B. Zittern, Schwitzen, Herzrasen, Hitzewallungen oder Kälteschauer, Schwindelgefühl, Druck auf der Brust, Gefühl der Unwirklichkeit usw. Es besteht eine deutliche emotionale Belastung durch die Symptome oder das Vermeidungsverhalten. Die Symptome und das Vermeidungsverhalten sind auf den Arbeitsplatz beschränkt bzw. mit dem Arbeitsplatz assoziiert. Bei Vermeidung des Arbeitsplatzes lässt das Angstgefühl nach.

9.3 Arbeitsplatzphobie als gemeinsame Endstrecke verschiedener Grunderkrankungen

Unabhängig vom Kontext, den Auslösebedingungen und der eventuellen Komorbidität ist eine gemeinsame Endstrecke aller Arbeitsplatzängste die Arbeitsplatzphobie. So wie bei anderen Angsterkrankungen gibt es viele verschiedene Wege, wie sich eine Arbeitsplatzphobie entwickeln und manifestieren kann. Im einzelnen Fall ist immer der individuelle Verlauf der Symptomentwicklung zu explorieren. Es ist zu überprüfen, welche Faktoren in der Angstentwicklung von Bedeutung sind, und es ist zu klären, welche Gewichtung den einzelnen pathogenetischen Faktoren zukommt. Anhand eines Fallbeispiels soll hier illustrierend die Entwicklung einer Arbeitsplatzphobie beschrieben werden.

Im Rahmen einer Depression hatte eine in ihrem familiären Umfeld gut sozial integrierte Gymnasiallehrerin ein ausgeprägtes Insuffizienzerleben (= Symptom einer arbeitsplatzunabhängigen psychischen Erkrankung) entwickelt. Dieses hatte sich im Rahmen einer ärztlich verordneten längeren Abwesenheit von der Schule durch Arbeitsunfähigkeit verstärkt (»Ich tauge eben zu nichts mehr«) und sich zu einer eigenständigen, nun spezifisch auf den Arbeitsplatz bezogenen Insuffizienzangst ausgeweitet. Sie hatte ständig Ideen wie: »Ich kann nicht mehr vor die Klasse treten, was sollen denn die Schüler von mir denken«, »Ich kann mir nichts merken, ich mache Fehler an der Tafel«. Obwohl es keine Anhaltspunkte für Änderungen in ihrer Arbeitsorganisation gegeben hatte, entwickelte sie die Katastrophenphantasie: »Wenn ich nach den Ferien nur noch neue Klassen in der Oberstufe übernehmen muss, schaffe ich das nicht!«. Die in ihrer

Grundpersönlichkeit (= individuelle psychische Disposition) äußerst gewissenhafte Patientin entwickelte Ängste davor, am Arbeitsplatz anzurufen, um Verlängerungen der Arbeitsunfähigkeit bekannt zu geben. Sie fürchtete neugierige Fragen und Unverständnis ihrer Kollegen (= Entwicklung arbeitsplatzbezogener sozialer Ängste), mit denen sie sich jedoch zuvor gut verstanden hatte. Auch konnte sie ihre Defizite nicht mit ihrem Anspruch an ihre eigene Leistungsfähigkeit vereinbaren. Krankheiten und Schwäche waren in ihrem Selbstbild nicht vorgesehene Ereignisse. Sie fühlte sich schuldig und minderwertig, dass sie es nicht schaffte, »sich zusammenzureißen«. Als sich mit Remission der depressiven Symptomatik ihr Antrieb verbesserte und sie wieder begann, sich mehr außerhalb ihrer Wohnung zu bewegen, fuhr sie jedoch zum Einkaufen in den nächsten Ort, wo sie nicht befürchten musste, Arbeitskollegen oder Schülern zu begegnen (= Vermeidungsverhalten bzgl. arbeitsassoziierter Stimuli).

Die depressive Symptomatik klang ab, jedoch blieb die Angst vor dem Wiederantritt ihres Schuldienstes. Nach Möglichkeit mied sie die Auseinandersetzung mit dem Thema Arbeitsplatz, sie mied auch die Straße, die an ihrer Schule vorbeiging. Schon wenn sie an die Schule dachte, befiel sie Beklommenheit, sie verspannte sich am ganzen Körper, erlebte Hitze- und Kälteschauer, spürte einen Kloß im Hals und einen heftigen Herzschlag (= vegetatives Arousal einer phobischen Reaktion, Arbeitsplatzphobie). Als Folge ließ sich die Patientin weiter krankschreiben, obwohl die depressive Symptomatik völlig abgeklungen war. Alle Versuche, sie wieder zur Rückkehr an den Arbeitsplatz zu bewegen, scheiterten und wurden mit starker Abwehr bis hin zur Panik beantwortet. Bei dieser Patientin hatte sich im Laufe der mehrmonatigen Abwesenheit von der Arbeit das anfangs im Rahmen der Depression auftretende Insuffizienzerleben zu einer arbeitsplatzspezifischen Insuffizienzangst ausgeweitet, und durch das Vermeidungsverhalten gegenüber der Schule kam es zu einem eigenständigen, komplexen stimulusbezogenen Syndrom einer Arbeitsplatzphobie. Ein angstmachender Auslöser direkt am Arbeitsplatz oder zusätzliche andere Lebensbelastungen spielten bei der Entwicklung der Symptomatik in diesem Fall keine Rolle. Die fortlaufende Krankschreibung bekam zunehmend die Bedeutung eines ärztlich unterstützten Vermeidungsverhaltens und wurde damit ein zusätzlicher pathogener Faktor.

▶ Abb. 9.1 fasst die möglichen Entwicklungslinien einer Arbeitsplatzphobie zusammen. Nahezu regelhaft ist die Arbeitsplatzphobie eingebettet in eine oder mehrere arbeitsplatzbezogene Ängste, wie z. B. Insuffizienzängste oder hypochondrische Ängste. Deren Bedingungsfaktoren können psychische Grunderkrankungen, Arbeitsplatzfaktoren, sonstige Kontextfaktoren oder individuelle Dispositionen sein. Von Bedeutung sind schließlich auch die psychologischen Prozesse, die von den Bedingungsfaktoren zur Angsterkrankung führen. Dies können bspw. eine klassische und/oder operante Konditionierung, dysfunktionale Kognitionen, Modelllernen, Copingdefizite u. a. sein. Wie bei der Diagnostik jeder sonstigen Angststörung ist auch bei den arbeitsplatzbezogenen Ängsten und Arbeitsplatzphobien ein funktionales Modell zu erarbeiten als Grundlage einer differenzierten Diagnostik und insbesondere einer gezielten Therapie.

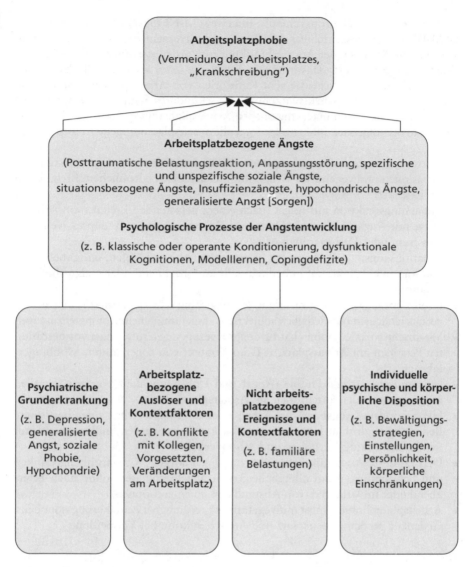

Abb. 9.1: Ätiologiefaktoren bei Arbeitsplatzphobie

9.4 Das strukturierte Arbeits-Angst-Interview (AAI)

Zur differenzialdiagnostischen Beschreibung und Operationalisierung arbeits-
platzbezogener Angsterkrankungen liegt ein halbstrukturiertes diagnostisches
Interview vor, das Arbeits-Angst-Interview (AAI, Linden und Muschalla 2007b;
Muschalla 2008). Zugrunde gelegt wurden die diagnostischen Kriterien der
Angststörungen gemäß DSM-IV entsprechend ihrer Operationalisierung im

Mini International Neuropsychiatric Interview MINI (Sheehan et al. 1994, nach DSM-IV), einem wissenschaftlichen Screeninginstrument für psychische Erkrankungen. Die Kriterien der Angsterkrankungen wurden spezifisch für die Arbeitssituation umformuliert. (Das Interview finden Sie unter ▸ ContentPLUS.)

Das Interview unterscheidet acht Kategorien von Arbeitsplatzangststörungen. Darüber hinaus wird Arbeitsplatzphobie als sekundäres Symptom auf Grundlage der bereits explorierten unterschiedlichen Arbeitsplatzängste erfasst. Im Interview werden in der folgenden Reihenfolge folgende arbeitsplatzbezogene Ängste erfragt:

- Posttraumatische Belastungsreaktion (PTBS, konditionierte Angstreaktion mit Intrusionen und vegetativer Reagibilität nach lebensbedrohlichem Ereignis am Arbeitsplatz)
- Anpassungsreaktion mit Angst (nach einem belastenden Ereignis am Arbeitsplatz; mit Angst oder zusätzlichem Affektgemisch mit z. B. depressivem, aggressivem oder Verbitterungs-Affekt)
- Situationsängste (z. B. Angst bei bestimmten Arbeitsabläufen, -aufgaben oder/ und -räumlichkeiten, auf unbedingten Stimuli beruhend oder ereignisbezogen konditioniert)
- Insuffizienzängste (Angst, nicht gut, leistungsfähig oder qualifiziert genug zu sein bei tatsächlichem oder lediglich subjektiv wahrgenommenem Kompetenzmangel)
- Spezifische soziale Phobie (häufig ereignisbezogen gelernte Angst vor bestimmten Personen am Arbeitsplatz, z. T. im Kontext von sogenannten Mobbingerfahrungen)
- Unspezifische soziale Phobie (Angst und Unbehaglichkeit vor bzw. in allen möglichen sozialen Situationen am Arbeitsplatz)
- Hypochondrie (Angst bei der Arbeit oder durch die Arbeit oder bestimmte Bedingungen dort in bestimmter Weise krank zu werden, einhergehend mit Symptomchecking-Verhalten und Schonverhalten)
- Generalisierte Angst (im Sinne von ständigen Sorgen, Katastrophengedanken und Befürchtungen um alltägliche Arbeitsangelegenheiten, ohne nach Feierabend oder im Urlaub davon Abstand gewinnen zu können)
- Arbeitsplatzphobie (Angst mit vegetativer Erregung bei Annäherung oder beim Gedanken an den Arbeitsplatz und Angstreduktion bei Vermeidung)

Die Arbeits-Angst-Diagnosen sind im Interview von der spezifischsten hin unspezifischsten Angst angeordnet. Dabei werden zunächst ereignisbezogene Ängste abgefragt (PTBS in Bezug auf den Arbeitsplatz, Anpassungsstörung), dann Ängste mit Bezug zu umschriebenen Stimulusgegebenheiten (situative Angst, spezifische und unspezifische soziale Phobie, Gesundheitsängste), und zum Schluss die generalisierte Sorgenangst, die dauernd erlebt wird und nicht an besondere äußere Reize gekoppelt ist. Alle Formen der Arbeitsplatz-Ängste gehen einher mit starker emotionaler Belastung im Sinne von Leidensdruck und/oder Beeinträchtigungen der Arbeitsfähigkeit und der sozialen Interaktionen am Arbeitsplatz.

Das Arbeits-Angst-Interview erfragt weiterhin für jede bejahte diagnostische Angst-Kategorie die arbeitsbezogenen Partizipationsstörungen, d. h. die Beeinträchtigungen, die infolge der Angstsymptomatik bei der Arbeit entstehen.

Hier gibt es die Möglichkeit, dass trotz der Angst keine Partizipationsstörung vorliegt, d. h. der Betroffene leidet zwar unter seiner Angst, es führt jedoch nicht zu Konsequenzen in seinem Arbeitsverhalten. Als eine Möglichkeit der Vermeidung gibt es das kurzfristige Fernbleiben, d. h. Fehlen am Arbeitsplatz ohne ärztliche Arbeitsunfähigkeitsbescheinigung. Als nächsten Vermeidungsschritt gibt es die Möglichkeit einer ärztlichen Krankschreibung, und im schlimmsten Fall käme es aufgrund der Angst und des Arbeitsplatzvermeidungsverhaltens zu einem Arbeitsplatzwechsel oder -verlust. Als weitere mögliche Verhaltensfolgen von Arbeitsplatzängsten, die sich am Arbeitsplatz zeigen, wird gefragt, ob der Betroffene kompensatorisches Verhalten übt, nämlich Überstunden machen oder Delegieren von Aufgaben an Kollegen.

Wird das Arbeits-Angst-Interview in Kombination mit einem standardisierten diagnostischen Interview für allgemeine psychische Erkrankungen wie z. B. dem International Neuropsychiatric Interview (MINI, Sheehan et al. 1994) durchgeführt, kann nach den beiden Interviews ein Ätiologierating folgen. In diesem Rating werden die Patienten, die sowohl eine Diagnose in MINI als auch eine im Arbeits-Angst-Interview erhalten hatten, gefragt, was zuerst eingetreten war: die arbeitsbezogenen Angstprobleme oder die psychischen Beschwerden, die unabhängig vom Arbeitsplatz bzw. der Arbeitssituation auftraten. Mögliche Antworten dieses Ratings sind, dass entweder die arbeitsbezogenen psychischen Probleme zuerst auftraten, oder die arbeitsplatzunabhängigen psychischen Probleme traten zuerst auf, oder beides trat gleichzeitig auf und in Wechselwirkung.

In Untersuchungen an Patienten in der stationären psychosomatischen und kardiologischen Rehabilitation zeigte das Arbeits-Angst-Interview gute psychometrische Qualitäten. Das Interview ist inhaltsvalide. Im Rahmen einer umfangreichen Validierungsstudie wurde die Interrater-Reliabilität des Arbeits-Angst-Interviews bestimmt (Linden et al. 2009c). Dazu wurden Interviewteilnehmer ($N = 106$) von einem Interviewer und einem Beobachter unabhängig voneinander eingestuft. Die Interviews wie die Beobachterratings wurden durch vier in der Anwendung klinischer Interviews trainierte Psychologen durchgeführt, die im Wechsel sowohl als Beobachter als auch als Interviewer fungierten. Berechnet wurden die prozentualen Übereinstimmungen und Kappa-Koeffizienten. Über alle Arbeits-Angst-Diagnosen hinweg beträgt der mittlere $k = 0{,}97$. Für die Partizipationsstörungen (Übereinstimmung ob vorhanden oder nicht vorhanden) ergab sich eine Übereinstimmung von $k = 0{,}97$.

9.5 Prävalenz arbeitsplatzbezogener Angsterkrankungen bei Psychosomatikpatienten

In psychosomatische Rehabilitationskliniken werden Patienten zugewiesen, die aufgrund einer psychischen Dauererkrankung an bereits länger andauernden Beeinträchtigungen in der Lebensführung leiden und die in 75 % der Fälle in

den 12 Monaten vor Aufnahme in die Rehabilitation arbeitsunfähig sind und in
51 % länger als 3 Monate (Deutsche Rentenversicherung Bund DRV 2009). Bei
diesen Patienten stellt sich Frage nach der Prognose der beruflichen Leistungsfähigkeit und oft steht damit zusammenhängend die Frage einer Erwerbsminderung oder einer Gefährdung der Arbeits- und Erwerbstätigkeit im Raum. Die
klinische Erfahrung zeigt, dass die Arbeitsunfähigkeit in vielen Fällen nicht nur
auf die Grunderkrankung zurückzuführen ist, sondern auf Ängste, die auf den
Arbeitsplatz bezogen sind.

Auf der Basis des Arbeits-Angst-Interviews finden sich arbeitsplatzbezogene
Angststörungen bei 60 % der Patienten in der psychosomatischen Rehabilitation
(Linden und Muschalla 2007b; Muschalla 2008). Diese Rate der spezifischen
arbeitsplatzbezogenen Angsterkrankungen ist erwartungsgemäß hoch, weil die
psychosomatischen Rehabilitationspatienten ein mit speziell arbeitsbezogenen
Problemen belastetes Klientel darstellen (Deutsche Rentenversicherung Bund
DRV 2009).

Im Spektrum der arbeitsplatzbezogenen Angststörungen (▶ Abb. 9.2) kommen
generalisierte Sorgenängste bei Männern wie bei Frauen am häufigsten vor:
30,4 % der Psychosomatikpatienten sind davon betroffen. Ähnlich häufig sind
arbeitsbezogene Insuffizienzängste (26,5 %) und Anpassungsängste nach kritischen Veränderungen oder Konflikterlebnissen am Arbeitsplatz (19,6 %). Es gibt
nur wenige Unterschiede zwischen Männern und Frauen in den Häufigkeiten
der Arbeitsplatzängste. Dies betrifft hypochondrische Ängste, die bei Männern
(18,2 %) deutlich häufiger auftreten als bei Frauen (6,7 %), sowie zu geringem
Grad situationsbezogene und generalisierte Ängste.

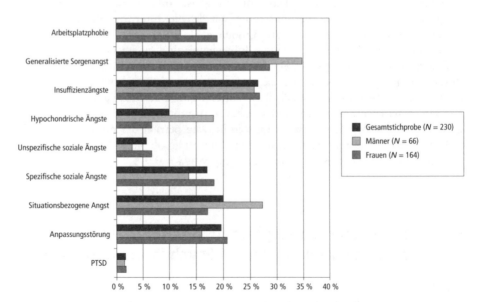

Abb. 9.2: Verteilung arbeitsplatzbezogener Angsterkrankungen bei Patienten in der
psychosomatischen Rehabilitation (N = 230, relative Häufigkeiten, Diagnosen
entsprechend Arbeits-Angst-Interview)

17 % aller 230 Patienten bzw. 26,9 % der 134 von arbeitsplatzbezogenen Ängsten betroffenen Psychosomatikpatienten haben zusätzlich eine Arbeitsplatzphobie entwickelt (Muschalla 2008), d. h. eine den gesamten Arbeitsplatz betreffende phobische Vermeidungsangst. Diese Patienten hatten im Arbeits-Angst-Interview im Durchschnitt noch 2,5 (SD = 1,25) komorbide Arbeitsplatzangstdiagnosen neben der Arbeitsplatzphobiediagnose. Am häufigsten ging die Arbeitsplatzphobie mit Insuffizienzängsten (59 %) und spezifischen sozialen Ängsten (51 %) einher, war aber auch häufig von Sorgenängsten (51 %) flankiert. Andererseits gingen aber generalisierte Sorgenängste nicht regelhaft mit Arbeitsplatzphobie einher (29 %), was zeigt, dass es sich um unterschiedliche Phänotypen von Angst handelt.

Zwischen den sonstigen verschiedenen arbeitsplatzbezogenen Ängsten, die mit dem Arbeits-Angst-Interview diagnostiziert wurden, gibt es vielfach Komorbiditäten. Patienten mit arbeitsplatzbezogenen Angstdiagnosen aber ohne Arbeitsplatzphobie (N = 134) hatten im Durchschnitt 1,9 (SD = 1,0) komorbide Arbeitsplatzangst-Diagnosen. Arbeitsplatzbezogene soziale Ängste zeigten dabei die Tendenz, mit einer größeren Anzahl anderer arbeitsplatzbezogener Ängste einherzugehen: Patienten mit arbeitsplatzbezogener spezifischer sozialer Phobie, d. h. Angst vor bestimmten Kollegen oder Vorgesetzten, hatten im Durchschnitt 2,74 (SD = 1,1) andere Arbeitsangstdiagnosen, und solche mit unspezifischer arbeitsplatzbezogener sozialer Phobie sogar 3,23 (SD = 1,1). Die komorbiden Ängste waren vor allem Anpassungsstörungen und Insuffizienzängste (46–61 %), generalisierte Sorgenängste (54–64 %) und Arbeitsplatzphobie (85–92 %). Patienten mit generalisierten Sorgenängsten waren auch häufig von Insuffizienzerleben geplagt (50 %) und andersherum (57 %). Die generalisierte Sorgenangst war diejenige Angstform, die bei allen sonstigen Ängsten häufig begleitend zu finden war (25–64 %). Das bedeutet, dass sie sich durch verschiedenste Bereiche hindurchzieht, denn Sorgen kann man sich bei jedem Anlass und in jeder Hinsicht machen: über die Leistungsfähigkeit, die Kollegen und Vorgesetzten, die neue Arbeitsaufgabe, die Gesundheit am Arbeitsplatz usw. Demgegenüber sind die phobischen und reaktiven Ängste wie die PTSD, die Anpassungsstörung, die sozialen Ängste eher spezifisch auf einen bestimmten Gegenstand bezogen und daher weniger häufig mit mehreren anderen Arbeitsplatzängsten gleichzeitig assoziiert.

9.6 Komorbiditäten zwischen klassischen Angsterkrankungen und Arbeitsplatzangsterkrankungen

Komorbidität bedeutet das Nebeneinander-Bestehen mehrerer Erkrankungen. Patienten mit mehreren psychischen Erkrankungen haben eine höhere Symptombelastung und sind auch schwieriger zu behandeln als Patienten mit nur einer psychischen Erkrankung (Campbell et al. 2007; Lee und Dunner 2008; Kroenke et al. 2007). Komorbide Angsterkrankungen können auf unterschiedliche Weise entstehen. Ein Mechanismus ist eine Angstausweitung infolge von Generalisierungsprozessen. Angst ist ihrem Wesen nach stimulusgebunden, hat aber auch die Neigung, sich auszubreiten, d. h. zu generalisieren. Ängste können sich von einer Ausgangssituation, d. h. von einem konkreten Stimulus ausgehend, auch auf andere ähnliche Bereiche ausbreiten. Des Weiteren haben Menschen mit einer ängstlichen Persönlichkeit oder generalisierten Angststörung die grundsätzliche Tendenz, in allen Lebensbereichen ein überhöhtes Ausmaß an Angst zu erleben, was ein Risikofaktor für die Entwicklung weiterer spezifischer Angsterkrankungen (z. B. Panikstörung, Hypochondrie) ist. Ebenso kann eine Panikstörung oder Agoraphobie zur Entwicklung einer hypochondrischen Selbstbeobachtung oder generalisierter Befürchtungen führen.

Für das Verhältnis zwischen allgemeinen und arbeitsplatzbezogenen Angsterkrankungen gilt zum einen, dass Arbeitsplatzangststörungen als ein spezifisches eigenständiges Phänomen vorkommen können. Andererseits können Patienten mit klassischen Angsterkrankungen im Verlauf auch zusätzliche arbeitsplatzbezogene Ängste entwickeln. Schließlich können sich bei Patienten, die zuerst Angst am Arbeitsplatz erleben, diese auch in andere Lebensbereiche ausbreiten.

An 230 Patienten in der psychosomatischen Rehabilitation wurden die Häufigkeiten und Muster der Komorbidität von klassischen Angsterkrankungen und Arbeitsplatzängsten untersucht (Muschalla 2008), 50,9 % der befragten Patienten litten unter klassischen Angsterkrankungen. Es fanden sich zwischen den klassischen Angsterkrankungen und spezifischen Arbeitsplatzangststörungen relevante Überlappungen (▶ Tab. 9.1). 35 % der Patienten litten sowohl unter arbeitsplatzbezogenen Ängsten wie auch unter einer klassischen Angsterkrankung. Von den Patienten mit klassischen Angsterkrankungen hatten 69 % auch eine arbeitsplatzbezogene Angsterkrankung.

Tab. 9.1: Komorbiditätsübersicht zwischen klassischen Angsterkrankungen und arbeitsplatzbezogenen Ängsten bei psychosomatischen Patienten (N = 230)

	Patienten mit arbeitsplatzbezogenen Ängsten (N = 134)	Patienten ohne arbeitsplatzbezogene Ängste (N = 96)	
Patienten mit klassischer Angstkrankung [N = 117]	35,2 % bzw. n = 81 [69,2 %] (60,4 %)	15,7 % bzw. n = 36 [30,8 %] (37,5 %)	50,9 % [100 %]
Patienten ohne klassische Angstkrankung [N = 113]	23 % bzw. n = 53 [46,9 %] (39,6 %)	26,1 % bzw. n = 60 [53,1 %] (62,5 %)	49,1 % [100 %]
	58,2 % (100 %)	41,8 % (100 %)	100 %

23 % der untersuchten Patienten hatten ausschließlich eine arbeitsplatzbezogene Angsterkrankung ohne komorbide klassische Angsterkrankung. Von den Patienten mit Arbeitsplatzängsten haben 39,6 % keine zusätzliche klassische arbeitsplatzunahängige Angsterkrankung, sondern nur die arbeitsplatzbezogene Störung.

Betrachtet man die verschiedenen Komorbiditätsmuster der einzelnen Diagnosen, so zeigen sich unterschiedliche Zusammenhänge. Patienten mit einer klassischen arbeitsplatzunabhängigen generalisierten Angsterkrankung erfüllten in 71,8 % der Fälle die Kriterien einer arbeitsplatzbezogenen Sorgenangst. Umgekehrt litten jedoch nur 40 % der Patienten mit spezifischen arbeitsplatzbezogenen Sorgenängsten an einer klassischen arbeitsplatzunabhängigen generalisierten Angsterkrankung, d. h. bei 60 % dieser Fälle sind die arbeitsplatzbezogenen Ängste nicht durch eine klassische generalisierte Angststörung zu erklären.

Patienten mit einer klassischen arbeitsplatzunabhängigen Sozialen Phobie litten zu 83,3 % an irgendeiner Art von arbeitsplatzbezogenen Ängsten. Anderserseits berichteten nur wenige (15,4 %) der Patienten mit einer Arbeitsplatzangst auch über eine klassische soziale Phobie. 27,8 % der Patienten mit einer klassischen sozialen Phobie berichteten von einer spezifischen und 44,4 % von einer unspezifischen arbeitsplatzbezogenen sozialen Phobie. Nur 12,8 % der Patienten mit einer spezifischen, aber 61,5 % mit einer unspezifischen arbeitsplatzbezogenen Phobie litten auch unter einer klassischen sozialen Phobie.

Diese Befunde zeigen, dass arbeitsplatzbezogene Ängste nicht gleichgesetzt werden dürfen oder abgeleitet werden können aus dem Vorliegen einer klassischen Angsterkrankung oder psychischen Störung. Je nach Art der Angsterkrankung ist die Spezifität des Stimulus verschieden. Damit wird erklärbar, dass Menschen mit genereller Sorgenneigung im Rahmen einer klassischen generalisierten Angsterkrankung dazu neigen, sich auch am Arbeitsplatz Sorgen zu machen, oder dass Menschen mit generellen sozialphobischen Ängsten auch in Interaktionen am Arbeitsplatz Schwierigkeiten und Ängste haben.

Interessanterweise kam die Arbeitsplatzphobie in erster Linie zusammen mit einer depressiven Episode vor (in 59 % der Arbeitsplatzphobiefälle), gefolgt von Agoraphobie in 41 % der Fälle. Mit sonstigen klassischen Angsterkrankungen gab es vergleichsweise geringe Komorbiditätsraten (0 % für PTSD bis 19 % für Anpassungsstörung mit Angst). Die vergleichsweise hohe Komorbiditätsrate mit Agoraphobie wird dadurch erklärbar, dass Patienten mit Arbeitsplatzphobie bzgl. des Arbeitsplatzes und des räumlichen Umfeldes ein Vermeidungsverhalten zeigen, was sie unter Umständen daran hindert, öffentliche Plätze in Nähe des Arbeitsplatzes aufzusuchen. Dies sieht dann vordergründig aus wie eine agoraphobische Symptomatik. Der Hintergrund ist jedoch nicht wie bei der klassischen Agoraphobie die Angst, in der Öffentlichkeit einen plötzlichen Panikanfall zu erleiden und keine Hilfe zu bekommen, sondern die Angst, Kollegen oder Vorgesetzte zu treffen und damit unmittelbar mit dem angstbesetzen Stimulus konfrontiert zu werden.

Da klassische Depressionen häufig mit Insuffizienzängsten einhergehen, d. h. Ängsten, keine ausreichenden Fähigkeiten zu haben oder Minderleistungen zu erbringen, sollen sie in diesem Zusammenhang auch Erwähnung finden: 53,5 %

der Patienten mit der Diagnose einer depressiven Episode hatten zusätzlich eine komorbide klassische Angsterkrankung. 43,0 % litten an spezifischen arbeitsplatzbezogenen Insuffizienzängsten und 33,7 % an arbeitsbezogenen Sorgenängsten. Andererseits lag bei Patienten mit arbeitsplatzbezogenen Insuffizienzängsten in 60,7 % der Fälle auch eine Depression vor, und bei 54 % der Patienten mit arbeitsplatzbezogener unspezifischer sozialer Phobie. Depressive Patienten hatten in 26,7 % der Fälle eine Arbeitsplatzphobie, und Patienten mit Arbeitsplatzphobie-Diagnose hatten in 59 % der Fälle eine depressive Episode entsprechend MINI Interview.

9.7 Nosologischer Status arbeitsplatzbezogener Angsterkrankungen

Die Bedeutsamkeit von Krankheit bzw. die Bestimmung dessen, was als Krankheit anzusehen ist, hängt nicht nur von der akuten Symptomatik ab, sondern auch dem Verlauf, der Prognose, der relativen Ausprägung der Schwere sowie den Krankheitsfolgen für die allgemeine Lebensführung oder die Erwerbsfähigkeit. Wenn es um arbeitsplatzbezogene Ängste geht, ist als Besonderheit der Bezug auf einen bestimmten Lebensbereich zu beachten. Es gibt bereits eine Reihe von sonstigen Ansätzen zur Konzeptualisierung arbeitsplatzspezifischer psychischer Erkrankungen. So gibt es verschiedene Konzepte von explizit arbeitsplatzbezogenen psychischen Erkrankungen. Mezerai und Kollegen (2006) diskutieren Depression als Resultat eines Arbeitsplatzereignisses, quasi im Sinne eines »Arbeitsunfalls«. Nach diesem Konzept kann sich ein depressives Syndrom nach einem am Arbeitsplatz als belastend erlebten unvorhergesehenen Ereignis entwickeln. Dieses Konzept zeigt Parallelen zum Konzept der ereignisbezogenen arbeitsplatzbezogenen Anpassungsstörung mit Angst. Mezerai et al. (2006) identifizierten spezielle Risikofaktoren, die die psychische Gesundheit am Arbeitsplatz beeinträchtigen können: Überforderung, Defizite in der Kommunikation, Rollenkonflikte, kompetitives Arbeitsklima, Gewalttoleranz. Um ein depressives Syndrom als eine Art »Arbeitsunfall« feststellen zu können, muss der Beginn der Symptomatik eindeutig mit dem unvorhergesehenen Ereignis in Zusammenhang gebracht werden können. Die Autoren beschreiben ebenfalls Beeinträchtigungen der Partizipations- und Rollenübernahmefähigkeit als Folge der depressiven Symptomatik.

Ein anderes Beispiel für ein arbeitsplatzspezifisches Krankheitskonzept wurde von Moore und Kollegen (2001) vorgestellt, die das Phänomen des generellen versus arbeitsbezogenen Alkoholtrinkens beschrieben. Sie nehmen dabei Bezug darauf, dass es in bestimmten Berufsgruppen, wie z.B. bei Maurern, zu den Erwartungen gehören kann, Alkohol zu konsumieren und dies durchaus in größeren Mengen oder mit Regelmäßigkeit. Diese arbeitsplatzbezogene Form des Abusus wäre dann zu unterscheiden und ggf. auch anders zu behandeln als primäre Alkoholerkrankungen.

Neben der diagnostischen Abgrenzung arbeitsbezogener psychischer Erkrankungen wurden auch arbeits-spezifische Therapieansätze vorgestellt, wie bspw. ein Computertraining für ältere Arbeitnehmer (Beutel et al. 2004), in dem speziell Lernbedürfnisse und computerbezogene Ängste der Betroffenen berücksichtigt wurden.

Auch arbeitsplatzbezogene Ängste werden über den Kontextbezug zu einem speziellen Problem. Eine arbeitsplatzbezogene Angststörung hat die Besonderheit, dass

- die Angst mit spezifischen arbeitsplatzassoziierten situativen Bedingungen zusammenhängt, während »klassische« Störungen unabhängig von solchen spezifischen Rahmenbedingungen sind,
- die Arbeitsplatzangst innerhalb des spezifischen Lebensbereichs Arbeit spezielle Konsequenzen hat, z.B. in Form von Leistungseinschränkungen und Teilhabestörungen im normalen Arbeitsalltag,
- die Arbeitsplatzangst anders als eine artverwandte klassische Angststörung spezielle Diagnostik- und Therapieerfordernisse stellt.

Zunächst ist bspw. eine Arbeitsplatzphobie nichts anderes als eine übliche Phobie, analog zu Akro-, Klaustro- oder Agoraphobie mit Angst bis zur Panik bei Annäherung an das gefürchtete Objekt und Entspannung bei Abwendung und Vermeidung. Dennoch stellt diese Arbeitsplatzphobie auch ein klinisches Problem eigener Wertigkeit dar, mit eigenen Entwicklungsfaktoren und Therapieerfordernissen. Dies ist durch die Besonderheiten des angstauslösenden Stimulus bedingt:

- Der Arbeitsplatz ist kein einfach abgrenzbarer Stimulus wie z.B. eine Spinne oder die U-Bahn, sondern in aller Regel ein komplexer Stimulus, in dem situative und interaktionelle Elemente zusammenfließen.
- Die Vermeidung des Arbeitsplatzes hat regelhaft negative Konsequenzen für die biographische Entwicklung.
- Die Vermeidung des Arbeitsplatzes kann zur Chronifizierung der zugrunde liegenden Störung beitragen, indem das eigene Insuffizienzerleben und die Phantasien über Bedrohungen die dysfunktionalen Störungsmodelle des Patienten verfestigen.
- Der Arbeitsplatz kann im Gegensatz zu Straße oder U-Bahn nicht jederzeit und anonym betreten werden. Therapeutische Expositionsübungen am Arbeitsplatz sind damit erheblichen Einschränkungen unterworfen.

Diese Besonderheiten machen Arbeitsplatzängste zu einem besonders schwierigen klinischen Problem. Unabhängig davon, im Kontext welcher Grunderkrankung der einzelne Fall steht, werden therapeutisch auf jeden Fall auch speziell auf die Arbeitsplatzphobie abgestellte Therapieinterventionen erforderlich. Von daher ist die Arbeitsplatzphobie, auch wenn sie als Sekundärphänomen auftritt, ein klinisches Problem eigenen Rangs, analog zur Schulphobie (Schlung 1987). Auch Schulphobie ist im Kontext z. B. von Schulversagen, Angsterkrankungen, Störungen des Sozialverhaltens oder Entwicklungsstörungen anzutreffen. Dennoch handelt es sich um ein pädagogisch und therapeutisch abzugrenzendes klinisches Sonderproblem von großer Häufigkeit mit hoher klinischer Relevanz und ist das eigentliche Krankheitsphänomen, durch das die weitere Entwicklung des Kindes beeinträchtigt wird.

Hinsichtlich der nosologischen Systematik kann eine arbeitsplatzphobische Entwicklung analog zur diagnostischen Stellung eines cerebralen Insults (Schlaganfalls) gesehen werden. Ein Insult ist eigentlich nur ein Zusatzproblem oder -symptom eines metabolischen Syndroms, einer Arteriosklerose, eines Vorhofflimmerns mit Thromboembolie oder einer Tumorerkrankung. Wenn es aber erst einmal zu einer derartigen Zusatzkomplikation gekommen ist, ist damit auch ein neuer Krankheitsstatus entstanden, der unabhängig von der Grunderkrankung die Gesamtprognose verändert und auch eigene Therapieerfordernisse nach sich zieht und selbstverständlich auch mit einer eigenen Diagnose und ICD-Nummer erfasst wird, da es nicht genügen würde, nur die Grunderkrankung zu benennen.

Analog sollten daher arbeitsplatzbezogene Ängste gemäß der modernen Komorbiditäts-Klassifikation als eigenständige Diagnose aufgeführt werden, bzw. auch als Hauptdiagnose, wenn sie das Primärproblem darstellen. In Bezug auf die ICD-10 können arbeitsplatzbezogene Ängste derzeit kodiert werden als ICD-10 F 41.8, im Sinne einer sonstigen spezifischen Angststörung.

10 Kontext- und personbezogene Vulnerabilitäts- und Resilienzfaktoren bei arbeitsplatzbezogenen Ängsten

Bei der Beschreibung und dem Verstehen von Angsterkrankungen spielen neben dem Verständnis der verschiedenen Angst-Phänotypen und den an der Entwicklung von Ängsten beteiligten psychologischen Prozessen auch die individuelle Widerstandsfähigkeit, Stabilität und Ressourcen eine wichtige Rolle. Man spricht von Resilienz (Widerstandsfähigkeit) im positiven Sinne und Vulnerabilität (Verletzlichkeit) im negativen Sinne. Im Sinne des bereits erwähnten ICF-Modells (WHO 2001) geht es hierbei um die sogenannten Kontextfaktoren. Diese umfassen Umweltfaktoren (z.B. Arbeitsbedingungen, Familie) sowie Personfaktoren. Letztere schließen in Anlehnung an das mehraxiale Diagnosesystem des DSM-IV die Persönlichkeit, das psychosoziale Funktionsniveau und den somatischen Gesundheitszustand mit ein.

Im Kontext von Arbeitsängsten ist als primärer Umwelt-Kontextfaktor an die Arbeitsbedingungen zu denken. Ein anderer, in der Literatur immer wieder diskutierter Umwelt-Kontextfaktor im Zusammenhang mit Angst ist das soziale Netz. Ein wichtiger Person-Kontextfaktor sind körperliche Erkrankungen. Je körperlich kränker ein Mensch ist, desto belastender wird auch die Arbeitssituation. Diese Faktoren sollen im Folgenden näher diskutiert werden.

10.1 Berufsfeldanforderungen als Umwelt-Kontextfaktoren bei arbeitsplatzbezogenen Ängsten

Unterschiedliche Berufsfelder haben verschiedene Arbeitsplatzcharakteristika, stellen unterschiedliche Anforderungen an die Arbeitnehmer und beinhalten auch unterschiedliches Bedrohungspotenzial. Es stellt sich die Frage, ob sich in bestimmten Berufsfeldern bestimmte Phänotypen von Arbeitsplatzängsten häufen oder ob sie sich über alle Berufsfelder ähnlich verteilen. In der bisherigen Forschung wurde mit Blick auf verschiedene Berufsfelder psychisches Belastungserleben – ohne spezifische Differenzierung zwischen generellem Belastungserleben und spezifischen arbeitsplatzbezogenen Ängsten – in Stichproben aus der allgemeinen oder arbeitenden Bevölkerung (Lindblom et al. 2006), in klinischen Stichproben (Nieuwenhuijsen et al. 2006; McLaughlin et al. 2005) oder in homogenen Berufsgruppen untersucht. Es wurden Untersuchungen an Kranken-schwestern und Personal der medizinischen Versorgung durchgeführt (Laposa et al. 2003; Alexy und Hutchins 2006), bei Büroangestellten (Sjörgen et al. 2006), aber auch speziellen Berufen wie professionellen Künstlern (Fehm und Schmidt 2006) oder Militärangehörigen (Price et al. 2006). In einer Studie an 28.971 dänischen Patienten (Wieclaw 2006) zeigte sich, dass Beschäftigte in sozialen Berufen häufiger von psychischen Erkrankungen betroffen waren als Menschen in anderen Arbeitsgebieten. In bestimmten Berufen scheinen Frauen überpro-portional gefährdet, z. B. Grundschullehrerinnen, Polizistinnen, Sozialarbei-terinnen oder Altenpflegerinnen. Auch bei den Männern waren Kinderpfleger, gefolgt von Grundschullehrern, Altenpflegern und Sozialarbeitern, häufiger von psychischen Erkrankungen betroffen. Sowohl Männer als auch Frauen, die in der medizinischen Versorgung arbeiteten (Arzt, Krankenschwester, etc.), hatten überdurchschnittlich häufig depressive Symptome. Männer litten im Vergleich zu Frauen häufiger unter durch Stress und Arbeitsbelastung ausgelösten psychischen Erkrankungen.

Untersucht man speziell arbeitsplatzbezogene Ängste, dann zeigen sich inte-ressante Parallelen (Muschalla 2008; Linden et al. 2009c): Auch hier gilt, dass Menschen, die in praktischen Gesundheitsberufen tätig waren (Krankenhaus, Altenpflege), die höchsten Werte subjektiv empfundener Job-Angst hatten, im Vergleich zu Befragten mit anderen Berufen. ▶ Abb. 10.1 gibt einen Überblick über die Verteilungen von arbeitsplatzbezogenen Angsterkrankungen von Pati-enten einer psychosomatischen Rehabilitationsklinik, die in verschiedenen Berufsbereichen beschäftigt waren.

Arbeitsplatzbezogene generalisierte Sorgenängste, im Sinne von ständigen Befürchtungen um alltägliche Arbeitsangelegenheiten, wurden bei Untersu-chungsteilnehmern aus allen Berufsfeldern in stärkerer Ausprägung festgestellt. Das liegt in der Natur der Sorgenängste (Linden 2003a). Sorgen machen kann man sich um alles Mögliche. Das Empfinden, dass man »Stress« oder »Prob-leme« hat, ist nicht auf bestimmte Tätigkeiten oder Berufe begrenzt, sondern kann überall, bspw. in technischen Berufsgebieten wie auch in den Arbeitsfeldern der medizinischen Versorgung oder der öffentlichen Verwaltung, vorkommen. Gleiches gilt im Prinzip für Insuffizienzängste, die ebenfalls über alle Berufs-gruppen hinweg hohe Werte zeigen. Die Ausnahme sind Bildungsberufe. Es kann spekuliert werden, dass die Position des Lehrenden mit dem subjektiven Gefühl des überlegenen Wissens oder Könnens einhergeht und damit Insuffizienzängsten entgegenwirkt.

Arbeitsplatzbezogene Hypochondrie findet sich vor allem in technischen Berufen (17 %). Hier gibt es objektiv die größten Gefahren für die Gesundheit. Eine andere Erklärung dafür könnte auch sein, dass es in diesen Berufen mehr Männer gibt, die eher über körperliche denn psychische Symptome berichten, wenn sie in Probleme geraten.

Auch Bildungsberufe berichten vergleichsweise häufig über hypochondrische Ängste. Ob dies mit dem Erleben höherer Gesundheitsgefährdung, z. B. durch Ansteckung in Kindergärten zu erklären ist oder einer grundsätzlichen berufsbe-dingten Sensibilität für Gesundheitsfragen, können die Daten nicht beantworten.

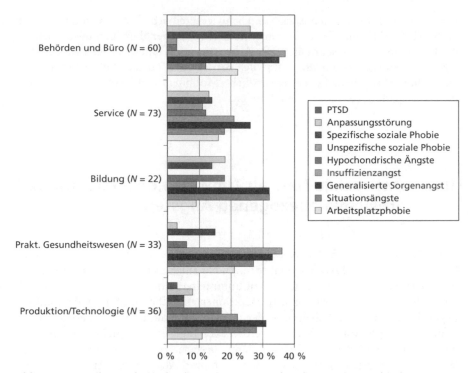

Abb. 10.1: Verteilung arbeitsplatzbezogener Angsterkrankungen in verschiedenen Berufsgruppen (*N*=224, relative Häufigkeiten, Diagnosen entsprechend Arbeits-Angst-Interview)

Im Gegensatz dazu gibt es nachvollziehbar weniger Krankheitsängste bei Büroangestellten.

Spezifische soziale Phobien finden sich vorrangig in Serviceberufen, in Bildungsberufen und in Gesundheitsberufen, die täglich mit anderen Menschen konfrontiert sind, jedoch deutlich seltener bei Büroangestellten oder technischen Berufen. Eine ähnliche Verteilung findet sich für ängstliche Anpassungsstörungen, d.h. konfliktbezogene Ängste. Schließlich finden sich situationsbezogene Ängste vor allem in Service-, Bildungs- und Gesundheitsberufen, die belastenden sozialen Situationen ausgesetzt sind. Dies ist auch die einzige Berufsgruppe, in der über eine berufsbezogene PTSD geklagt wird.

Aus den Verteilungen der arbeitsplatzbezogenen Ängste wird deutlich, dass es in der klinischen Praxis wichtig ist, die konkrete Situation am Arbeitsplatz zu analysieren, wenn ein Patient unter arbeitsplatzbezogenen Ängsten zu leiden scheint. Es sollte zunächst eine berufsbezogene Anamnese durchgeführt werden. Dabei sollte nicht nur nach Überstunden und Arbeitsinhalten gefragt werden, sondern es sollte die konkrete Situation am Arbeitsplatz erfragt werden, d.h. was genau muss der Arbeitnehmer tun ab dem Zeitpunkt, zu dem er morgens zum Arbeitsbeginn erscheint, wie sieht der Tagesablauf aus, mit wem hat er wo wann was zu tun und wobei treten Ängste und Schwierigkeiten auf? Wenn möglich sollten auch mit Zustimmung des Patienten externe (Beobachter-)Informationsquellen bei der Beschreibung und Beurteilung der Arbeitssituation miteinbezogen werden, wie z. B. Kollegen oder Vorgesetzte oder der Betriebsarzt, da die Wahrnehmung und Darstellungen der Betroffenen, etwa über »Mobbing«, subjektiv sind und durch die Psychopathologie verzerrt sein können.

10.2 Das soziale Netz als Umwelt-Kontextfaktor bei arbeitsplatzbezogenen Ängsten

Menschen leben in sozialen Netzwerken. Dazu gehören die Familie, aber auch Freunde, Nachbarn, Freizeitkontakte und nicht zuletzt die Menschen am Arbeitsplatz. Diese Sozialbeziehungen können unmittelbar eine Quelle von Lebenserfüllung oder aber von Belastung sein. Sie können mittelbar Einfluss haben auf die Bewältigung sonstiger Lebensanforderungen. Probleme in einem Lebensbereich können verstärkt oder gemildert werden, abhängig von aktuellen Belastungen oder der Unterstützung in einem anderen Bereich. Insofern ist die Frage nach Wechselbeziehungen zwischen sozialem Netz und Ängsten am Arbeitsplatz von großem theoretischem und praktischem Interesse.

In der Literatur finden sich unterschiedliche Beschreibungsmodelle und Operationalisierungen des sozialen Netzes eines Individuums und der sozialen Unterstützung. Sozialbeziehungen können bzgl. soziologischer Aspekte in strukturelle und inhaltlich-funktionale Beziehungen eingeteilt werden (House et al. 1988). Auf der strukturellen Ebene werden die soziale Integration eines Menschen und seine Netzwerkstruktur betrachtet. Soziale Integration umfasst die quantitative Größe eines Netzwerkes, die Kontakthäufigkeit mit Netzwerkmitgliedern und die verschiedenen Rollen, die eine Person innerhalb dieses Netzwerkes annimmt (z. B. Freund, Vater, Sohn, Nachbar usw.). Der Partnerstatus ist auch ein Zeichen der sozialen Integration. Die Strukturmerkmale des Beziehungsnetzwerkes lassen jedoch keine Aussage über die Qualität der zwischenmenschlichen Interaktion zu. Es liegen empirische Beweise dafür vor, dass die funktionalen Aspekte des sozialen Netzes enger mit dem Gesundheits- bzw. Krankheitszustand der Empfänger zusammenhängen als die strukturellen (Schwarzer und Leppin 1989; Uchino 2004). Als quantitativer, struktureller Aspekt eines Netzwerkes ist die soziale Integration eine Voraussetzung für soziale Unterstützung (Schwarzer und Hahn 1994).

Die soziale Unterstützung oder Belastung durch Mitglieder des sozialen Netzes ist der qualitativ-funktionale Aspekt dieses Netzwerkes. Allerdings bietet nicht jede Kontaktperson, bzw. potenzielle Quelle sozialer Unterstützung Hilfe, und wenn, dann auch nicht immer in gleichem Maße. Mit der wachsenden Zahl der Operationalisierungen, Messinstrumente und widersprüchlichen Ergebnisse wurde klar, dass es sich bei dem sozialen Rückhalt um ein mehrdimensionales Konstrukt handelt (vgl. dazu Röhrle 1994; Vaux 1988).

Unter *sozialer Unterstützung* versteht man zwischenmenschliche soziale Interaktionen, die darauf abzielen, einen Leid erzeugenden Zustand zu verändern oder bei objektiver Unveränderbarkeit die Belastungsfolgen abzumildern (Gusy 1995; Schwarzer 2000). In der Literatur wird grundsätzlich unterschieden zwischen subjektiv erlebter Unterstützung aus Sicht der Empfänger und der angebotenen Unterstützung, gemessen durch Beobachtung oder Befragung der Unterstützungs-Anbieter (Röhrle 1994; Schwarzer und Leppin 1991). Für die Gesundheit erscheint es wichtiger, was jemand erlebt, als das, was tatsächlich an Unterstützung angeboten wird (Schwarzer 1990). Demzufolge spielen die persönliche Überzeugung und das Gefühl, über sozialen Rückhalt zu verfügen, eine bedeutsamere Rolle als die entsprechenden objektiv erhobenen Sachverhalte. Ausgehend von diesen Überlegungen wird soziale Unterstützung aus der subjektiven Perspektive der Empfänger (als internale Ressource) mittels Selbstbeurteilungsfragebogen erfasst (z.B. MuSK, Linden et al. 2007). Dabei können die Dimensionen der praktischen und der emotionalen Unterstützung unterschieden werden, sowie die Dimension der erlebten Belastung durch den entsprechenden Kontaktpartner. Unter den Begriff der *praktischen Unterstützung* (House 1981) fallen Hilfeleistungen im Alltag wie z.B. das Bereitstellen materieller Güter, Übernahme von Erledigungen (z.B. Einkäufe), Pflege oder auch die Zeit, in der eine Person für jemanden da ist. Quellen hierfür können alle sozialen Bezugspersonen sein. Praktische Unterstützung wird besonders relevant, wenn Personen erkranken oder aus anderen Gründen auf Hilfe angewiesen sind. *Emotionale Unterstützung* drückt sich in Form von fürsorglichem Verhalten anderer Personen aus, welches Vertrauen, Wertschätzung, Trost, Interesse und Einfühlungsvermögen einschließt. Diese Art der Unterstützung ist besonders notwendig bei den emotionalen Folgen von belastenden Ereignissen und kann durch enge Vertraute wie z.B. intime Partner, Verwandte, Freunde oder Arbeitskollegen geleistet werden. Es wird davon ausgegangen, dass soziale Interaktionen einen Einfluss auf den Gesundheitszustand von Menschen haben (Röhrle 1994; Sarason et al. 1990; Vaux 1988; Cohen und Wills 1985).

In der Literatur wurde den positiven Effekten sozialer Integration und Unterstützung breite Aufmerksamkeit zuteil. Allerdings hat das soziale Netz nicht nur positive Auswirkungen, es kann auch Belastungen mit sich bringen (Schwarzer und Leppin 1991). Der Aspekt der *sozialen Belastung* wurde in der Forschung und Diskussion zur sozialen Unterstützung oft vernachlässigt (Röhrle 1994).

Soziale Beziehungen beinhalten auch *Konflikte*, die als Belastung für die psychische Gesundheit erlebt werden können. So heben Probleme in einer Beziehung den Vorteil der Partnerschaft in Bezug auf soziale Unterstützung und bessere Gesundheit auf (Aneshensel 1986). Es sind folglich nicht die zwischenmenschlichen Beziehungen und die soziale Integration an sich, die sich positiv oder negativ auf die Gesundheit eines Menschen auswirken, sondern die Qualität dieser Beziehungen. Die Größe des sozialen Netzes kann eine Rolle spielen für Belastungen, indem größere Netzwerke mehr Konflikt-, aber auch Kompensationsptential in sich tragen. Andererseits gehen kleine Netzwerke bei Erwachsenen in der Regel eher mit psychischen Erkrankungen und somatischen Belastungssignalen einher (Schwarzer und Leppin 1989). Eine wichtige Rolle spielt auch das Fehlen spezifischer Beziehungen, wie z. B. nahestehende Personen oder Freizeitkontakte.

Die Bedeutsamkeit sozialer Beziehungen am Arbeitsplatz wird in der Literatur häufig angesprochen (z. B. Laireiter und Lettner 1993; Perkonigg et al. 1993). So zeigte sich in der Berus-Studie (Broda et al. 1996), dass psychosomatische Patienten den Arbeitsplatz als häufigsten sozialen Problembereich angaben. Die Patienten erlebten den beruflichen Bereich im Zusammenhang mit ihrer Erkrankung vor der Behandlung als wichtigsten Belastungsfaktor. In einer repräsentativen Bevölkerungsstichprobe zeigte sich, dass stärkere Belastungen im Bereich der Verwandtschaft und Kernfamilien (über 20 % der Befragten waren arbeitslos) sowie vor allem auch der Arbeit auftraten (Laireiter und Lettner 1993). Sowohl Familien- als auch Arbeitsbeziehungen sind in der Regel überdauernde, relativ feste Gefüge mit Menschen, von denen man sich nicht aussuchen kann ob man mit ihnen zusammen sein will.

Bisherige Untersuchungen zeigten weitgehend übereinstimmend, dass Menschen mit großer sozialer Unterstützung am Arbeitsplatz weniger unter Arbeitsstress leiden als Menschen, die wenig soziale Unterstützung erleben (Etzion und Westman 1994; Viswesvaran et al. 1999). In einer vierwöchigen Selbstbeobachtungsstudie wurde gezeigt, dass die Unterstützung durch Arbeitskollegen bei einem guten Arbeitsklima zur Stressreduktion beiträgt (Perkonigg et al. 1993). In einer Längsschnittstudie (1977–1983) zum Einfluss von Stressfolgen in Abhängigkeit von sozialer Unterstützung und Kontrolle (Frese 1986) wurden 1.424 männliche gewerbliche Arbeitnehmer befragt und 750 Arbeitsplatzbeobachtungen durchgeführt. 57 % der Arbeiter, die hohen Stressoren ausgesetzt waren, aber nur wenig soziale Unterstützung erhielten, wiesen starke psychosomatische Beschwerden auf. Hingegen hatten nur 17 % der Arbeiter, die hohen Stressoren ausgesetzt waren, gleichzeitig aber auf hohe soziale Unterstützung durch Vorgesetzte zurückgreifen konnten, psychosomatische Beschwerden (Frese und Semmer 1991).

Es wurde auch das Krankschreibungsverhalten im Zusammenhang mit sozialer Unterstützung untersucht. In unterschiedlichen Branchen wurde übereinstimmend gefunden, dass mangelnde soziale Unterstützung am Arbeitsplatz mit höheren Fehlzeiten einhergeht (Melchior et al. 2003; Väänänen et al. 2003; Vahtera et al. 2000; Niedhammer et al. 1998; North et al. 1996). Ähnlich wie hoher Handlungsspielraum ist hohe soziale Unterstützung mit seltenem Jobwechsel assoziiert und mit geringen Kündigungsabsichten (Houkes et al. 2003).

Im Kontext der sozialen Unterstützung bzw. Belastung stellt sich des Weiteren die Frage, wie arbeitsplatzbezogene Ängste mit der sozialen Unterstützung zu Hause einerseits und mit der sozialen Unterstützung am Arbeitsplatz andererseits zusammenhängen. Zu dieser Frage wurden Patienten in der psychosomatischen Rehabilitation im Arbeits-Angst-Interview sowie mit der Job-Angst-Skala, der Symptom Checkliste SCL-90-R und einem Fragebogen zur Beurteilung der sozialen Unterstützung in verschiedenen Lebensbereichen befragt (Muschalla et al. 2010). Psychosomatikpatienten mit und ohne Arbeitsplatzangsterkrankungen unterschieden sich nicht voneinander in Bezug auf die Anzahl und Verteilungen der vorhandenen Bezugspersonen in den jeweiligen Lebensbereichen. Es ergaben sich jedoch Differenzen in der wahrgenommenen sozialen Unterstützung: Patienten ohne arbeitsplatzbezogene Angsterkrankung gaben deutlich mehr praktische Hilfe und emotionalen Rückhalt durch Kollegen an, und sie fühlten sich weniger sozial belastet durch Kollegen als Patienten mit arbeitsplatzbezogener Angsterkrankung. Auch im Selbstbericht zeigte sich, dass – anders als die allgemeine psychosomatische Symptombelastung – die spezifischen Job-Ängste unabhängig sind von der sozialen Unterstützungssituation in den Lebensbereichen Haushalt, Familie, Freunde, Freizeit und Nachbarschaft. Die Familie hat nach diesen Daten also wenig kompensatorischen Einfluss. Unabhängig von der allgemeinen psychosomatischen Symptombelastung hängt Job-Angst mit der spezifischen sozialen Unterstützungssituation am Arbeitsplatz zusammen. Hohe Job-Angst-Werte stehen in Zusammenhang mit niedriger praktischer und emotionaler Unterstützung am Arbeitsplatz und einer hohen sozialen Belastung durch Kollegen. Diese Ergebnisse passen zur Annahme einer spezifischen sozialen Kontextsituation für die psychische Befindlichkeit am Arbeitsplatz und stimmen mit anderen Untersuchungen überein (Frese 1986; Reisenzein et al. 1993).

Eine Erklärung dafür ist, dass die Effektivität sozialer Unterstützung abhängig ist von der Angemessenheit der Unterstützung (Schabracq et al. 1996). In einer Querschnittstudie an arbeitenden Eltern wurde gefunden, dass die Unterstützung durch Freunde und Kollegen für die körperliche und psychische Befindlichkeit am Arbeitsplatz bedeutsamer waren als die Hilfe durch den Partner (Shinn et al. 1989). Auch innerbetriebliche Rollen und Hierarchien können in unterschiedlicher Weise als soziale Unterstützungs- oder Bedrohungsfaktoren erlebt werden. Bei Untersuchungen der Beziehung zwischen Vorgesetzten und den untergeordneten Angestellten wurde gefunden, dass sich die Beziehung zum Chef als wichtigster Einflussfaktor für Stresserleben am Arbeitsplatz erwies (Tepper 2000), unabhängig von der Unterstützung zu Hause und durch Arbeitskollegen (Gilbreath und Benson 2004).

Die vorgenannten Befunde sind notgedrungen korrelativer Natur, so dass Schlussfolgerungen über kausale Zusammenhänge nur bedingt möglich sind. Dennoch sprechen die Ergebnisse dafür, dass allgemeine soziale Unterstützung im familiären oder freundschaftlichen, d. h. im nicht-arbeitsplatzbezogenen Kontext im Hinblick auf Arbeitsplatzprobleme und Arbeitsplatzängste offensichtlich nicht als sehr relevant erlebt wird, im Gegensatz zum sozialen Netz am Arbeitsplatz. Dies spricht wiederum für die Bereichsspezifität des Konzeptes der Arbeitsplatzängste. Soziale Unterstützung am Arbeitsplatz ist – wie die Arbeitsplatzängste selbst – ein kontextspezifisches klinisches Phänomen und unabhängig von erlebter sozialer Unterstützung außerhalb der Arbeit. Dies bedeutet, dass globale Aussagen über die generell erlebte soziale Unterstützung für ein Verständnis arbeitsbezogenen sozialen Erlebens und arbeitsplatzbezogener Ängsten nicht geeignet sind. Es muss spezifisch kontextbezogen nach den sozialen Gegebenheiten am Arbeitsplatz gefragt werden.

10.3 Herzerkrankung als Person-Kontextfaktor bei arbeitsplatzbezogenen Ängsten

Körperliche Erkrankungen stellen ihrer Natur nach nicht nur Belastungen sondern auch unmittelbare Bedrohungen dar. Es ist daher möglich, dass es auf dem Boden einer somatischen Erkrankung zu einer pathologischen Angstentwicklung kommen kann (Myrtek 1998; Wu et al. 2002). Des Weiteren gehen Erkrankungen einher mit Beeinträchtigungen der Leistungsfähigkeit am Arbeitsplatz und damit der Möglichkeit des beruflichen Scheiterns und negativer Bewertungen. Schließlich besteht auch die Möglichkeit einer Verschlimmerung des körperlichen Krankheitsstatus durch die Arbeit, was ebenfalls Angst erzeugen kann. Von daher stellt sich die Frage, inwieweit es einen Zusammenhang zwischen somatischen Erkrankungen und Arbeitsplatzangst gibt. Es gibt eine umfangreiche Forschung zur Frage der Komorbidität, d. h. dem Nebeneinanderbestehen von somatischen und psychischen Erkrankungen, von Tumorerkrankungen über Stoffwechselstörungen bis hin zu dermatologischen Krankheiten. Als Beispiel für schwere körperliche Erkrankungen und deren Zusammenspiel mit psychischer und speziell arbeitsplatzbezogener psychischer Erkrankung soll im Folgenden auf kardiologische Erkrankungen Bezug genommen werden, d. h. insbesondere auf Koronarerkrankungen.

Im Bundesgesundheitssurvey wird als Häufigkeit psychischer Erkrankungen bei Herzerkrankten eine Vierwochen-Prävalenz von 28,4 % berichtet (Jacobi 2007; Baumeister et al. 2005). Als psychische Komorbidität bei Herzerkrankungen fanden sich am häufigsten depressive Erkrankungen. Die Prävalenzangaben für Depressionen liegen für kardiologische Patienten in Abhängigkeit der eingesetzten Methode zwischen 15 % und 50 % (Titscher 2000; Herrmann-Lingen 2001; Eken et al. 2010; Jacobi 2007). Auch Angsterkrankungen finden in diesem Zusammenhang zunehmend Beachtung (Tully et al. 2008; Huffmann et al. 2008). So fanden Kittel und Kollegen (2002) in einer kardiologischen Rehabilitationsklinik bei 16,3 % der Rehabilitanden auffällige Angstwerte auf der Hospital Anxiety and Depression Scale HADS (Herrmann-Lingen et al. 2011). In einer eigenen Untersuchung (Linden et al. 2009c) an Kardiologie-Patienten erfüllten 31,4 % der Befragten im diagnostischen MINI-Interview die Kriterien irgendeiner psychischen Erkrankung, d. h. in 12,9 % die Kriterien eines depressiven Syndroms und in 13,9 % die einer Angststörung. Demnach scheinen Angsterkrankungen bei Herzerkrankungen mindestens so wichtig zu sein wie depressive Syndrome.

Das gleichzeitig durchgeführte Arbeits-Angst-Interview ergab bei 33 % von 209 unausgelesenen kardiologischen Patienten Hinweise auf Arbeitsplatzängste (Linden et al. 2009c). Diese sind sogar häufiger als arbeitsplatzunabhängige Angsterkrankungen mit 13,4 %. Etwa ein Viertel der 209 Patienten gab zudem an, dass sie ihre Arbeitsplatzsituation als hauptsächliche Ursache für ihre derzeitigen Gesundheitsprobleme ansehen. Am häufigsten waren bei den kardiologischen Patienten arbeitsplatzbezogene Anpassungsstörungen mit Angst (11 %), gefolgt von arbeitsplatzbezogenen hypochondrischen Ängsten (10 %), Situationsängsten (10 %) und arbeitsplatzbezogener spezifischer sozialer Phobie (9 %). Männer waren häufiger als Frauen (M: 11,5 % versus F: 8,9 %) von hypochondrischen Ängsten betroffen, während Insuffizienzängste (M: 6,2 % versus F: 11,4 %) und Situationsängste (M: 6.9 % versus F: 15,2 %) bei Frauen häufiger zu finden waren. 4,8 % der Befragten litten unter einer Arbeitsplatzphobie, Frauen und Männer etwa gleich häufig.

Zur Beurteilung der Wertigkeit der arbeitsplatzbezogenen Angsterkrankung ist von Interesse, dass auch bei den kardiologischen Patienten diejenigen mit genereller manifester Angsterkrankung im Durchschnitt vor dem Rehabilitationsaufenthalt weniger lange arbeitsunfähig waren ($M = 7,5$; $SD = 15,7$) als diejenigen mit einer speziell auf den Arbeitsplatz bezogenen Angst ($M = 10,0$; $SD = 18,4$). Bei 21,2 % der Patienten mit einer Arbeitsplatzangst war es aufgrund der Ängste zu einer Abwesenheit und Krankschreibung gekommen, 3 % hatten den Arbeitsplatz wegen der Ängste verloren.

Um den unmittelbaren Einfluss der kardiologischen Erkrankung auf das Angsterleben abzuschätzen, wurde die Krankheitsschwere erfasst und geprüft, inwieweit ein Zusammenhang mit arbeitsplatzbezogenen Ängsten besteht. Es fanden sich keine Zusammenhänge zwischen dem subjektiven arbeitsplatzbezogenen Angsterleben (JAS) und den objektiven Krankheitsschwereindikatoren (Linden et al. 2009c). Lediglich das »subjektive Erleben der Krankheitsschwere« zeigte einen leichten Zusammenhang mit der Job-Angst-Dimension gesundheits- und körperbezogene Ängste ($r = .210**$; $N = 209$). Die objektive Schwere einer Herzerkrankung schlägt sich also nicht in einem generell erhöhten Job-Angst-Erleben nieder. Allenfalls spielen wahrnehmbare Beschwerden eine Rolle hinsichtlich des Erlebens spezifischer herzbezogener Ängste, die dann auch am Arbeitsplatz relevant werden. Sofern also eine Person mit Herzerkrankung am Arbeitsplatz Angst erlebt, hängt dies weniger von der Tatsache der Herzerkrankung ab, sondern eher davon, dass sie bspw. eine ängstliche Grundpersönlichkeit besitzt und wahrnehmbare Krankheitssymptome als bedrohlich interpretiert. Auch denkbar wäre, dass es einen spezifischen angst-triggernden Stimulus am Arbeitsplatz selbst gibt und die Bedrohung auf den Arbeitsplatz attribuiert wird statt auf den eigenen Körper. Letzteres könnte sich u. U. für den Betroffenen sogar entlastend bzw. unsicherheitsreduzierend auswirken, da damit die Bedrohung externalisiert wird.

Diese Befunde sprechen entgegen der Ausgangshypothese dafür, dass die kardiologische Gesundheit nur in geringem Umfang als Schutz- oder Belastungsfaktor Einfluss auf das Ausmaß der Arbeitsplatzängste haben. Ängste als stimulusgebundene Phänomene müssen daher vorranging in unmittelbarem Kontext ihrer inhaltlichen Ausrichtung verstanden werden. Die Daten zeigen aber auch, dass Arbeitsplatzängste auch bei somatischen Erkrankungen ein wichtiger Faktor sein können, wenn es darum geht, zu verstehen, warum sich ein Patient nicht mehr für arbeitsfähig hält. Dabei sollte sowohl nach klassischen Angsterkrankungen, aber vor allem auch nach speziell arbeitsplatzbezogenen Ängsten gefragt werden, da arbeitsplatzbezogene Ängste auch als alleinstehendes psychisches Problem auftreten können. Bei Patienten mit somatischer Erkrankung muss insbesondere berücksichtigt werden, dass primär körpersymptom-orientierte

Beschwerdeklagen auch einer Maskierung arbeitsplatzbezogener Ängste dienen können (Muschalla et al. 2008). Manche Patienten präsentieren vordergründig die somatischen Beschwerden, um eine Krankschreibung zu erwirken, obwohl der Grund für das Bedürfnis, dem Arbeitsplatz fernzubleiben, möglicherweise einer Angst geschuldet ist.

10.4 Clusteranalytische Typologisierung von Patienten mit Job-Ängsten anhand von Kontextfaktoren

Es stellt sich die Frage, ob sich Gruppen von Personen mit speziellen Mustern von Person-, Kontext-, und Krankheitsindikatoren abgrenzen lassen. Dazu wurde an einer Stichprobe von Patienten aus der psychosomatischen Rehabilitation eine exploratorische Two-Step-Clusteranalyse durchgeführt. Aus der wissenschaftlichen Literatur werden eine Reihe von Bedingungsfaktoren deutlich, die bei einer derartigen mehrdimensionalen Betrachtung Berücksichtigung finden sollten. So hat das Geschlecht einen Einfluss auf die Auftretenswahrscheinlichkeit bestimmter psychischer Erkrankungen, z. B. Angst, Depression oder somatoforme Störungen (Kroenke und Spitzer 1998; Jacobi et al. 2004; Halbreich und Kahn 2007). Das Alter ist von Bedeutung für Arbeitsplatzängste, weil es mit der Befürchtung assoziiert sein kann, bei Arbeitslosigkeit im höheren Alter keine neue Anstellung mehr zu finden (Beutel et al. 2004) oder den Anforderungen der Arbeit nicht mehr so gut gewachsen zu sein wie in jüngeren Jahren (Kittner 2003). Auch die Art des Berufs steht in Zusammenhang mit der Auftretenshäufigkeit psychischer Erkrankungen (Wieclaw 2006) oder dem Erfolg einer medizinischen Rehabilitation, wie z. B. der beruflichen Wiedereingliederung (Lawall et al. 2007; Kobelt et al. 2006; Hillert et al. 2001b; Schaarschmidt et al. 1999; Beutel et al. 2004). Schließlich ist auch die Symptomatik einer vorliegenden psychischen Erkrankung von Relevanz für das Auftreten, die Konsequenzen und die Lebensbereichsspezifität arbeitsplatzbezogener Ängste (Greenberg et al. 1999; Linden und Muschalla 2007a; Mezerai et al. 2006; Sanderson und Andrews 2006).

Auf dem Hintergrund dieser Überlegungen wurden für eine Clusteranalyse die folgenden Person-Variablen ausgewählt:

- der berufliche Bildungsstatus (Kategorien: Universitätsabschluss, Meisterqualifikation, abgeschlossene Berufsausbildung, in Ausbildung oder Student, ohne Berufsausbildung),
- das aktuelle Diagnosen- und Komorbiditäten-Muster (Kategorien: keine Diagnose, nur arbeitsplatzbezogene Diagnose, nur klassische psychische Erkrankung, arbeitsplatzbezogene und klassische psychische Erkrankung),

- die auf Arbeitsplatzängsten beruhende arbeitsbezogene Partizipationsstörung (Kategorien: keine Partizipationsstörung, Kurzzeitabwesenheit, Arbeitsunfähigkeit mit ärztlichem Zertifikat, Verlust oder Verlassen des Arbeitsplatzes mit eigener Kündigung),
- das Geschlecht (Kategorien: Mann oder Frau),
- das Alter (stetige Variable: in Jahren),
- das Job-Angst-Niveau (stetige Variable: JAS-Mittelwert),
- die Berufsgruppe (Kategorien: Produktion/Technologie, praktische Gesundheitsberufe, Schule und Bildung, Dienstleistungen, Büro- und Behördenberufe).

Diese Variablen sind auch aus statistischen Gründen für eine Clusteranalyse geeignet, da sie untereinander keine besonders engen Zusammenhänge aufweisen. ▶ Tab. 10.1 zeigt die Ergebnisse der Clusteranalyse. Aufgrund der exploratorischen statistischen Analyse der Ähnlichkeiten zwischen den Untersuchungsobjekten (d. h. den Patienten) bietet sich eine Gruppierung mit fünf Clustern an, die sich jeweils durch bestimmte homogene Merkmalsausprägungen kennzeichnen lassen.

Eine Gruppe kann als »arbeitsgesunde Personen« (Cluster 5) beschrieben werden, da diese Studienteilnehmer die niedrigsten Job-Angst-Werte im Vergleich aller Befragten hatten und keine arbeitsplatzbezogenen Partizipationsstörungen infolge arbeitsplatzbezogener Angst. Dieser Gesundheitsstatus scheint unabhängig vom Geschlecht zu sein. In diesem Cluster fanden sich vergleichsweise wenige Personen aus den Gesundheitsberufen, dafür ein Drittel (33 %) derjenigen, die im Dienstleistungssektor beschäftigt waren.

Im Gegensatz zu den arbeitsgesunden Personen gibt es eine andere Gruppe der offensichtlich am schwersten »(arbeits-)belasteten« Patienten (Cluster 1). Fast die Hälfte der in Gesundheitsberufen Beschäftigten gehörten hierzu. Auch das Fehlen einer beruflichen Ausbildung scheint ein Risikofaktor für erhöhte arbeitsplatzbezogene Angst zu sein, 67 % derjenigen ohne Berufsabschluss fanden sich in dieser Gruppe.

Davon zu unterscheiden ist das Cluster derer, die als »erfolgreich Bewältigende« bezeichnet werden können. Personen, die hier zusammengefasst sind, stammen aus unterschiedlichen Berufsfeldern. Sie haben durchschnittliche Job-Angst-Werte und hatten arbeitsplatzbezogene Angststörungen und Diagnosen klassischer psychischer Erkrankungen. Sie haben aber keine akuten Partizipationsstörungen im Sinne von Arbeitsunfähigkeit oder Verlust des Arbeitsplatzes. Diese Patienten scheinen erfolgreiche Coping-Strategien für Probleme am Arbeitsplatz und die Bewältigung arbeitsplatzbezogener Ängste entwickelt zu haben, so dass es nicht zu langzeitiger Vermeidung wegen Jobängsten kommt.

Ein eigenes Cluster bilden »Männer in Technikberufen« mit Meisterqualifikation und zugleich relevantem Ausmaß an Arbeitsplatzängsten kombiniert mit klassischen psychischen Erkrankungen. Bei ihnen findet sich auch ein relevantes Ausmaß an Arbeitsunfähigkeit bzw. Abwesenheit vom Arbeitsplatz. Dies legt die Annahme nahe, dass Männer und speziell solche in Technikberufen wenig

Tab. 10.1: Two-Step-Cluster-Analyse

(mit den Variablen: Diagnosemuster entsprechend der Interviews MINI und AAI, schwerste aufgetretene arbeitsbezogene Partizipationsstörung aufgrund arbeitsplatzbezogener Diagnose, Berufsstatus, aktuelle Berufsgruppenzugehörigkeit, Geschlecht, Alter, JAS-Mittelwert. Bei den Variablen JAS und Alter werden die Mittelwerte gezeigt (Standardabweichung). Bei den anderen Variablen wird die absolute Anzahl der Objekte und Prozentsätze gezeigt, $N = 204$ Psychosomatikpatienten)

Analyse-Variablen	Cluster 1 »Arbeits-belastete« N = 47 [23 % der Stichprobe]	Cluster 2 »Akademiker« N = 40 [19,6 % der Stichprobe]	Cluster 3 »Erfolgreich Bewältigende« N = 45 [22,1 % der Stichprobe]	Cluster 4 »Männer in Technikberufen« N = 26 [12,7 % der Stichprobe]	Cluster 5 »Arbeits-gesunde« N = 46 [22,5 % der Stichprobe]
Diagnosemuster					
keine Diagnose	0 (0 %)	1 (6,7 %)	13 (86,7 %)	1 (6,7 %)	0 (0 %)
Arbeitsangst	6 (30 %)	4 (20 %)	10 (50 %)	0 (0 %)	0 (0 %)
Klassische psychische Erkrankung	0 (0 %)	8 (14,8 %)	0 (0 %)	0 (0 %)	46 (85,2 %)
Arbeitsangst + klassische Erkrankung	41 (35,7 %)	27 (23,5 %)	22 (19,1 %)	25 (21,7 %)	0 (0 %)
Arbeits-Partizipations-Störung					
keine Partizipations-Störung	0 (0 %)	20 (17,1 %)	44 (37,6 %)	7 (6 %)	46 (39,3 %)
Kurzzeitabwesenheit	3 (27,3 %)	5 (45,5 %)	8 (0 %)	3 (27,3 %)	0 (0 %)
Arbeitsunfähigkeit	35 (54,7 %)	15 (23,4 %)	1 (1,6 %)	13 (20,3 %)	0 (0 %)
Arbeitsplatzverlust o. -wechsel	9 (75 %)	0 (0 %)	0 (0 %)	3 (25 %)	0 (0 %)
Beruflicher Status					
Abgeschlossene Ausbildung	40 (29,6 %)	0 (0 %)	44 (32,6 %)	15 (11,1 %)	36 (26,7 %)
Meisterqualifikation	0 (0 %)	0 (0 %)	0 (0 %)	7 (77,8 %)	2 (22,2 %)
Universitätsabschluss	0 (0 %)	40 (80,0 %)	0 (0 %)	3 (6 %)	7 (14 %)
Ohne Berufsabschluss	6 (66,7 %)	0 (0 %)	1 (11,1 %)	1 (11,1 %)	1 (11,1 %)
In Ausbildung	1 (100 %)	0 (0 %)	0 (0 %)	0 (0 %)	0 (0 %)

Berufsgruppe					
Produktion/Technologie	3 (8,8 %)	1 (2,9 %)	3 (8,8 %)	19 (55,9 %)	8 (23,5 %)
Gesundheitswesen	14 (48,3 %)	3 (10,3 %)	9 (31,0 %)	0 (0 %)	3 (10,3 %)
Schule und Bildung	0 (0 %)	12 (60,0 %)	3 (15,0 %)	1 (5,0 %)	4 (20,0 %)
Dienstleistungen	15 (22,7 %)	9 (13,6 %)	14 (21,2 %)	6 (9,1 %)	22 (33,3 %)
Büro	15 (27,3 %)	15 (27,3 %)	16 (29,1 %)	0 (0 %)	9 (16,4 %)
Geschlecht					
Männer	4 (6,8 %)	10 (16,9 %)	7 (11,9 %)	26 (44,1 %)	12 (20,3 %)
Frauen	43 (29,7 %)	30 (20,7 %)	38 (26,2 %)	0 (0 %)	34 (23,4 %)
Alter	46,7 (9,7)	50,4 (7,4)	45,6 (9,1)	46,5 (7,8)	46,9 (9,1)
JAS-Mittelwert	2,53 (0,8)	1,6 (0,8)	1,23 (0,9)	1,96 (0,8)	0,9 (0,8)

isolierte Arbeitsängste haben, sondern diese im Rahmen allgemeiner Morbidität zur Arbeitsunfähigkeit führt.

Ein weiteres Cluster bilden »Akademiker«, die im Durchschnitt älter sind als die Personen in allen anderen Clustern. Sie arbeiteten in den Bereichen Bildung und Kultur, Service, Behörden und Büro und selten in praktischen Gesundheitsberufen. Die Job-Angst-Werte dieser Gruppe waren vergleichsweise mittelmäßig, lagen zwischen den »Extremwerten« der »Arbeitsgesunden« und »Arbeitsbelasteten«. Die Hälfte der in diesem Cluster Gruppierten litt auch unter arbeitsplatzbezogenen Partizipationsstörungen, jedoch hatte keiner seinen Job verloren. Diese Daten legen nahe, dass ein akademischer Abschluss als ein Resilienz-Personfaktor für arbeitsplatzbezogene Partizipationsstörungen und Job-Angst interpretiert werden kann.

Betrachtet man die Ergebnisse zusammenfassend, dann zeigt sich, dass sogenannte Personfaktoren, wie z. B. der berufliche Ausbildungsabschluss oder das Alter, wichtig sind in der Entstehung von Arbeitsplatzängsten. Dies ist von Interesse für das Verständnis und die Prävention von durch Arbeitsplatzängste bedingten Partizipationsstörungen. So kann das Fehlen einer beruflichen Ausbildung ein wichtiger Person-Vulnerabilitätsfaktor in der Ätiologie und Bewältigung arbeitsplatzbezogener Ängste sein. Männer in technischen Berufen kämpfen häufiger mit hypochondrischen Ängsten am Arbeitsplatz und nicht so oft mit arbeitsplatzbezogenen sozialen Ängsten.

11 Sozialmedizinische Aspekte bei arbeitsplatzbezogenen Angsterkrankungen

Ihrer Natur nach wirken sich Arbeitsplatzängste unmittelbar auf die Partizipation am Arbeitsplatz aus. Sie beeinträchtigen die Leistungsfähigkeit bei der Arbeit oder führen sogar zur Abwesenheit von der Arbeit, wenn die Angst mit Vermeidungsverhalten einhergeht. Dies hat unmittelbare sozialmedizinische Konsequenzen, da die Gefahr von Langzeitarbeitsunfähigkeiten oder gar Frühberentung besteht. Bei arbeitsplatzbezogenen Angststörungen muss die Krankheitsfolgenproblematik daher spezielle Aufmerksamkeit erfahren und Gegenstand der Behandlung sein. Daher muss jeder Behandler die Rahmenbedingungen, Gesetzeslage und die eigenen Handlungsmöglichkeiten im Rahmen der Sozialmedizin kennen. Im Folgenden werden zunächst Befunde zu spezifischen arbeitsplatzangstbegründeten beruflichen Partizipationsstörungen berichtet und grundsätzliche Aspekte von Arbeits- und Leistungsfähigkeitsbeurteilung dargestellt. Dann werden diese allgemeinen Prinzipien auf die Arbeitsplatzangststörungen angewendet.

11.1 Häufigkeiten von Leistungsminderung und Arbeitsunfähigkeit bei arbeitsplatzbezogenen Ängsten

Hinsichtlich arbeitsbezogener Partizipationsstörungen können Arbeitsplatzängste im Vergleich zu klassischen Angsterkrankungen schneller zu negativen Konsequenzen führen. Der Arbeitsplatz ist, anders als die meisten anderen Lebensbereiche, ein Ort, an dem man es sich nicht lange leisten kann ihn zu »vermeiden«. Es ist in der Regel einfacher, im Freizeit- und Haushaltsbereich Vermeidungsverhalten zu üben und Alternativen zu finden (z. B. ein Agoraphobiker geht nicht mehr zur Hauptbetriebszeit im großen Supermarkt einkaufen, sondern in einem kleineren früh am Morgen) und ggf. mittels sozialer Unterstützung notwendige Rollenanforderungen auf andere Personen zu verschieben (z. B. Ehefrau übernimmt den Einkauf). Am Arbeitsplatz gibt es in der Regel wenig derartige Ausweichmöglichkeiten, die auf Dauer konsequenzlos funktionieren. Selbst Versuche, Aufgaben an Kollegen zu delegieren oder regelhaft Überstunden zu machen, können zu interaktionellen Problemen oder auch negativen

Auswirkungen auf andere Lebensbereiche führen. Hauptsächlich wird jedoch der Aspekt der Kosten für den Arbeitgeber und das Arbeitsteam durch verminderte Leistungsfähigkeit oder lange Ausfallzeiten ein Kriterium dafür sein, dass für den Arbeitnehmer existentiell bedrohliche Konsequenzen entstehen (z. B. Arbeitsplatzverlust).

Arbeitsplatzängste und Performanzstörungen

Bzgl. der Leistungsminderung im Sinne des Präsentismuskonzeptes wurden unterschiedliche Formen arbeitsbezogener Performanzstörungen bei arbeitsplatzbezogenen Angsterkrankungen untersucht (Linden et al. 2009c). ▶ Tab. 11.1 gibt einen Überblick über Indikatoren von Leistungsproblemen am Arbeitsplatz, d. h. Mehrarbeit/Überstunden oder Hilfe suchen/Arbeiten delegieren im Zusammenhang mit Arbeitsplatzängsten. Es zeigen sich spezielle Muster, die unmittelbar nachvollziehbar sind.

Patienten mit der Diagnose einer arbeitsplatzbezogenen Hypochondrie delegierten öfter Aufgaben an Kollegen (26,1 % der Betroffenen) und machten dagegen keine Überstunden (0 %). Im Gegensatz dazu machten Personen, die unter arbeitsplatzbezogenen Sorgenängsten litten, öfter Überstunden (40 %), um ihre Einschränkungen zu kompensieren, und gaben nur selten (5,7 %) Arbeiten an Kollegen ab. Patienten mit situativen Ängsten oder einer Arbeitsplatzphobie vermieden durch Delegation ängstigende Aufgaben. Dies zeigt, dass unterschiedliche Arten von Angsterkrankungen mit unterschiedlichem Vermeidungs- und Copingverhalten einhergehen, was sich im Arbeitsverhalten wiederspiegelt. Eine arbeitsplatzbezogene Hypochondrie bspw. bedeutet, dass die Betroffenen ihre Aufmerksamkeit darauf richten, nicht zu sehr durch die Arbeitsmenge oder Arbeitsbedingungen belastet zu werden. Sie versuchen ihre Arbeitsbelastung möglichst zu vermeiden oder durch Delegation an Kollegen zu reduzieren. Im Vergleich hierzu sind Personen mit einer arbeitsplatzbezogenen generalisierten Sorgenangst und solche mit Insuffizienzängsten sehr besorgt oder zweifeln an ihren Arbeitsleistungen. Um ihre Sorgen und Unsicherheitsgefühle zu reduzieren, kontrollieren sie möglicherweise öfter ihre Arbeitsergebnisse oder arbeiten »vorsichtiger« oder mehr als üblicherweise erforderlich.

Arbeitsängste und Absentismus

Arbeitsplatzbezogene Angsterkrankungen können auch zur Arbeitsplatzvermeidung führen. Dies kann geschehen in Form von

- kurzfristigem Fernbleiben vom Arbeitsplatz ohne Arbeitsunfähigkeitsbescheinigung (stundenweise oder ein bis zwei Tage) wegen Unwohlsein und/oder
- Arbeitsunfähigkeit, attestiert durch einen Arzt mit einer Dauer von mehreren Tagen bis Wochen und/oder
- Verlust oder Wechsel des Arbeitsplatzes.

Tab. 11.1: Durch Arbeitsplatzangst begründete Performanzstörungen bei Psychosomatikpatienten in Bezug zur Arbeitsplatzangst. Ergebnisse einer Untersuchung mit dem Arbeits-Angst-Interview AAI ($N = 151$)

Von Patienten mit der Diagnose … leiden X (%) an arbeitsbezogenen Performanzstörungen	Arbeiten Delegieren an Kollegen	Überstunden machen	Delegieren und Überstunden
Arbeitsplatzbezogene PTSD ($N = 4$)	50 %	0 %	0 %
Arbeitsplatzbezogene Anpassungsstörung mit Angst ($N = 45$)	15,6 %	20 %	13,3 %
Arbeitsplatzbezogene Anpassungsstörung mit anderem Affekt ($N = 59$)	8,5 %	8,5 %	18,3 %
Arbeitsplatzbezogene spezifische soziale Phobie ($N = 39$)	15,4 %	10,3 %	5,1 %
Arbeitsplatzbezogene unspezifische soziale Phobie ($N = 13$)	38,5 %	0 %	23,1 %
Arbeitsplatzbezogene situative Ängste ($N = 46$)	39,1 %	17,4 %	21,7 %
Arbeitsplatzbezogene hypochondrische Ängste ($N = 23$)	26,1 %	0 %	8,7 %
Arbeitsplatzbezogene Insuffizienzängste ($N = 61$)	11,5 %	23 %	19,6 %
Arbeitsplatzbezogene generalisierte Angst (Sorgen) ($N = 70$)	5,7 %	40 %	11,4 %
Arbeitsplatzphobie ($N = 39$)	35,9 %	0 %	5,1 %

In Bezug auf Absentismus, also Abwesenheit vom Arbeitsplatz, finden sich interessante Unterschiede zwischen den verschiedenen arbeitsplatzbezogenen Angsterkrankungen (▶ Tab. 11.2). Nur insgesamt 21,4 % der Patienten mit arbeitsbezogenen generalisierten Sorgenängsten haben Arbeitsausfälle mit Abwesenheit, während Arbeitsplatzvermeidung mit Krankschreibung oder gar Arbeitsplatzverlust mit 82,1 % bei der Arbeitsplatzphobie die Regel ist. Vergleichsweise geringere Ausfälle fanden sich auch für die soziale Phobie und situative Ängste, hohe Raten für Anpassungsstörungen und Hypochondrie.

Kurzzeitiges Fernbleiben vom Arbeitsplatz wurde bei allen Formen von Arbeitsplatzängsten in etwa 10–20 % der Fälle berichtet. Langzeitige Arbeitsunfähigkeitszeiten gab es primär bei Arbeitsplatzphobie, gefolgt von Anpassungsstörungen, und arbeitsplatzbezogener Hypochondrie. Verlust oder Wechsel des Arbeitsplatzes als die schwerste Folgeerscheinung einer arbeitsplatzbezogenen Angst wurde primär bei Arbeitsplatzphobie, bei Anpassungsstörungen und spezifischer sozialer Phobie berichtet.

Patienten mit arbeitsplatzbezogenen Angsterkrankungen mit eher phobischen Anteilen und vegetativen oder körperlichen Symptomen (Arbeitsplatzphobie,

Tab. 11.2: Abwesenheit von der Arbeit bei Anpassungsstörungen und arbeitsplatzbezogenen Ängsten entsprechend AAI (N = 151 Psychosomatikpatienten)

Von Patienten mit der Diagnose ... leiden X (%) an arbeitsbezogenen Partizipationsstörungen	Keine Partizipationsstörung	Kurzzeit-Fernbleiben	Arbeits-unfähigkeit	Verlust oder Wechsel des Arbeitsplatzes
Arbeitsplatzbezogene PTSD (N = 4)	50 %	0 %	50 %	0 %
Arbeitsplatzbezogene Anpassungsstörung mit Angst (N = 45)	31,1 %	31,1 %	60 %	8,9 %
Arbeitsplatzbezogene Anpassungsstörung mit anderem Affekt (N = 59)	32,2 %	32,2 %	59,3 %	18,6 %
Arbeitsplatzbezogene spezifische soziale Phobie (N = 39)	59 %	17,9 %	38,5 %	12,8 %
Arbeitsplatzbezogene unspezifische soziale Phobie (N = 13)	61,5 %	23,1 %	38,5 %	7,7 %
Arbeitsplatzbezogene situative Ängste (N = 46)	69,6 %	10,9 %	28,3 %	0 %
Arbeitsplatzbezogene hypochondrische Ängste (N = 23)	34,8 %	26,1 %	56,5 %	0 %
Arbeitsplatzbezogene Insuffizienzängste (N = 61)	47,5 %	24,6 %	47,5 %	6,5 %
Arbeitsplatzbezogene generalisierte Angst (Sorgen) (N = 70)	78,6 %	8,6 %	12,9 %	0 %
Arbeitsplatzphobie (N = 39)	17,9 %	33,3 %	79,5 %	20,5 %

Hypochondrie) neigen also eher dazu, den Arbeitsplatz zu vermeiden im Sinne der Abwesenheit, da sie durch die Stimuli am Arbeitsplatz ihre Gesundheit gefährdet empfinden oder intolerabel unangenehme Gefühle und Körperreaktionen erleben. Patienten mit generalisierter Sorgenangst dagegen nehmen eher eine Daueranspannung bei Anwesenheit am Arbeitsplatz in Kauf, weil sie bei Abwesenheit vom Arbeitsplatz ein noch höheres Ungewissheitserleben ertragen müssten und dies für sie noch schlimmer auszuhalten wäre als sich bei der Arbeit täglich »im Stress« zu fühlen, sich selbst um alle möglichen »Probleme« zu kümmern und damit alles »unter Kontrolle« zu behalten.

Gruppiert man die Patienten in solche mit a) nur Abwesenheit vom Arbeitsplatz ohne Berichte über Performanzstörungen, b) Hinweisen auf Überforderung ohne Abwesenheitszeiten und c) einer Kombination aus beidem, dann zeigt ▶ Tab. 11.3, dass Patienten mit Anpassungsstörungen vorrangig sowohl über

Tab. 11.3: Arbeitsbezogene Partizipationsstörungen und arbeitsbezogene Performanzstörungen bei Psychosomatikpatienten mit arbeitsplatzbezogenen Ängsten entsprechend AAI (N = 151)

Von Patienten mit der Diagnose ... leiden X (%) an arbeitsbezogenen Partizipations- oder Performanzstörungen	Arbeitsbezogene Partizipationsstörung (Kurzzeit Fernbleiben, Arbeitsunfähigkeit oder Arbeitsplatz-Verlust/Wechsel) ohne Performanzstörung mit Delegieren oder Überstunden	Arbeitsbezogene Performanzstörung (Delegieren oder Überstunden) ohne arbeitsbezogene Partizipationsstörung im Sinne von Abwesenheit oder Arbeitsunfähigkeit	Arbeitsbezogene Partizipationsstörung und arbeitsbezogene Performanzstörung
Arbeitsplatzbezogene PTSD (N = 4)	0 %	0 %	50 %
Arbeitsplatzbezogene Anpassungsstörung mit Angst (N = 45)	28,8 %	8,8 %	40 %
Arbeitsplatzbezogene Anpassungsstörung mit anderem Affekt (N = 59)	42,4 %	6,8 %	25,4 %
Arbeitsplatzbezogene spezifische soziale Phobie (N = 39)	20,5 %	10,3 %	20,5 %
Arbeitsplatzbezogene unspezifische soziale Phobie (N = 13)	0 %	23,1 %	38,5 %
Arbeitsplatzbezogene situative Ängste (N = 46)	4,3 %	52,2 %	26,1 %
Arbeitsplatzbezogene hypochondrische Ängste (N = 23)	39,1 %	8,7 %	26,1 %
Arbeitsplatzbezogene Insuffizienzängste (N = 61)	23 %	24,6 %	29,5 %
Arbeitsplatzbezogene generalisierte Angst (Sorgen) (N = 70)	7,1 %	42,8 %	14,3 %
Arbeitsplatzphobie (N = 39)	46,2 %	5,1 %	35,9 %

Abwesenheits- wie Überforderungsprobleme berichten, Patienten mit arbeitsplatzbezogenen situativen Ängsten und generalisierter Arbeitsplatzangst (Sorgen) am häufigsten ausschließlich über Überforderung und Patienten mit arbeitsbezogener Hypochondrie vorrangig über Abwesenheit.

Phänomenologisch liegen den beschriebenen Unterschieden unterschiedliche Erlebensebenen von körperlich erlebter und kognitiver »Angst« zugrunde. Sich »Sorgen zu machen« ist ein kognitives Phänomen, kann unangenehm und »stressig« sein, wird aber nicht unbedingt als ein Krankheitszeichen wahrgenommen, anders als z. B. eine panikartige Angstreaktion mit heftiger physiologischer Erregung bei arbeitsplatzbezogenen sozialen Ängsten oder auch ereignisbezogen-erinnerungsgetriggerten posttraumatischen Ängsten auftreten. Diese Art von Angstreaktionen sind an externe Stimuli gebunden, während Patienten, die unter arbeitsplatzbezogener Sorgenangst leiden, sich andauernd, den ganzen Tag lang und nicht situationsgebunden Sorgen machen. Außerdem haben die Besorgten keinen Anreiz, ihren Arbeitsplatz zu vermeiden: Fernbleiben von der Arbeit lindert ihre Besorgtheit und die antizipierten Katastrophenvorstellungen nicht. Im Gegenteil, diese Menschen bleiben sogar länger als notwendig bei der Arbeit (40 % machen Überstunden), um sicherzustellen, dass keine unvorhergesehenen Katastrophen passieren können, dass sie alles im Griff haben, dass sie ggf. Arbeitsvorgänge noch einmal korrigieren können. Arbeitsplatzsorgenängstliche strengen sich oft in besonderer Weise an, um ihren Job nicht zu verlieren. Dieser Mechanismus könnte auch Forschungsergebnisse erklären, nach denen Angst sogar z. T. konsistenter mit Präsentismus als mit Absentismus assoziiert war (Sanderson und Andrews 2006).

Arbeitsplatzbezogene situative Angst ist ebenfalls selten von Partizipationsstörungen in Form von Fernbleiben oder Krankschreibung begleitet: 69,6 % bleiben am Arbeitsplatz. Dies könnte daran liegen, dass man weiterhin zur Arbeit gehen kann und dabei die Möglichkeit hat, die spezifische angstbesetzte Situation zu vermeiden, an Kollegen zu delegieren (39,1 %), und man so dieser Situation nicht sehr oft ausgesetzt ist. Hier ist nicht der ganze Arbeitsplatz mit Angstgefühlen assoziiert, sondern nur ein Teil wird als bedrohlich erlebt. Patienten mit einer kompletten Arbeitsplatzphobie waren am stärksten von arbeitsbezogenen Partizipationsstörungen betroffen. Sie waren in 79,5 % der Fälle arbeitsunfähig und berichteten auch am häufigsten einen Verlust oder Wechsel des Arbeitsplatzes (20,5 %). Insofern kann Arbeitsplatzphobie als ein Indikator des Schweregrads in Bezug zu Partizipationsstörungen gelten.

Diese Befunde zeigen, dass die Unterscheidung der verschiedenen Typen von Arbeitsplatzangsterkrankungen auch im Hinblick auf die verhaltensbezogenen beobachtbaren Krankheitsfolgen notwendig ist. Dies wiederum ist bedeutsam für die Therapie und die sozialmedizinischen Konsequenzen.

Absentismus im Vergleich von Arbeitsplatzangst und klassischen Angsterkrankungen

Vergleicht man Arbeitsangsterkrankungen und klassische Angsterkrankungen im Hinblick auf die aus ihnen folgenden Partizipationsstörungen, dann zeigt ▶ Tab. 11.4, dass Patienten ohne Angsterkrankungen und Patienten mit klassischen

Tab. 11.4: Angst-Diagnosen-Muster entsprechend MINI und Arbeits-Angst-Interview und Arbeitsunfähigkeitsdauer bei Psychosomatikpatienten

(N = 230, Mittelwerte und Standardabweichung; Signifikanz der Differenz berechnet mittels ANOVA mit Bonferoni-Korrektur,
[a] Patienten mit arbeitsplatzbezogener Angst-Diagnose versus Patienten mit klassischer Angst-Diagnose,
[b] Patienten mit arbeitsplatzbezogener Angst- und klassischer Angst-Diagnose versus Patienten mit klassischer Angst-Diagnose,
[c] Patienten mit arbeitsplatzbezogener Angst- und klassischer Angst-Diagnose versus Patienten mit arbeitsplatzbezogener Angst-Diagnose)

Angst-Diagnosen-Muster Arbeitsunfähigkeit	Patienten ohne Angst-Diagnose (N = 60)	Patienten mit arbeitsplatzbezogener Angst-Diagnose (N = 53)	Patienten mit klassischer Angst-Diagnose (N = 36)	Patienten mit klassischer und arbeitsplatzbezogener Angst-Diagnose (N = 81)	Signifikanz der Differenz
Arbeitsunfähig vor Aufnahme in die Rehabilitation (%)	25 %	53 %	22 %	53 %	[a].019** [b].012** [c]1.000
Arbeitsunfähigkeitsdauer vor Rehabilitation in Wochen	7,15 (15,3)	15,3 (24,9)	13,9 (45,9)	18,4 (26,8)	[a]1.000 [b]1.000 [c]1.000
Arbeitsunfähigkeitsdauer in den letzten 12 Monaten in Wochen	9,8 (14,8)	16,3 (15,2)	13,0 (17,5)	19,2 (18,3)	[a]1.000 [b].383 [c]1.000

Angsterkrankungen auf gleichem Niveau arbeitsunfähig waren, während Patienten mit Arbeitsplatzängsten unabhängig davon, ob sie mit oder ohne komorbide klassische Angsterkrankung einhergingen, doppelt so häufig und länger arbeitsunfähig waren.

Dies bestätigt die sozialmedizinische Bedeutung der Arbeitsplatzängste im Vergleich zu klassischen Angsterkrankungen. Arbeitsplatzängste haben eine besondere klinische Wertigkeit und insbesondere Krankheitsfolgen mit hoher sozialmedizinischer Relevanz.

11.2 Sozialmedizinische Begutachtung bei Arbeitsplatzängsten

Eine vorrangige sozialmedizinische Aufgabenstellung ist die Feststellung einer Arbeitsunfähigkeit oder Leistungsbeeinträchtigung und deren Prognose (Muschalla und Linden 2011b). Gehaltzahlungen bei Arbeitsunfähigkeit, Rentenzahlungen bei Erwerbsunfähigkeit oder auch »Leistungen zur Teilhabe«, d. h. Arbeitseingliederungsmaßnahmen zählen zu den teuersten Sozialleistungen. Bei der Feststellung einer Leistungsminderung oder Arbeitsunfähigkeit geht es weniger um Krankheitssymptome im engeren Sinne, sondern daraus folgende Fähigkeitsbeeinträchtigungen. Die genaue Art der Fähigkeitsstörung entscheidet im Zusammenhang mit den Rollenanforderungen einer Person über das Ausmaß der Krankheitsfolgen und damit auch über die Krankheitswertigkeit des aktuellen Gesundheitszustandes. Eine umfassende Klassifikation beeinträchtigter Aktivitäten bzw. Fähigkeits- und Kapazitätsstörungen findet sich in der von der Weltgesundheitsorganisation herausgegebenen »Internationalen Klassifikation der Funktionsfähigkeit, Behinderung und Gesundheit« (ICF, WHO 2001). Die dort vorgenommene Inbeziehungsetzung von Krankheitssymptomen, Aktivitätsbeeinträchtigungen und Rollenanforderungen stellt eine Konkretisierung des sog. bio-psycho-sozialen Krankheitsverständnisses dar.

Eine Möglichkeit der klinisch und wissenschaftlich nutzbaren Operationalisierung von Fähigkeitsstörungen und daraus abzuleitenden Partizipationsstörungen bei psychischen Erkrankungen bietet das Fremdratinginstrument Mini-ICF-APP (Linden et al. 2009a). Mit dem Mini-ICF-APP-Rating kann eingeschätzt werden, in welchem Ausmaß ein Patient in seinen »Fähigkeiten« (capacity) bei der Durchführung von »Aktivitäten« beeinträchtigt ist bzw. wodurch der Patient an der Erfüllung von Rollenfunktionen bzw. -erwartungen gehindert wird, die er bei voller Gesundheit unter Berücksichtigung seines sozialen und ethnischen Hintergrundes, seines Geschlechts, Alters, beruflichen Ausbildungsstatus oder Lebenserfahrungen ausfüllen könnte. Der folgende Kasten gibt einen Überblick über die bei psychischen Störungen besonders gefährdeten und zu beachtenden Fähigkeiten in Anlehnung an das Mini-ICF-APP (Linden et al. 2009a). Dies sind (1) Fähigkeit zur Anpassung an Regeln und Routinen, (2) Fähigkeit zur Planung und Strukturierung von Aufgaben, (3) Flexibilität und Umstellungsfähigkeit, (4) Fähigkeit zur Anwendung fachlicher Kompetenzen, (5) Entscheidungs- und Urteilsfähigkeit, (6) Durchhaltefähigkeit, (7) Selbstbehauptungsfähigkeit, (8) Kontaktfähigkeit zu Dritten, (9) Gruppenfähigkeit, (10) Fähigkeit zu familiären bzw. intimen Beziehungen, (11) Fähigkeit zu Spontan-Aktivitäten, (12) Fähigkeit zur Selbstpflege, (13) Verkehrsfähigkeit.

Fähigkeitsdimensionen nach Mini-ICF-APP

1. Anpassung an Regeln und Routinen
Fähigkeit, sich an Regeln zu halten, Termine verabredungsgemäß wahrzunehmen und sich in Organisationsabläufe einzufügen. Dies beinhaltet bspw. die Erfüllung von täglichen Routineabläufen, Einhalten von Verabredungen, pünktliches Erscheinen.

2. Planung und Strukturierung von Aufgaben
Fähigkeit, den Tag und/oder anstehende Aufgaben zu planen und zu strukturieren, d.h. angemessene Zeit für Aktivitäten (Arbeit, Haushaltsführung, Erholung und andere Tages- und Freizeitaktivitäten) aufzuwenden, die Reihenfolge der Arbeitsabläufe sinnvoll zu strukturieren, diese wie geplant durchzuführen und zu beenden.

3. Flexibilität und Umstellungsfähigkeit
Fähigkeit, sich im Verhalten, Denken und Erleben wechselnden Situationen anzupassen, d.h. inwieweit der Proband in der Lage ist, je nach Situation unterschiedliche Verhaltensweisen zu zeigen. Dies kann Veränderungen in den Arbeitsanforderungen, kurzfristige Zeitveränderungen, räumliche Veränderungen, neue Sozialpartner oder auch die Übertragung neuer Aufgaben betreffen.

4. Anwendung fachlicher Kompetenzen
Fähigkeit zur Anwendung fachlicher Kompetenzen, d.h. beruflich, ausbildungsspezifisch oder aufgrund der Lebenserfahrung. Fähigkeit, Fach- und Lebenswissen oder Kompetenzen gemäß den situativen Rollenerwartungen einzusetzen und unter Berücksichtigung des Lebenshintergrunds zumutbare inhaltliche und fachliche Anforderungen zu erfüllen.

5. Entscheidungs- und Urteilsfähigkeit
Fähigkeit, kontextbezogen und nachvollziehbar Entscheidungen zu fällen oder Urteile abzugeben. Fähigkeit, Sachverhalte differenziert und kontextbezogen auffassen, daraus die angemessenen Schlussfolgerungen und Konsequenzen ziehen und dies in erforderliche Entscheidungen umsetzen zu können.

6. Durchhaltefähigkeit
Fähigkeit, hinreichend ausdauernd und während der üblicherweise erwarteten Zeit an einer Tätigkeit (im Beruf oder bei sonstigen Aufgaben) bleiben und ein durchgehendes Leistungsniveau aufrechterhalten zu können.

7. Selbstbehauptungsfähigkeit
Fähigkeit, in sozialen Kontakten oder auch Konfliktsituationen ohne beeinträchtigende Befangenheit bestehen und für seine Überzeugungen einstehen zu können, ohne dabei soziale Normen zu verletzen.

8. Kontaktfähigkeit zu Dritten
Fähigkeit, unmittelbare informelle soziale Kontakte mit anderen Menschen aufnehmen zu können, wie Begegnungen mit Kollegen, Nachbarn oder Bekannten, und mit diesen angemessen interagieren zu können, wozu auch Rücksichtnahme, Wertschätzung des Gegenübers oder die Fähigkeit, Gespräche zu führen, gehören. Auch gehört dazu die Fähigkeit des Probanden, unverbindlich kommunizieren zu können.

9. Gruppenfähigkeit
Fähigkeit, sich in Gruppen einfügen, die expliziten oder informellen Regeln der Gruppe durchschauen und sich darauf einstellen zu können. Die Beurteilung bezieht sich auf das Verhalten des Probanden in Gruppensituationen bzw. seine Fähigkeit zur öffentlichen Präsentation. Dazu gehören Kleingruppen wie das Arbeitsteam, der Verein oder Großgruppen wie die Firma, eine politische Gruppierung oder die Kirche.

10. Familiäre bzw. intime Beziehungen
Fähigkeit, enge und ggf. intime Beziehungen zu einem vertrauten Menschen oder in der Familie aufnehmen und aufrechterhalten zu können. Beurteilt wird die Fähigkeit, enge emotionale Zuwendung zu geben und zu empfangen und mit den anderen Rollenerwartungen und dem beruflichen Umfeld befriedigend abzustimmen.

11. Spontan-Aktivitäten
Fähigkeit des Probanden, außerhalb beruflicher oder sozialer Pflichten Spontanverhalten zu initiieren, Freizeitaktivitäten wahrzunehmen und in seinen Alltag zu integrieren. Beurteilt werden Aktivitäten, bei denen der Proband selbst aktiv und initiativ werden muss und die nicht bspw. durch eine Berufsrolle aufgezwungen werden. Dazu gehören zum einen Aktivitäten des täglichen Lebens wie häusliche Aktivitäten, z. B. die Beschaffung von Waren- und Dienstleistungen des täglichen Bedarfs, die Zubereitung von Mahlzeiten, die Pflege von Wohnung, Haus und Haushaltsgegenständen, die Versorgung von Pflanzen oder Haustieren. Dazu gehören des Weiteren kreative oder rekreative Aktivitäten, z. B. Hobbys, der Besuch von kulturellen Veranstaltungen, Erholungsaktivitäten, Sport oder künstlerische Aktivitäten. Die Qualität und Quantität stehen in einem sich ergänzenden Verhältnis, jemand kann ein intensives Hobby haben, dem viel Zeit gewidmet wird, oder sich vielen verschiedenen Dingen zuwenden.

12. Selbstpflege
Fähigkeit zur Selbstfürsorge und -pflege, also die Fähigkeit, sich zu waschen, Haut, Fuß- und Fingernägel, Haare und Zähne zu pflegen, sich sauber und der

Situation, dem Anlass und der Jahreszeit entsprechend zu kleiden, die gesundheitlichen Bedürfnisse seines Körpers wahrzunehmen und darauf angemessen zu reagieren.

13. Verkehrsfähigkeit
Fähigkeit des Probanden, zu verschiedenen Orten zu gehen bzw. sich in verschiedene Situationen zu begeben und Transportmittel, wie Auto, Bus oder Flugzeug, zu benutzen. Beurteilt wird, ob der Proband ohne Probleme jeden verkehrsüblichen Platz aufsuchen und jedes verkehrsübliche Fortbewegungsmittel benutzen kann.

Die Beurteilung der Schwere der Beeinträchtigung kann in Anlehnung an die Vorgaben der ICF auf einer 5-stufigen Skala erfolgen: »0« bedeutet keine Beeinträchtigung, »1« eine leichte Beeinträchtigung ohne Negativfolgen, »2« eine Beeinträchtigung mit Negativfolgen ohne Unterstützungsnotwendigkeit, »3« eine Beeinträchtigung mit partieller Unterstützungsnotwendigkeit und »4« eine Beeinträchtigung, die eine partielle oder vollständige Entpflichtung notwendig macht. Das Rating bezieht sich auf die aktuelle bzw. zuletzt ausgeübte Arbeitstätigkeit, wenn es um die Arbeitsfähigkeit geht. Es muss jeweils beurteilt werden, inwieweit es durch die Arbeitsplatzangst auf jeder Fähigkeitsdimension, gemessen an den Rollenanforderungen des konkreten Arbeitsplatzes, zu Aktivitätsbeeinträchtigungen kommt. Wenn es um die Berufsfähigkeit geht, kann auch das jeweilige Berufsfeld als Referenz herangezogen werden. Ist der Bezug der allgemeine Arbeitsmarkt, dann kann eine Tätigkeit in einem Hotel zugrunde gelegt werden. Geht es um das Leben in der Gesellschaft, dann bietet sich als Referenz ein Restaurantbesuch an.

Die Voraussetzung für die Feststellung einer sozialmedizinisch relevanten Fähigkeitsbeeinträchtigung ist, dass der Betroffene aufgrund einer Krankheitssymptomatik in seiner Aktivitätsausübung beeinträchtigt ist. Arbeitsunfähigkeit, Erwerbsminderung oder Pflegebedürftigkeit sind also keine Krankheitszustände, sondern primär sozialrechtliche Kategorien, die Patienten im Fall von Krankheit vor nachteiligen sozialen Konsequenzen oder gesundheitlichen Folgeschäden absichern sollen bzw. Voraussetzung für finanzielle Hilfen sind.

Arbeitsunfähigkeit liegt nach den Richtlinien des Gemeinsamen Bundesausschusses der Ärzte und Krankenkassen (GBA 2004, 2012, S. 4) dann vor, wenn

1. die »ausgeübte Tätigkeit nicht mehr« oder
2. »nur unter der Gefahr einer Verschlimmerung einer Erkrankung« ausgeführt werden kann oder
3. wenn »aufgrund eines bestimmten Krankheitszustands, der für sich alleine noch keine Arbeitsunfähigkeit bedingt, absehbar ist, dass aus der Ausübung der Tätigkeit für die Gesundheit oder die Gesundung abträgliche Folgen erwachsen, die Arbeitsunfähigkeit unmittelbar hervorrufen«, und
4. wenn ein »kausaler Zusammenhang zwischen einer Krankheit und der dadurch bedingten Unfähigkeit zur Funktionsausübung« besteht.

Arbeitsunfähigkeit darf also nicht mit dem Vorliegen einer Krankheit gleichgesetzt werden, sondern es geht um die Prüfung der Fähigkeitsstörungen bzw. die Feststellung noch vorhandener Fähigkeiten. Zudem müssen die konkreten beruflichen Anforderungen bekannt sein, um Arbeitsunfähigkeit beurteilen zu können. Es ist auch zu bedenken, dass Fähigkeitsstörungen für die individuellen Arbeitsplatzanforderungen relevant sein *können*, aber nicht *müssen*.

Schließlich muss gerade auch mit Blick auf Arbeitsängste bedacht werden, dass nicht subjektive Klagen der Patienten, sondern eine möglichst objektive Beschreibung von Fähigkeitsbeeinträchtigungen Grundlage jeder Begutachtung sein müssen. Die Feststellung einer Angsterkrankung erfolgt nicht nur über die subjektive Äußerung, sondern über die Beobachtung der Angstreaktion bei Exposition in vivo oder in sensu. Nicht jede Angsterkrankung beeinträchtigt die Arbeitsfähigkeit. Zu berücksichtigen sind die Art der gefürchteten Stimuli, die Intensität der Angst, die aus der Angst resultierenden Fähigkeitsstörungen, die Art der zu erfüllenden Aufgaben, Rollenerwartungen oder zurückzulegende Wege und die zur Verfügung stehenden Hilfsmittel, die von Fall zu Fall sehr unterschiedlich sein können. Nicht jede Agoraphobie beeinträchtigt automatisch die Arbeitsfähigkeit, da die Funktionsstörung Angst beim Verlassen des Hauses zwar zur Fähigkeitsstörung einer Verkehrs- und Wegeunfähigkeit führt, aber nicht jeder Arbeitsplatz (z. B. Heimarbeitsplatz) eine Verkehrs- und Wegefähigkeit voraussetzt, oder die Hilfsmittel (z. B. Fahrdienst) ermöglichen eine Überbrückung. Je nach Intensität der Symptomatik können sich ebenfalls unterschiedliche Fähigkeitsstörungen ergeben. Es kann sich zum Beispiel bei »agoraphoben Ängsten« um ein merkliches Unwohlsein bei Verlassen der gewohnten bekannten Umgebung handeln oder aber um panikartige Erregungszustände beim Versuch, die eigene Wohnung zu verlassen. Im ersteren Fall würde man dieser Person zutrauen, mit einem gewissen Maß an »zumutbarer Willensanstrengung« die Symptome leichten Unwohlseins auf sich zu nehmen, um bspw. die Wegstecke zum Arbeitsplatz zu bewältigen, was im zweiten Fall ausgeschlossen wäre. Auch die Dauer einer Agoraphobie sagt nichts über ihre Rückbildungsfähigkeit aus. Eine Chronizität definiert sich nicht über die Zeit der Symptompersistenz, sondern über die Erfolglosigkeit einer sachgerechten Therapie.

Wird die Angst unerträglich, ist eine Vermeidung gefürchteter Arbeitssituationen und schließlich auch des gesamten Arbeitsplatzes sanktionsfrei nur mit einer Arbeitsunfähigkeitsbescheinigung möglich. Deshalb setzen einige Patienten alles daran, sich krankschreiben zu lassen. Legt man die vorgenannten Kriterien der Arbeitsunfähigkeitsrichtlinie an Arbeitsplatzängste an, dann begründen diese Erkrankungen eine Arbeitsunfähigkeit. (1) Die Patienten können Arbeitsanforderungen nicht mehr gerecht werden, (2) die Konfrontation mit dem Arbeitsplatz kann zu einer Verschlimmerung der Krankheit führen und (3) dies auch prognostisch in den Fällen, in denen derzeit die Arbeitsanforderungen noch zu erfüllen wären, und (4) besteht selbstverständlich ein unmittelbarer kausaler Zusammenhang zwischen der Unfähigkeit zur Funktionsausübung und der bestehenden Krankheit. Die Ausstellung eines Arbeitsunfähigkeitsattests bei Arbeitsplatzängsten ist also juristisch korrekt. Dabei gilt, dass sich auch das Vorliegen einer derartigen Störung nicht nur über subjektive Klagen des Patienten sondern objektive medizinische Beobachtungen verifizieren lässt. Dies geschieht im Rahmen eines »kognitiven Rehearsals«: Patienten geraten bei bildlicher Vorstellung der angstassoziierten Arbeitsplatzsituation in ein physiologisches Arousal, womit eine eindeutige Angstreaktion beobachtbar und beschreibbar wird. Sie haben in der Regel einen heftigen Leidensdruck und durchaus auch erlebt, dass am Arbeitsplatz oder bei der Vorstellung einzelner Arbeitsthemen und -situationen Leistungsdefizite, Fehler und Fehlhandlungen aufgetreten sind aufgrund angstbedingter Fähigkeitsstörungen.

Allerdings genügt eine juristische Betrachtung allein nicht, da die Ausstellung einer Arbeitsunfähigkeitsbescheinigung nicht nur ein gutachterlicher Akt ist, sondern immer auch eine therapeutische Intervention. Dafür gelten jedoch andere Regeln, d. h. insbesondere ein Abwägen von Haupt- und Nebenwirkungen und eine Berücksichtigung des Gesamtwohl des Patienten. Bei Arbeitsplatzangsterkrankungen, und hier insbesondere bei der Arbeitsplatzphobie, ergibt sich das Problem, dass eine Arbeitsunfähigkeitsbescheinigung zu einer Aufrechterhaltung, Verschlimmerung und Chronifizierung beitragen kann wegen Unterstützung des Vermeidungsverhaltens. Wer Angst vor dem Arbeitsplatz hat, wird immer mehr Angst vor einer Rückkehr bekommen, je länger er weg ist. Die sozialmedizinische Beurteilung muss also gegen therapeutische Überlegungen abgewogen werden.

Ein Sonderproblem stellt in diesem Zusammenhang die Unterscheidung zwischen »Arbeitsunfähigkeit« und »Arbeitsplatzunverträglichkeit« im Sinne der privaten Krankenversicherung (PKV) dar. Arbeitsunfähigkeit im Sinne der Allgemeinen Versicherungsbedingungen für die Krankentagegeldversicherung liegt vor, wenn die versicherte Person ihre berufliche Tätigkeit nach medizinischem Befund vorübergehend in keiner Weise ausüben kann, sie auch nicht ausübt und keiner anderweitigen Erwerbstätigkeit nachgeht. Der Begriff der Arbeitsunfähigkeit in der PKV ist somit enger als der Begriff der Arbeitsunfähigkeit im Sinne der Gesetzlichen Krankenversicherung (GKV), da er eine 100-prozentige bzw. völlige Arbeitsunfähigkeit voraussetzt. Nach einem Urteil des Oberlandesgerichts Celle (20.05.1999, Az: 8 U 110/98) liegt eine völlige Arbeitsunfähigkeit im Sinne der Allgemeinen Versicherungsbedingungen für die Krankentagegeldversicherung nicht vor, wenn der Versicherte seine berufliche Tätigkeit zwar ausüben könnte, jedoch von seinem behandelnden Arzt deshalb arbeitsunfähig geschrieben wurde, weil die einzig sinnvolle und erfolgreiche Behandlungsmaßnahme im Fernbleiben von dem konkreten Arbeitsplatz besteht, während an jedem anderen Arbeitsplatz 100-prozentige Arbeitsfähigkeit bestünde. Ähnlich urteilte das Landgericht Bremen (20.11.2003, Az: 6 S 170/03): Treten in der Person des Versicherten Krankheitssymptome auf, die allein auf dem Arbeitsumfeld an seinem Arbeitsplatz beruhen, ohne dass der Patient gesundheitlich generell daran gehindert wäre, seinen Beruf als solchen auszuüben, so ist dies als Arbeitsplatzunverträglichkeit einzuordnen, die vom Versicherungsschutz einer Krankentagegeldversicherung nicht erfasst ist. Eine analoge Unterscheidung ist schließlich auch von Bedeutung, wenn es um die Beurteilung der Erwerbsfähigkeit im Rentenrecht geht. Wenn die arbeitsplatzbezogenen Ängste nur den bisherigen Arbeitsplatz betreffen,

127

dann ist eine Leistungsfähigkeit auf dem allgemeinen Arbeitsmarkt damit nicht ausgeschlossen. Da Arbeitsplatzängste in einer Reihe von Fällen eng stimulusgebunden sind, d. h. sich auf eine konkrete Arbeitsplatzsituation beziehen, folgt aus diesen Rechtsnormen, dass viele derartige Patienten keinen Anspruch auf Leistungen aus einer Krankentagegeldversicherung haben und nach Rentenrecht ggf. arbeitsunfähig für ihren konkreten Arbeitsplatz, jedoch erwerbsfähig auf dem allgemeinen Arbeitsmarkt sind. Erst wenn die Arbeitsplatzangsterkrankung so weit generalisiert ist, dass sie situations- und branchenübergreifend zu einer relevanten Leistungsminderung führt, ist dann auch von einer Erwerbsunfähigkeit auszugehen. Es kommt also sehr auf die psychopathologischen Charakteristika des Einzelfalls an.

Prognostisch gilt grundsätzlich, dass je länger sich das Vermeidungsverhalten manifestieren konnte, ein beruflicher Wiedereinstieg umso schwieriger wird. Dies betrifft entweder den aktuellen Arbeitsplatz oder aber auch (bei Arbeitslosigkeit aufgrund Arbeitsplatzverlust nach Langzeitarbeitsunfähigkeit) einen potentiellen neuen Arbeitsplatz.

11.3 Kasuistik einer Arbeitsfähigkeitsbeurteilung bei Arbeitsangst

Im Folgenden wird exemplarisch das Vorgehen bei einer Arbeits- und Erwerbsfähigkeitsbeurteilung am Beispiel einer arbeitsplatzbezogenen stimulusspezifischen phobischen Erkrankung verdeutlicht. Da es keine Diagnose ohne Befund gibt, muss zunächst der zugrunde liegende aktuelle psychische Befund, d. h. die vorliegenden Funktionsstörungen, beschrieben werden. Es müssen dann die Berufsrolle und die konkreten tätigkeitsbezogenen Aktivitätsanforderungen geklärt werden. In unserem Beispiel werden zum besseren Verständnis mehrere Beurteilungsvarianten in Bezug auf verschiedene Berufsrollen zugrunde gelegt. Es wird dann in einem freien Text, so wie er bspw. in einem Arzt- oder Entlassungsbrief stehen könnte, eine zusammenfassende Schilderung der sozialmedizinisch relevanten Fähigkeitsstörungen gegeben. In Bezug auf die Berufsrolle sind die konkreten Aktivitätsstörungen dargestellt, die eine Teilhabestörung bedingen. Eine Beurteilung für den allgemeinen Arbeitsmarkt ist in den Fällen relevant, in denen keine Berufstätigkeit besteht und somit keine konkreten Rollenanforderungen eines Bezugsberufs als Bezugspunkt vorhanden sind. Beurteilungsgrundlage in solchen Fällen ist der allgemeine Status der Fähigkeiten. Abschließend muss eine Prognose gestellt und begründet werden, die bei einer Entscheidung über eine Arbeits- oder Erwerbs(un)fähigkeit als Grundlage herangezogen werden kann. Hinsichtlich der Beurteilung der sich daraus ergebenden Konsequenzen und weiterführenden Maßnahmen werden in unserem Beispiel wiederum die verschiedenen Varianten von Berufsrollen betrachtet.

Kasuistik einer arbeitsplatzbezogenen situativen Phobie

Diagnose

Agoraphobie (F41.8 gemäß ICD-10)

Psychischer Befund

Als Mitarbeiter der Verkehrsbetriebe hat der Patient miterlebt, wie sich ein Mensch vor einen Zug geworfen und suizidiert hat. Seit diesem Ereignis vor 9 Monaten erlebt der 49-jährige Patient Ängste beim Gedanken an das U-Bahn-fahren und inzwischen sogar beim Betreten eines U-Bahnhofes als Fahrgast. Es kommt zu Unruhe, Anspannung und Fluchttendenz. Der Patient ist seit dem Ereignis in der U-Bahn arbeitsunfähig geschrieben und vermeidet seitdem auch als Fahrgast U-Bahn zu fahren. Kognitiv bestehen zudem Ängste, er könne von Fahrgästen wiedererkannt werden oder Kollegen über den Weg laufen bzw. von diesen angesprochen werden. In den letzten drei Monaten gibt es auch eine Ausweitung des Vermeidungsverhaltens auf andere öffentliche Verkehrsmittel derselben Trägerschaft, wie Bus und Straßenbahn. Er nutzt aktuell die S-Bahn, die in anderer Trägerschaft ist. Beim Vorschlag, mit der U-Bahn in die Stadtmitte zu fahren, verspannt sich der Patient sichtbar, wird erregt und wehrt diesen Vorschlag vehement ab.

Alternative Beispiele für die Berufsrolle

Zugfahrer im U-Bahnverkehrsnetz auf verschiedenen Strecken in der Großstadt

Der Patient fährt in wechselnden Schichten U-Bahnzüge auf verschiedenen Strecken die durch unterschiedliche Bezirke einer Großstadt führen. Gelegentlich wird auch die Abwicklung der Klärung und Erstversorgung bei Notfällen und Störfällen auf der Strecke sowie im Zug selbst notwendig.

Bahnhofsaufseher auf dem Bahnhof und in der Bahnhofsinformation

Der Patient gibt Lautsprecherdurchsagen über Gleis- und Fahrplaninformationen, beantwortet Fragen informationssuchender Fahrgäste, nimmt Reklamationen entgegen, erkennt und leitet Maßnahmen ein bei Notfällen und Störfällen auf dem Bahnhof.

Verwaltungsmitarbeiter in der Steuerungszentrale des Bahnunternehmens

Der Patient arbeitet in einem Büro und bearbeitet Streckenplanungen und Fahrgastinformationsschriften am Computer.

Allgemeiner Arbeitsmarkt

Arbeitssuchende können in alle möglichen Tätigkeitsfelder vermittelt werden, die unterschiedliche Aufgabengebiete und Rollenanforderungen beinhalten können. Als Beispiel könnte ein Hotelbetrieb zugrunde gelegt werden. Jemand mit der Qualifikation des Patienten könnte dort als Fahrer, in der Rezeption oder im Facility Management eingesetzt werden.

Sozialmedizinische Beurteilung in freier Textform

Zugfahrer

Es besteht eine Beeinträchtigung der Verkehrsfähigkeit, weil beim Betreten der Bahn mit Angst und Panikreaktionen zu rechnen ist. Die Fähigkeit zur Anpassung an Regeln und Routinen, die Flexibilität und die Fähigkeit zur Ausübung der Tätigkeit als Zugführer ist beeinträchtigt wegen der Neigung, unter Stress oder in kritischen Situationen mit Vermeidungsverhalten oder Panik zu reagieren, was sogar zu Unfällen führen kann. Der Patient ist daher derzeit nicht in der Lage, eine Tätigkeit als Zugführer auszuüben.

Bahnhofsaufseher

Es besteht eine Beeinträchtigung der Verkehrsfähigkeit, da der Aufenthalt am Arbeitsplatz für den Patienten erschwert ist. Die Kontaktfähigkeit, Flexibilität und fachliche Kompetenz sind eingeschränkt, da es z. B. bei Konfrontation mit problematischen Fahrgästen, Unfallereignissen oder sonstigen kritischen Situationen für den Patienten wegen vegetativer Erregung und Panik unmöglich werden kann, mit der notwendigen Gelassenheit und Übersicht zu reagieren. Da dies dann auch nicht durch Dritte kompensiert werden kann, ist der Patient arbeitsunfähig.

Verwaltungsmitarbeiter

Der Patient kann seinen Arbeitsplatz mit dem Fahrrad erreichen. Er hat in der Aufgabenbearbeitung einige Freiheitsgrade und kann sich hinsichtlich größerer Projekte mit Kollegen abstimmen. Er hat keinen persönlichen oder telefonischen Kontakte zu Fahrgästen. Der Patient ist uneingeschränkt arbeitsfähig.

Allgemeiner Arbeitsmarkt

Die Verkehrsfähigkeit ist eingeschränkt, da beim Zurücklegen vieler und weiter Wege mit öffentlichen Verkehrsmitteln mit dem Auftreten von Angst und Panikreaktionen zu rechnen ist. Ein Arbeitsplatz, der nur mit der U-Bahn zu erreichen ist, oder eine Tätigkeit, bei der er regelmäßig U-Bahn fahren müsste, käme für den Patienten nicht in Frage, da sonst erneut mit Auftreten von Panikattacken zu rechnen ist. Die Arbeitsfähigkeit ist dadurch insoweit nicht eingeschränkt, wie es gelingt, dem Patienten einen leidensgerechten Arbeitsplatz zu vermitteln.

Prognosebeurteilung und weiterführende Maßnahmen

Vor fachgerechter Behandlung

Der Patient ist bislang wegen der Ängste in hausärztlicher Behandlung gewesen und wurde pharmakotherapeutisch behandelt. Das Erstereignis hat sich erst im vergangenen Jahr entwickelt, es ist noch keine Generalisierung auf andere Verkehrsmittel erfolgt. Wenn der Patient konsequent verhaltenstherapeutisch und pharmakotherapeutisch behandelt wird, dann kann mit hoher Wahrscheinlichkeit von einer wesentlichen Rückbildung ausgegangen werden. Danach wäre neu zu urteilen.

Nach fachgerechter Behandlung mit Partialremission

Der Patient ist seit einem Jahr in fachkundiger Therapie, sowohl pharmakotherapeutisch wie psychotherapeutisch, und wurde sechs Wochen stationär im Rahmen einer psychosomatischen Rehabilitation behandelt. Die Angst und das Vermeidungsverhalten, sowie die Irritierbarkeit waren nicht zu bessern. Der Patient fährt nicht mehr mit der S- oder U-Bahn und es gibt Anzeichen einer weiteren Generalisierung. Es ist nicht zu erwarten, dass es im Verlauf des kommenden Jahres zu einer relevanten Besserung kommt. Der Patient ist absehbar auf Dauer arbeitsunfähig als Zugfahrer oder Bahnhofsaufseher. Es ist daher ein betriebliches Eingliederungsmanagement (BEM) einzuleiten mit dem Ziel, einen leidensgerechten Arbeitsplatz an anderer Stelle in dem Unternehmen zu finden, z. B. in der Verwaltung. Dies ist ggf. durch Leistungen zur Teilhabe am Arbeitsplatz (LTA) zu ergänzen, z. B. eine Umschulung.

11.4 Grad der Behinderung (GdB) und Minderung der Erwerbsfähigkeit (MdE)

Grad der Behinderung (GdB) ist eine Maßeinheit für die Beeinträchtigung durch eine Behinderung. Die Kriterien für die Bestimmung des GdB finden sich in den »Versorgungsmedizinischen Grundsätzen« (früher: »Anhaltspunkte für die ärztliche Gutachtertätigkeit im sozialen Entschädigungsrecht«) nach dem Schwerbehindertengesetz. In Bezug auf die psychischen Erkrankungen werden verschiedene Grade der Behinderung unterschieden, die sich an folgenden Vorgaben orientieren:

1. Neurosen, Persönlichkeitsstörungen, Folgen psychischer Traumen, leichtere psychovegetative oder psychische Störungen: 0–20
2. Stärker behindernde Störungen mit wesentlicher Einschränkung der Erlebnis- und Gestaltungsfähigkeit (z. B. ausgeprägtere depressive, hypochondrische, asthenische oder phobische Störungen, Entwicklungen mit Krankheitswert, somatoforme Störungen): 30–40
3. Schwere Störungen (z. B. schwere Zwangsstörungen) mit mittelgradigen sozialen Anpassungsschwierigkeiten: 50–70
4. Schwere Störungen mit schweren sozialen Anpassungsschwierigkeiten: 80–100

Diese GdB-Sätze sind als Anhaltswerte zu verstehen. Es müssen bei der Begutachtung immer alle leistungsmindernden Störungen auf körperlichem, geistigem und seelischem Gebiet in jedem Einzelfall berücksichtigt werden. Ggf. sind also neben dem psychischen Leiden auch alle sonstigen Krankheiten und Beeinträchtigungen mit zu berücksichtigen. Der GdB ist das Resultat einer zusammenfassenden (nicht additiven) Abschätzung der vorliegenden Behinderung. Maßgeblich ist somit der Gesamt-GdB, der meist aus den Auswirkungen mehrerer Beeinträchtigungen resultiert. Der GdB wird festgestellt vom Versorgungsamt oder Amt für Soziale Angelegenheiten.

Als schwerbehindert gelten nach § 2.2 SGB IX alle Personen mit einem GdB von mindestens 50. Für diesen Zustand kann ein Schwerbehindertenausweis ausgestellt werden, in dem auch sog. Nachteilsausgleiche vermerkt werden können (»Merkzeichen«, z. B. H = Hilflosigkeit). Bei einem GdB von mindestens 30 kann man unter bestimmten Voraussetzungen durch die Agentur für Arbeit einem Schwerbehinderten gleichgestellt werden.

Die Nützlichkeit der Beantragung eines GdB für den Betroffenen ist kontextabhängig. So kann es bspw. für eine Person, die aktuell arbeitssuchend ist, eher unvorteilhaft sein, einen GdB vorzuweisen, während bei bestehendem Arbeitsplatz der GdB arbeitsrechtliche Vorteile für den Betroffenen mit sich bringt, z. B. besondere Kündigungsschutzregelungen.

Wenn es um einen GdB im Rahmen einer Angststörung geht, ist zu beachten, dass Angststörungen unterschiedlich schwerwiegend im Ausmaß ihrer Symptomatik und der Behinderung erscheinen können, je nachdem wie häufig, wie stark, in welcher Weise, in welchem Kontext und mit welchen Partizipationsstörungen die Angstsymptomatik einhergeht. Eine Diagnose alleine ist also nicht aussagefähig. Bzgl. der arbeitsplatzbezogenen Angsterkrankungen wäre etwa für umschriebene Ängste ohne Folgen für die Arbeitspartizipation kein Behinderungsgrad anzusetzen. Ein mittlerer GdB unter 50 wäre zu geben, wenn es sich um Ängste handelt, die dauerhaft mit merklichen Beeinträchtigungen bestimmter Aktivitäten im Arbeitsalltag einhergehen, d. h. wenn der Betroffene bestimmte Arbeitsaufgaben nicht ausführen oder bestimmte Arbeitsorte nicht aufsuchen kann und deswegen in der Arbeitsorganisation des Betriebs darauf Rücksicht genommen werden muss. Eine Sachbearbeiterin oder Verkäuferin mit einer phobischen Angst vor der Arbeit mit Kunden nach dem Erleben eines Überfalls, die aber problemlos in einen anderen Arbeitsbereich versetzt werden oder alternative Tätigkeiten zugewiesen bekommen kann und somit im Betrieb nahezu unauffällig weiterarbeiten kann, bekäme einen GdB von 20. Führt diese phobische Angst jedoch zu Daueranspannung am Arbeitsplatz mit Einschränkungen der Bewegungsfreiheit in der Behörde/Firma, und müssten aufgrund dessen im Sinne der Schaffung eines leidensgerechten Arbeitsplatzes für die Betroffene sogar Umverteilungen der Arbeitsaufgaben oder -orte erfolgen, damit sie ihre Berufstätigkeit ausüben kann, und wäre sie aufgrund ihrer Beeinträchtigung auch generell auf dem Arbeitsmarkt nur schwer vermittelbar, dann wäre ein GdB von 50 anzusetzen. Hätte sie eine ausgeprägte Arbeitsplatzphobie diesen bestimmten Arbeitsplatz insgesamt betreffend, die sie unfähig macht, den Arbeitsplatz überhaupt zu betreten, wäre ein GdB von 60–70 gerechtfertigt. Sie wäre nämlich in diesem Fall bezogen auf ihr aktuelles Beschäftigungsverhältnis wie auch bestimmte Arbeitsaufgaben (z. B. Kundenkontakte) arbeitsunfähig. Sie könnte jedoch in einem völlig anderen Arbeitsbereich noch tätig sein. Hätte sie eine über den aktuellen bestehenden Arbeitsplatz hinausgehende generalisierte Arbeitsplatzphobie, d. h. phobische Angst davor, unabhängig vom aktuellen Arbeitsplatz überhaupt an *irgendeinem* Arbeitsplatz tätig zu sein, und wäre auch nicht mehr in der Lage, etwa einen Supermarkt oder eine Bank zu betreten, weil auch dann bspw. die Gefahr besteht, in einen Überfall verwickelt zu werden, dann wäre ein GdB von 80–100 gerechtfertigt, da sie aufgrund der Erkrankung in ihrem Lebensvollzug wesentlich behindert wäre.

Bei Gesundheitsschäden als kausale Folge von anerkannten Arbeitsunfällen/ Berufskrankheiten auf dem Gebiet der gesetzlichen Unfallversicherung (GUV) geht es nach dem SGB VII um eine *Minderung der Erwerbsfähigkeit* (MdE). Die MdE ist eine von mehreren gesetzlichen Voraussetzungen für die Gewährung einer Verletztenrente wegen eines Arbeitsunfalls oder einer Berufskrankheit durch die gesetzliche Unfallversicherung. Die MdE richtet sich danach, wie sehr die infolge des Versicherungsfalls eingetretene Minderung des körperlichen und geistigen Leistungsvermögens eines Versicherten seine Arbeitsmöglichkeiten einschränkt. Bei gesundheitlichen Schäden durch Dienstunfallfolgen von Beamten werden gemäß § 35 des Beamtenversorgungsgesetzes die Bestimmungen des Bundesversorgungsgesetzes (BVG) angewendet.

Bei der o. g. Kasuistik des U-Bahnbediensteten könnte sich die Frage eines Arbeitsunfalls stellen. Voraussetzung wäre, dass das Erleben des Suizidfalls keine »Gelegenheitsursache« für die Auslösung der Erkrankung war. Das heißt, dass eine andere Person nicht in gleicher Weise erkrankt wäre, weil die wahre Ursache in einer Vorerkrankung oder speziellen Vulnerabilität des Betroffenen liegt, so dass sich die Erkrankung aus Anlass des Unfalls nur manifestiert hat, jedoch nicht dadurch verursacht wurde. Zu unterscheiden ist also zwischen Ursache und Auslöser. Könnte man jedoch mit überzeugender Wahrscheinlichkeit davon ausgehen, dass die psychische Störung durch das Unfallerlebnis verursacht wurde, dann läge eine Berufskrankheit vor und es wäre der MdE zu bestimmen. Es wäre zu klären, in welchem Umfang der Betroffene noch tätig sein kann bzw. in welchem Umfang er leistungs- und damit auch erwerbsgemindert ist. Der Grad der Leistungsminderung wäre ggf. durch die Unfallkasse finanziell auszugleichen.

11.5 Berufsunfähigkeit und Erwerbsminderung

Erwerbsgemindert (EM) im Sinne der Rentenversicherung (SGB VI) ist, wer krankheits- oder behinderungsbedingt unter den üblichen Bedingungen des allgemeinen Arbeitsmarktes weniger als 6 Stunden täglich erwerbstätig sein kann. Dabei ist die Arbeitsmarktlage nicht zu berücksichtigen (abstrakte Betrachtung). Unterschieden werden eine teilweise Erwerbsminderung (3 bis < 6 Stunden) und die volle Erwerbsminderung (< 3 Stunden). *Berufsunfähig* können nur noch vor dem 02.01.1961 geborene Versicherte gelten, deren Erwerbsfähigkeit wegen Krankheit oder Behinderung in ihrem Bezugsberuf auf weniger als die Hälfte derjenigen von körperlich, geistig und seelisch Gesunden mit ähnlicher Ausbildung und gleichwertigen Kenntnissen und Fähigkeiten gesunken ist. Eine *erhebliche Gefährdung der Erwerbsfähigkeit* liegt vor, wenn durch die gesundheitlichen Beeinträchtigungen und damit verbundenen Funktionseinschränkungen innerhalb einer absehbaren Zeit mit einer Minderung der Erwerbsfähigkeit zu rechnen ist. Alle Erwerbsminderungsrenten werden stets nur befristet gewährt, es sei denn, eine rentenrelevante Besserung ist unwahrscheinlich. Das ist dann anzunehmen, wenn aus ärztlicher Sicht bei Betrachtung des bisherigen Krankheitsverlaufs nach medizinischen Erkenntnissen, auch unter Berücksichtigung noch vorhandener therapeutischer Möglichkeiten, eine (rentenrelevante) Besserung auszuschließen ist.

Die Beurteilung der Erwerbsfähigkeit bei Patienten ohne Arbeitsplatz erfolgt hinsichtlich des allgemeinen Arbeitsmarktes. Der allgemeine Arbeitsmarkt umfasst alle nur denkbaren Tätigkeiten außerhalb einer beschützenden Einrichtung, für die auf dem Arbeitsmarkt (in einer Vielzahl von Teilarbeitsmärkten) Angebot und Nachfrage besteht. Als Referenzrahmen könnte ein Hotel dienen, in dem es vom Gärtner über die Reinigungskraft, die Küchenhelferin, den Koch, die Servicemitarbeiterin, die Verwaltungsangestellten, bis hin zur Managerin die verschiedenartigsten Tätigkeitsbereiche gibt, so dass für jede Person (mit dem gegebenen Geschlecht, Körperkraft, Alter, Bildungsstand usw.) eine Tätigkeit gegeben ist. Der Gutachter muss sich hier fragen: Was kann der zu Begutachtende mit seiner Erkrankung (nicht), was ihn befähigt (oder es ihm unmöglich macht), entsprechend seiner kognitiven, körperlichen und mentalen Grundkonstitution die Anforderungen einer entsprechenden Rolle auszufüllen.

Bei arbeitsplatzbezogenen Angsterkrankungen stellt sich die Frage der Erwerbsfähigkeit insbesondere bei Vorliegen einer spezifischen oder generalisierten Arbeitsplatzphobie. Je länger eine Arbeitsunfähigkeit bestanden hat, desto schwieriger gestaltet sich in der Regel die Wiederherstellung einer Arbeits- und Erwerbsfähigkeit (Muschalla 2008).

Um erwerbsunfähig aufgrund einer arbeitsplatzbezogenen Angsterkrankung zu sein, muss jemand zum Einem eine arbeitsbezogene Angstsymptomatik aufweisen, die über den aktuellen oder zuletzt innegehabten Arbeitsplatz hinausgeht. Zum Zweiten darf sich während oder nach sachgerecht durchgeführter Angstbehandlung keine Besserung der Symptomatik zeigen. Da sich Erwerbsunfähigkeit auf den allgemeinen Arbeitsmarkt bezieht und hier zunächst das Procedere einer Arbeitssuche und -findung zu bewerkstelligen wäre, müssen Beeinträchtigungen vorliegen, die es dem Betroffenen unmöglich machen, sich beim Arbeitsamt vorzustellen und dem normalen Ablauf einer institutionell unterstützten und moderierten Arbeitssuche nachzukommen.

Erwerbsunfähig auf Zeit kann jemand sein, der sich mit einer ausgeprägten arbeitsbezogenen Angstsymptomatik in Behandlung begibt, jedoch aktuell und auch prognostisch innerhalb der nächsten sechs Monate den Anforderungen der Suche oder Wiederaufnahme einer beruflichen Tätigkeit angstbedingt noch nicht gewachsen wäre und es bei Konfrontation mit den realen Anforderungen zu Verschlechterungen im Erkrankungsbild kommen würde.

Bei einer Stichprobe von Psychosomatikpatienten wurden 41,4 % der 134 Patienten mit arbeitsplatzbezogenen Angsterkrankungen am Ende eines durchschnittlich 6-wöchigen stationären Rehabilitationsaufenthaltes arbeitsunfähig entlassen, in 12,5 % der Fälle mit einer negativen Erwerbsprognose, d. h. ausbleibender Besserung trotz intensivem Therapieversuch im multimodalen Setting. Von 39 Patienten mit einer Arbeitsplatzphobie, die im Durchschnitt vor dem Rehabilitationsaufenthalt bereits 23,41 (Range 0–135) Wochen arbeitsunfähig waren, wurden 59 % arbeitsunfähig entlassen, 26,3 % mit einer negativen Erwerbsprognose.

12 Prävention von arbeitsplatzbezogenen Ängsten durch betriebliche Gesundheitsförderung und organisationale Hilfen

Da Ängste normale Gefühle sind und im Alltagsleben und auch bei der Arbeit häufig vorkommen, stellt sich die Frage, wie man mit aufkommenden, noch nicht krankhaften arbeitsplatzbezogenen Ängsten adäquat umgehen, wie man einer pathologischen Entwicklung vorbeugen oder auch betroffenen Kollegen helfen kann. Durch richtiges Verhalten und einen konstruktiven Umgang mit Angst kann verhindert werden, dass sich Ängste verstärken, möglicherweise zu einer Angsterkrankung ausweiten und teilhaberelevante Folgen nach sich ziehen. Im Folgenden werden Möglichkeiten zur Prävention, Selbsthilfe und zu organisationalen Hilfen bei arbeitsplatzbezogenen Ängsten beschrieben.

12.1 Betriebliche Gesundheitsförderung bezüglich psychischer Belastungen

Ein Instrument zur Förderung der Gesundheit und Zufriedenheit von Arbeitnehmern ist das »Betriebliche Gesundheitsmanagement« (BGM) bzw. die »Betriebliche Gesundheitsförderung« (BGF). Betriebliche Gesundheitsförderung bezeichnet eine mehrere Analyse- und Gestaltungsebenen umfassende Handlungsstrategie auf den Ebenen Mensch – Organisation – Arbeit, die strategisch und methodisch darauf abzielt, Gesundheitsressourcen in Unternehmen aufzubauen. Definitorisch und gesundheitspolitisch spielt im europäischen Raum die Luxemburger Deklaration (1997) eine wesentliche Rolle. Betriebliche Gesundheitsförderung umfasst demnach alle gemeinsamen Maßnahmen von Arbeitgebern, Arbeitnehmern und Gesellschaft zur Verbesserung von Gesundheit und Wohlbefinden am Arbeitsplatz. Dies kann erreicht werden durch Verbesserung der Arbeitsorganisation und der Arbeitsbedingungen, Förderung einer aktiven Mitarbeiterbeteiligung sowie durch Stärkung persönlicher Kompetenzen.

Grundlage für die aktuellen europaweiten Aktivitäten zur betrieblichen Gesundheitsförderung sind zwei Faktoren. Einerseits hat die EG-Rahmenrichtlinie Arbeitsschutz (Richtlinie des Rates 89/391/EWG) eine Neuorientierung des traditionellen Arbeitsschutzes in Gesetzgebung und Praxis eingeleitet. Zum anderen wächst die Bedeutung des Betriebs als Handlungsfeld der öffentlichen Gesundheitsvorsorge (Public Health). Nach diesem Verständnis sind gesunde und qualifizierte Mitarbeiter sowohl in sozialer wie ökonomischer Hinsicht eine wesentliche Voraussetzung für den zukünftigen Erfolg der Europäischen Union. Es wurde durch die Europäische Kommission eine Initiative zum Aufbau eines europäischen Netzwerks für betriebliche Gesundheitsförderung unterstützt. Im Rahmen der betrieblichen Gesundheitsförderung wird angestrebt, gesundheitsbezogene betriebliche Handlungsfelder herauszufiltern und zu analysieren (z. B. Gesundheitssituation im Betrieb/Krankenstände, Fluktuation, Fehlzeiten, Motivationsfragen, Betriebsklima, Gesundheit am Arbeitsplatz und Arbeitsmotivation, Unfallverhütung, menschengerechte Gestaltung von Arbeit und Organisation), um auf dieser Basis unter entsprechender Partizipation der Mitarbeiter Gesundheitsressourcen im Unternehmen aufzubauen. Eine Grundvoraussetzung nachhaltiger betrieblicher Gesundheitsförderung ist die Evaluation derartiger Projekte. Bei Projekten, mit denen das Arbeitsschutzgesetz umgesetzt werden soll, ist diese Evaluation vorgeschrieben (Überprüfung der Wirksamkeit, ArbSchG § 3 Abs. 1). Dies stellt erhöhte fachliche Anforderungen v. a. an die Arbeitspsychologie und -medizin. Auch Mitarbeiter im Personalwesen und Mitglieder der Betriebs- und Personalräte müssen sich hier entsprechend weiterbilden. Letztlich stellt die betriebliche Gesundheitsförderung auch eine Managementthematik bzw. ein modernes betriebliches Steuerungs-, Integrations- und Führungsinstrument dar. Grundansatz ist hierbei immer die Einbeziehung der Mitarbeiter und die Erhöhung ihrer gesundheitsbezogenen Handlungsfähigkeit.

Programme der betrieblichen Gesundheitsförderung zielen in wesentlichen Teilen auf die körperliche Gesundheit, d. h. die Förderung von richtigem Sitzen, Sehen, Bewegung oder Ernährung. Die betriebliche Gesundheitsförderung ist auch bzgl. der Work-Life-Balance, d. h. der Ausgewogenheit der Lebensbereiche Arbeit, Familie und Freizeit von wachsender Bedeutung. In methodischer Hinsicht relevant ist hierbei die Anwendung wesentlicher Prinzipien der Gesundheitsförderung i. S. des Salutogenesekonzepts (Antonovsky 1993) auf das Gestaltungsfeld »Betrieb«. Mit Blick auf psychische Belastungen gibt es Angebote für Stressmanagementkurse oder ein Entspannungstraining.

Eine wichtige Ergänzung können speziell auf Arbeitsängste abgestellte Hilfen sein, derartige Ängste bei Mitarbeitern im Unternehmen möglichst auf einem niedrigen bzw. normalen Niveau zu halten, bzw. Anlässe, die zu psychischen Belastungen oder zu interaktionellen Konflikten und damit ggf. auch zu Ängsten führen können, möglichst auszuschalten. Hierbei spielt die Kommunikation im Team und zwischen den Hierarchien eine wichtige Rolle, worauf später noch gesondert eingegangen werden soll.

Dass auch punktuelle, kurzfristig angelegte Maßnahmen große Effekte haben können, zeigt eine kontrollierte Studie, in der im Rahmen eines multimodalen Programms zur betrieblichen Gesundheitsförderung in einer Behörde mit Mitarbeitern der verschiedenen Abteilungen sog. »Fokusgruppen« durchgeführt wurden. Diese hatten zum Ziel, Konflikte in einem Arbeitsteam und Verunsicherungen bzgl. der eigenen Verantwortung und der Arbeitsabläufe zu reduzieren (Linden et al. 2013). Im Ergebnis führte die Teilnahme an einer solchen Gruppenveranstaltung bei den Teilnehmern im folgenden Jahr zu einer Verringerung der Arbeitsunfähigkeitszeiten um 14 % gegenüber dem Vorjahr, während sie bei Mitarbeitern, die nicht an der Gruppe teilgenommen hatten, unverändert blieb.

Es kann angenommen werden, dass sich in der verringerten Arbeitsunfähigkeitszeit auch eine verringerte Job-Angst niederschlägt. Wenn man berücksichtigt, dass in der Gruppe problemlösungs- und veränderungsorientiert sachliche alltägliche Arbeitsprobleme erfolgreich behandelt worden sind, und dass in der Moderation stark auf die Förderung des Selbstwerterlebens der Teilnehmer geachtet wurde, dann besteht Grund zur Annahme, dass solche Interventionen auch zu einer Reduktion von Ungewissheit der Mitarbeiter führen, und dass das individuelle Kontrollerleben bzgl. der Beherrschbarkeit des eigenen Arbeitsfeldes gestärkt wird. Dies bietet gute Voraussetzungen dafür, dass Job-Angst-Erleben nicht durch betrieblich-strukturelle oder interaktionelle Probleme verstärkt wird.

12.2 Prävention von Arbeitsplatzängsten durch Kommunikations- und Führungsverhalten

Das Führungsverhalten eines Vorgesetzten kann mittelbar wie unmittelbar Einfluss nehmen auf die Zufriedenheit wie die Gesundheit der Mitarbeiter (Kavanagh et al. 2003; Gregersen et al. 2011) und vor allem auch die Möglichkeiten zur Entwicklung von Ängsten verstärken oder abmildern. In vielen Unternehmen steht Ergebnisorientierung im Vordergrund, um sich in der Konkurrenz mit anderen Anbietern auf dem Markt erfolgreich halten zu können. Dies bedeutet zwangsläufig, Zielvorgaben zu machen, Druck auszuüben und Versagen zu sanktionieren. Eine wichtige Frage ist jedoch, inwieweit Anforderungen und Ressourcen so aufeinander abgestimmt sind, dass die Vorgaben überhaupt erreichbar sind, nicht Hilflosigkeit, Dauerdruck und Dauerüberforderung erzeugt werden und die Gesundheit der Mitarbeiter erhalten und gefördert werden kann (Wilde et al. 2010).

Gesundheitsförderliches und angstminimierendes Führungsverhalten ist demnach mit mehreren Herausforderungen konfrontiert:

- Zunächst bleiben Ängste am Arbeitsplatz oft zunächst verborgen, wenn der Betroffene sich in einem leistungsorientierten Umfeld keine Blöße geben will und seine Beschwerden so lange wie möglich zu verbergen versucht. Allenfalls werden somatische Beschwerden veröffentlicht und ggf. als Grund für eine reduzierte Leistungsfähigkeit vorgebracht. Gelingt eine Kompensation nicht mehr, ist es unter Umständen bereits zu spät, weil die Vermeidungstendenz überhand nimmt und in Krankschreibung mündet.
- Weiterhin bleibt oft auch unklar, inwieweit Kontextfaktoren mit den Ängsten zusammenhängen, d.h. es ist schwierig zu erkennen, dass es sich überhaupt um Ängste handelt, die direkt etwas mit der Arbeitsplatzsituation zu tun haben.
- Ergebnisorientierte Steuerung und Controlling können für Mitarbeiter dann besonders belastend werden, wenn dazu ein direktives, stark kontrollierendes

und wenig mitarbeiterorientiertes Führungsverhalten hinzukommt. Eine karriere- und aufstiegsorientierte Führungskraft hat ein Interesse daran, dass Mitarbeiter hohe Leistungen erbringen. Ziel ist die Erreichung maximaler Erfolge in kurzer Zeit, um den eigenen Aufstieg zu begünstigen. Das kann das Interesse an einem längerfristigen Erhalt der Arbeitnehmergesundheit und Arbeitskraft mindern.

- Angst bei den Führungskräften selbst kann auf Mitarbeiter überspringen und anstecken.
- Gesundheitsförderungsaktivitäten können an Einstellungen und Kompetenzen von Führungskräften scheitern.
- Gesundheitsförderungsaktivitäten können trotz allen Einsatzes der Führungskräfte erschwert werden durch mangelnde betriebliche Realisierungsmöglichkeiten und fehlende betriebliche Gesundheitskultur (Wilde et al. 2010).
- Führungskräfte ohne Linie, die in ihrem Verhalten unberechenbar und nicht vorhersagbar sind, induzieren Angst.

Es liegen eine Reihe von Empfehlungen für Führungskräfte vor, wie sie gesundheitsförderlich und mitarbeiterorientiert führen können (Tofade 2010; Babcock-Roberson und Strickland 2010; Gregersen et al. 2011). Zunächst ist wichtig anzuerkennen, dass Gesundheit eine zentrale Führungsaufgabe ist, die unmittelbar mit allen Fragen der Leistungssteuerung verbunden ist.

Gemeinsam mit den Beschäftigten gute Arbeitsbedingungen zu schaffen trägt dazu bei, besondere Belastungskonstellationen erst gar nicht aufkommen zu lassen. Partizipatives Vereinbaren statt autoritäres Vorgeben von Ergebniszielen ist hierzu angezeigt, d. h. die bestehenden Möglichkeiten und Ressourcen, die zur Ergebniserreichung notwendig sind, müssen geprüft werden, z. B. in informellen Zielvereinbarungsgesprächen und regelmäßigen Abteilungs- oder Arbeitsgruppenkonferenzen. Wenn im Laufe des Zielerreichungsprozesses deutlich wird, dass durch unkontrollierbare Einflüsse wieder ein Ungleichgewicht zwischen Anforderungen und Ressourcen entstanden ist, müssen die Ziele und/oder Ressourcen angepasst werden.

Dies setzt eine offene, informelle Gesprächskultur voraus, d. h. der Mitarbeiter muss auch den Eindruck haben, dass er im Arbeitsprozess auftretende Probleme dem Vorgesetzten mitteilen kann und darauf angemessen und problemlöseorientiert reagiert wird. In diesem Sinne bedeutet Führungsverhalten in erster Linie ein gutes Kommunikationsverhalten (de Vries et al. 2010). Um miteinander reden zu können, ist ein grundsätzlich wertschätzendes und unterstützendes Führungsverhalten vonnöten (Tofade 2010; Kavanagh et al. 2003). Wichtig ist auch, dass nicht nur strukturelle Probleme der Arbeit angesprochen werden dürfen, sondern auch persönliche Probleme, wenn sie mit den Arbeitsanforderungen kollidieren und bei der Arbeit Probleme machen.

Es sollten klare Regeln und Hierarchien existieren, und Rollenpositionen sollten klar kommuniziert werden. Ein Laissez-faire-Führungsstil führt eher zu Konflikten, Rollendiffusion, Unklarheiten (Skogstad et al. 2007) und kann daher auch Ängste hervorrufen. Dennoch ist es für Mitarbeiter auch wichtig, angemessene Handlungsspielräume zu haben. Für das Ausmaß bürokratisch-formalistischer

Controlling-Elemente gilt die Faustregel: so viel wie notwendig, um nach außen hin keinen Nachteile zu erleiden (z. B. im Benchmarkingprozess nicht durch zu starke Abweichungen von Vergleichsinstitutionen negativ aufzufallen), insgesamt jedoch so wenig wie möglich. Die Gründe für bspw. Einführung struktureller Änderungen oder formalistischer Elemente, die gelegentlich auch dem eigentlichen internen Leitbild der Firma entgegenstehen, sind den Mitarbeitern transparent zu machen. Alles was Mitarbeiter nicht verstehen, führt zu Angst, Misstrauen, Unruhe im System und Reibungsverlusten.

Neben gesunden Arbeitsbedingungen können Führungskräfte auch mittels Förderung genereller Gesundheitskompetenzen der Mitarbeiter zu einer Prävention von Befindlichkeitsstörungen und Ängsten beitragen, z. B. durch aktive Information und Förderung von Angeboten des betrieblichen Gesundheitsmanagements, Unterstützung von Betriebssport, durch Betriebsausflüge, Feiern in der Abteilung o. ä.

Es ist eine Reduktion des Phänomens der »interessierten Selbstgefährdung« (Peters 2009) und einer daraus erwachsenden möglichen Krankheitsverleugnung anzustreben. Gemeint ist, dass Mitarbeiter unter Bedingungen ergebnisorientierter Steuerung ein eigenes Interesse an der Zielerfüllung entwickeln können, was ein Motiv für selbstüberforderndes und gesundheitsgefährdendes Verhaltens sein kann. Diesbzgl. sollten Mitarbeiter sensibilisiert werden und lernen, eigenständig realistische Grenzen gegenüber neuen Leistungsansprüchen zu ziehen und diese auch mitzuteilen.

Führungskräfte sollten Befindlichkeitsbeeinträchtigungen und Ängste bei ihren Mitarbeitern erkennen und konstruktiv darauf reagieren können. Dazu reicht der Krankenstand als Indikator nicht aus. Es muss auch auf die möglicherweise krank arbeitenden Mitarbeiter geachtet werden. Frühzeitige Erkennung von Ängsten gelingt am besten, wenn Führungskräfte regelmäßig das Gespräch mit ihren Mitarbeitern suchen und nach Zufriedenheit und Problemen bei der Arbeit fragen. Es muss deutlich werden, dass das Interesse an der Mitarbeitergesundheit ehrlich ist. Wenn die Beschäftigten den Eindruck haben, dass ihnen Nachteile daraus erwachsen, wenn sie krankheitsbedingte Beeinträchtigungen offenbaren, dann laufen solche Gespräche ins Leere. Gerade bei arbeitsplatzbezogenen Ängsten ist die Hemmschwelle der Mitarbeiter besonders hoch, ihren Vorgesetzten diese mitzuteilen.

Führungskräfte müssen wissen, dass sie allein durch ihre Position und Rollenfunktion bereits angstauslösend für Mitarbeiter sind (Gregersen et al. 2011). Der Stuhl, auf dem üblicherweise der Chef am Konferenztisch sitzt, bleibt in der Regel auch dann frei, wenn der Chef gar nicht da ist, weil es niemand wagt, sich auf diesen leeren Stuhl zu setzen. Führungskräfte können durch ihr Verhalten dazu beitragen, dass diese Ängste in einem normalen Rahmen bleiben, was sich günstig auf die Arbeitsproduktivität auswirken kann. Am erfolgreichsten wurden in der arbeitspsychologischen Forschung diejenigen Manager identifiziert, deren Führungsverhalten sowohl durch ein hohes Maß an Aufgabenorientierung und Strukturgebung gekennzeichnet war, die jedoch auch mitarbeiterorientiert auf Belange ihrer Belegschaft eingingen (Fleishman 1953; Gregersen et al. 2011). Charismatische und mitarbeiterorientierte Führungspersönlichkeiten

kommunizieren mehr mit ihren Mitarbeitern als aufgabenorientierte Führungs-
personen. Als generell günstig hat sich ein Kommunikationsverhalten erwiesen,
das geprägt ist von Transparenz hinsichtlich der eigenen betriebsbezogenen
Vorgehensweisen, Unterbreiten von Unterstützungsangeboten und Konkretheit
(de Vries et al. 2010).

Daraus folgt, dass Vorgesetzte regelmäßigen persönlichen Kontakt mit den
Mitarbeitern pflegen sollten, für die sie direkt zuständig sind und die sie mindestens
ein bis zweimal pro Woche sehen, z. B. eine Abteilung mit 30 bis 50 Mitarbeitern.
Neben »offiziellen« Arbeitsbesprechungen sollten Vorgesetzte auch bei Gelegenheiten informelle Gespräche führen, d. h. gelegentlich auch einmal in der Kantine
mit Mitarbeitern zusammen essen oder die gemeinsame Kaffeeküche benutzen.
Vorgesetzte sollten nicht nur Dienstanweisungen erteilten, auf Fehler hinweisen
und deren Bereinigung einfordern, sondern auch in unregelmäßigen Abständen
Mitarbeiter einmal loben, selbst wenn es lediglich die alltäglichen Routinear-
beiten sind, die gut laufen und keine besonderen Errungenschaften darstellen.
Wenn man seine Mitarbeiter längere Zeit kennt, wird man herausfinden, dass
die cheflichen Interventionen gezielt eingesetzt und personenspezifisch angepasst
werden können, um jedem entsprechend seiner Persönlichkeit mit seinen Stärken
und Defiziten gerecht zu werden. In der Regel freuen sich Mitarbeiter besonders
über ein Lob, wenn es einen Bereich betrifft, der ihnen Schwierigkeiten macht
und in dem sie selbst schon ständig versuchen, sich zu verbessern. Eine wertschät-
zende Äußerung an der richtigen Stelle und generelle Unterstützung durch den
Vorgesetzten kann die Motivation eines Mitarbeiters und die Arbeitsproduktivität
positiv beeinflussen (Baruch-Feldmann et al. 2002; Eshlemann et al. 1999).

Ein weiterer wichtiger Aspekt ist, dass eine öffentliche Ungleichbehandlung
von verschiedenen Mitarbeitern vermieden werden sollte. Im Regelfall sollte man
als Vorgesetzter versuchen, Neid und Konkurrenz zwischen Mitarbeitern eher
einzudämmen statt zu fördern, da sie unnötige Reibungsverluste und Konflikte
bewirken können, was wiederum soziale Ängste und Insuffizienzängste fördern
und die Arbeitsqualität mindern kann.

Führungskräfte sollten daher nicht nur die einzelnen Mitarbeiter, sondern
auch die gesamte Interaktionsdynamik im Arbeitsteam oder der Abteilung im
Auge haben und wissen, welcher Mitarbeiter welche Rolle und Position innerhalb des »Rudels« einnimmt. Einen Einblick bekommt man in Situationen, wenn
alle Abteilungsangehörigen zusammensitzen, etwa in einer Konferenz. Hier ist oft
schon allein durch die Sitzordnung und die Beteiligung der Einzelnen klar, wer
z. B. mit wem kann und mit wem nicht, wer in Kooperation und in Opposition
steht, auch gegenüber dem Vorgesetzten selbst, wer die Subgruppenanführer und
wer die Außenseiter sind. Sich selbst regulierende Systeme sind oft sehr stabile
und tragfähige Systeme. Deswegen lohnt es sich, sich etablierende Teamstruk-
turen nicht permanent künstlich zu stören, z. B. durch monatliche Rotation von
Mitarbeitern durch die verschiedenen Teams, sondern nur, wenn es organisatorisch erforderlich ist. Ein Eingriff ins System kann z. B. notwendig sein, wenn
ein Neuzugang in die Abteilung kommt oder wenn es einem bestimmten Zweck
dienlich ist, bspw. wenn sich eine Subgruppe mit Oppositionscharakter innerhalb
der Abteilung etabliert und für die Leitung selbst ein Gefahrenpotential birgt.

Schließlich ist von Bedeutung, dass der Chef selbst seine Chefposition, d.h. auch seine Sonderrolle einschließlich seiner sozialen Isolation akzeptiert. Wenn jemand ein besonders »mitarbeiterorientierter« Chef sein will, d.h. eher selbst Mitarbeiter denn Chef sein möchte und sich deswegen in jeder Konferenz an einen anderen Platz setzt, um zu signalisieren, dass man mit seinem Team auf gleicher Ebene steht, dann führt das bei den Mitarbeitern eher zu Stresserleben, weil in diesem Moment eine Rollenkonfusion herrscht. Dies schafft eher Unruhe oder sogar Misstrauen denn Transparenz und Verlässlichkeit. Ein Vorgesetzter muss von seinen Mitarbeitern nicht als ihresgleichen angesehen werden oder gar geliebt werden. Wichtiger ist gegenseitiges Vertrauen, Berechenbarkeit und Wertschätzung

12.3 Angstreduktion durch Kooperation und Teamarbeit zwischen Mitarbeitern

Teams sind Arbeitsgruppen, die aus mehreren Beschäftigten bestehen, die verschiedene Rollen einnehmen, miteinander interagieren und für ein gemeinsames Ziel arbeiten. Arbeitsorganisationen ohne Teamarbeit sind eher selten. Europaweite Surveys ergaben, dass ca. 60 % der Beschäftigten in der EU in Teams arbeiten (Parent-Thirion et al. 2007). Längsschnittstudien zur Auswirkung von Gruppenarbeit zeigten positive Effekte hinsichtlich der Arbeitszufriedenheit (Pearson 1992; Cordery et al. 1991), sowie der Effektivität (Delarue et al. 2008), Produktivität, monetärer Effekte und Motivationszuwachs. Effekte von Teamarbeit auf Stresserleben, Wohlbefinden und krankheitsbedingte Abwesenheit zeigen widersprüchliche Ergebnisse, was damit erklärbar ist, dass mit der Einführung der Teamarbeit die Arbeitsanforderungen komplexer werden. Außerdem kommen vielfältigere psychosoziale Anforderungen bei einer Arbeit innerhalb einer Gruppe hinzu, was u.U. zu Verunsicherung und Angsterleben beitragen kann, insbesondere da Gruppen und ihre Dynamik immer auch auf der Basis von Angst funktionieren (Yalom 1970).

Veränderungen und Konkurrenzsituationen sind in Gruppen alltäglich. Sie ergeben sich automatisch, wenn ein neues Mitglied in die Gruppe kommt, das sich einen Platz erobern muss, wenn durch Veränderungen in Arbeitsorganisation Arbeitsaufgaben oder Orte neu verteilt werden müssen oder Selektionssituationen sich ergeben, wenn sich bspw. eine Beförderungsmöglichkeit ergibt und zwei Kandidaten dafür in Frage kommen. Auseinandersetzungen und Konflikte zwischen Kollegen sind am Arbeitsplatz normal und alltäglich. Oft sind es die kleinen, scheinbar unauffälligen nonverbalen Alltäglichkeiten die im immerwährenden Rangkampf um Statussymbole und Revierverhalten von Bedeutung sind und die dazu beitragen, ob und welcher (Sub-)Gruppe man angehört. Beispiele hierfür sind, wer wo im Büro sitzt, wer das größere Zimmer hat oder wer entscheidet, wo die Zimmerpflanze steht. Gutes Konfliktmanagement und gutes Rangkampfverhalten helfen, sich am Arbeitsplatz angemessen behaupten zu können, dabei eigene Ängste zu tolerieren und unter Umständen als Signale zu eigener Vorsicht deuten zu können. Einige Grundregeln sind bspw., dass man die bestehende Rangordnung beachten und seine eigene Position kennen sollte. Man sollte den eigenen Rangplatz behaupten können, d. h. auch gegen Bedrohung verteidigen. Es ist wichtig zu akzeptieren, dass Konflikte und Auseinandersetzungen zum Alltag gehören und keine Katastrophe sind. Mit Kollegen muss man sachbezogen zusammenarbeiten können, man muss sie nicht lieben. Unterscheiden zu können zwischen Sachebene und Beziehungsebene ist hier von besonderer Bedeutung. Eine freundliche Distanz zu Kollegen kann zunächst einmal nicht schaden. Man sollte sich angemessen an die üblichen sozialen Regeln anpassen (z. B. die Teamkollegen duzen sich untereinander und bieten dies auch dem Neuen, der ins Team kommt, an). Konflikte im menschlichen Miteinander gab es zu allen Zeiten. Nur der Umgang und die Ausdrucksformen haben sich verändert.

Um die natürlichen sozialen Ängste von Mitarbeitern in einem Team nicht in unproduktive übermäßige sozialphobische Ängste zu verstärken, ist das Funktionieren des Teams als Ganzes wichtig. Dies kann mit einer guten Kommunikation und Kooperation der Beteiligten erreicht werden. Es ist weiterhin erforderlich, dass man sich an offizielle und inoffizielle Regeln und Routinen anpasst und seine spezifischen Fachkenntnisse entsprechend seiner Rolle im Team adäquat einbringt (z. B. zeitlich passende Vorschläge und Informationen an Teammitglieder weitergeben, Argumente präsentieren und verteidigen oder in Konsensbildung anpassen). Es ist ein Feingefühl für das Erkennen informeller Regeln und Rechte innerhalb des Teams notwendig. Die Mitglieder agieren nicht nur auf Grundlage ihrer offiziellen Positionen miteinander, sondern es bilden sich in jeder sozialen Gruppe, die längere Zeit miteinander arbeitet, bestimmte informelle Positionen heraus, die ebenso ständig im Fluss und in Veränderung begriffen sind wie die Teammitglieder selbst. Eine einmal eroberte Rangposition will gelegentlich verteidigt werden, und zwar geschickterweise so, dass währenddessen und am Ende dennoch das Team weiter funktioniert, wenn sich auch möglicherweise interne Regeln oder Rolleninhaber geändert haben.

In Teamentwicklungsmaßnahmen (Gunkel 2002) wird versucht, eine Verbesserung konstruktiver Kooperation im Team zu erwirken, insbesondere wenn sich andauernde schwelende oder verhärtete Konflikte ergeben haben, wenn bspw. von »Mobbing« gesprochen wird. Es wird analysiert, wo Schwachstellen in Teamkommunikation und -strukturen liegen, und es werden Strategien erarbeitet, wie diese beseitigt werden können. Häufig werden solche Maßnahmen von externen Mediatoren durchgeführt. Es wird immer wieder betont, wie wichtig eine frühzeitige Erkennung von Konflikten im Team ist, um diese mit den Beteiligten angemessen lösen zu können, bevor es zur Eskalation kommt, bei der möglicherweise ein Mitarbeiter angstbedingt dauerarbeitsunfähig wird.

Während leichtere Konflikte mit allen Beteiligten gleichzeitig an einem Tisch geklärt werden können, ist dies nicht sinnvoll bei Konflikten, in denen das Misstrauen oder Machtgefälle zu groß ist. Zur Konfliktklärung ist eine Kommunikation auf »ungefährer Augenhöhe« der Beteiligten untereinander notwendig und die Bereitschaft, den Anderen wahrzunehmen. Dies kann man in Einzelgesprächen erarbeiten (Gunkel und Szpilok 2010). Die Aufgabe der Konflikterkennung und aktiven Intervention kommt im allgemeinen den Führungskräften zu, daher ist Konfliktbewältigung auch eine zentrale Führungskompetenz, die gelernt und offen angewandt und somit auch Mitarbeitern zum Modell gegeben werden muss.

12.4 Bibliotherapie als Selbsthilfe bei Ängsten am Arbeitsplatz

Unter Bibliotherapie versteht man den Einsatz von Texten zu therapeutischen Zwecken mit dem Ziel, Patienten Informationen, neue Einsichten und Einstellungen oder Denkanstöße zu Problemlösungen zu vermitteln. Bibliotherapie kann alleine in Form von Selbsthilfeliteratur angewendet werden oder in Ergänzung zu einer sonstigen Behandlung, z. B. einer Psychotherapie. Bibliotherapie bietet die Möglichkeit zu einer Behandlungsökonomisierung (Bower et al. 2001) oder bei laufender sonstiger Behandlung zu einer Behandlungsintensivierung und einer Verbesserung des Behandlungstransfers. Das Informieren von Patienten soll therapeutisch positive Effekte haben, es kann aber auch zu Missverständnissen oder Ängstigungen kommen (Linden et al. 2009b; Muschalla et al. 2011).

Es sind international eine Reihe von Studien durchgeführt worden zur Wirksamkeit von Bibliotherapie bei Angsterkrankungen. In einer kontrollierten Studie zur Frage der Effektivität von Bibliotherapie bei Sozialer Phobie (Furmark et al. 2009) wurde die Wirksamkeit von angeleiteter und reiner Selbsthilfe-Bibliotherapie untersucht. Die Teilnehmer ($N = 235$) erhielten entweder eine rein bibliotherapeutische Hilfe auf kognitiv-verhaltenstherapeutischer Grundlage oder eine internet-basierte Behandlung mit therapeutischer Führung oder Bibliotherapie mit Online-Gruppendiskussionen. Dabei zeigte sich, dass gegenüber einer Wartekontrollgruppe bereits die reine Bibliotherapie zu Verbesserungen der Lebenszufriedenheit und Reduktion der sozialen Ängste führte. Die therapeutengeleitete Behandlung zeigte jedoch die besten Effekte, wobei die mit Online-Gruppendiskussionen augmentierte Bibliotherapie nahezu genauso erfolgreich war. An anderer Stelle wurde gefunden, dass bei Patienten mit schwerer generalisierter sozialer Phobie eine gewisse therapeutische Unterstützung notwendig sei, da hier Bibliotherapie alleine nur schwache Effekte zeigt (Rapee et al. 2007).

Jones (2002) führte eine kontrollierte randomisierte Untersuchung zur Wirksamkeit von Bibliotherapie bei Krankheitsängsten in Hausarztpraxen durch. Patienten der Interventionsgruppe erhielten eine Selbsthilfebroschüre mit verhaltenstherapeutischem Ansatz. Es ergab sich bei den broschürelesenden Patienten, auch bei denjenigen von ihnen, die tatsächliche schwerere körperliche Beschwerden hatten, eine Reduktion der krankheitsbezogenen Ängste.

Bibliotherapie bei Panikerkrankungen zeigte ebenfalls im Rahmen einer kontrollierten Studie gute Effekte (Lidren et al. 1994). Sowohl bei reiner Bibliotherapie wie auch bei Gruppentherapie hatten die Patienten nach achtwöchiger Interventionsdauer weniger häufig Panikattacken, gaben weniger schwere Symptome an, weniger katastrophisierende Kognitionen, Vermeidungsverhalten und Verstimmungen sowie ein besseres Selbstwirksamkeitserleben. Bei posttraumatischen Belastungsstörungen zeigte Bibliotherapie als alleiniges Interventionsmittel im Vergleich zu kognitiver Verhaltenstherapie jedoch nur eine unzureichende Wirkung (Ehlers et al. 2003). Von Patienten mit initialer posttraumatischer Belastungssymptomatik nach einem Motorradunfall hatten nach 9 Monaten noch 11 % der Patienten, die eine Verhaltenstherapie bekamen, PTSD-Symptome, dagegen 61 % derjenigen, die ausschließlich Bibliotherapie bekommen hatten, und 61 % derjenigen, die wiederholte Befragungen, jedoch keine therapeutischen Interventionen erhielten.

Die aktuelle Studienlage zeigt, dass schriftliche Informationsmaterialien mit Selbsthilfeanleitungen positive Effekte haben können hinsichtlich Angstreduktion. Daher erscheint es sinnvoll, auch für Arbeitsplatzängste Informationen über Entstehungszusammenhänge, Phänomenologie und funktionalen Umgang in schriftlicher Form zusammenzustellen und für Betroffene verfügbar zu machen. Unter ▶ ContentPLUS findet sich eine kleine Informations- und Selbsthilfebroschüre für den Umgang mit arbeitsplatzbezogenen Ängsten, die auf Materialien einer Studie zur Entwicklung von Bibliotherapiebroschüren beruht (Linden et al. 2009b) und für den spezifischen Kontext Arbeitsplatz modifiziert wurde. Dieser Text kann bspw. von Hausärzten genutzt werden, um ihn an Patienten auszugeben, bei denen sich die Frage von Arbeitsplatzängsten stellt. Dies gilt vor allem für leichtere Formen von Arbeitsplatzängsten, um diese zu identifizieren, die Betroffenen rechtzeitig zu einer Problemeinsicht zu motivieren und einer Ausweitung der Ängste und Langzeitkrankschreibung vorzubeugen. In diesem Text werden Verhaltensweisen für den Arbeitsalltag als auch den Ausgleich zur Arbeitstätigkeit beschrieben und motiviert, die sich aus klinischer Erfahrung heraus für eine gesunde Lebensführung am Arbeitsplatz und auch anderen Lebensbereichen als sinnvoll erwiesen haben.

12.5 Ansprechpartner im Betrieb

Im Betrieb selbst wären als für Arbeitsplatzängste potentiell hilfreiche Institutionen die Personalvertretung bzw. der Betriebsrat, die Gleichstellungs- und Schwerbehindertenvertretung, der Betriebsarzt und ggf. eine Supervision zu nennen.

Der Betriebsrat oder auch Betriebsarzt kann bspw. konsultiert werden wenn es darum geht, dass eine bestimmte Arbeitstätigkeit wegen Ängsten nicht mehr ausgeübt oder ein bestimmter Arbeitsort nicht mehr aufgesucht werden kann.

Betriebsräte sind qua Betriebsverfassungsgesetz (BetrVG) beauftragt, über die Einhaltung der Gesetze und Vorschriften zugunsten der Arbeitsnehmer zu wachen, Interessen von Mitarbeitern entgegenzunehmen, diese zu beraten und vor dem Arbeitgeber zu vertreten und vermittelnd zu wirken. Der Betriebsrat kann auch Maßnahmen, die dem Betrieb und der Belegschaft dienen, beim Arbeitgeber beantragen. Im Fall eines Mitarbeiters mit Arbeitsplatzängsten könnte der Betriebsrat bspw. beratend mit dem Mitarbeiter sprechen, mit ihm einen Lösungsvorschlag erarbeiten und beim Arbeitgeber eine Arbeitsplatzveränderung vorschlagen. Der *Betriebsarzt* könnte bei krankheitsbedinger Abwesenheit eines Mitarbeiters u. U. sogar als erster erfahren, dass spezielle arbeitsplatzbezogene Ängste die Arbeitsunfähigkeit bedingen. Mit Einverständnis des Patienten könnte der arbeitsunfähigkeitsattestierende ambulante Behandler mit dem Betriebsarzt Rücksprache halten und Möglichkeiten der Wiedereingliederung besprechen. Gelegentlich sind Patienten mit arbeitsplatzbezogenen Ängsten eher bereit eine Kommunikation bzw. Kontakt zum Arbeitsplatz über den Betriebsarzt herzustellen, als direkt mit dem Vorgesetzen Kontakt aufzunehmen.

Eine *Supervision*, wie sie v. a. in psychosozialen Berufsbereichen wie Sozialarbeit oder Kliniken üblich ist, kann ebenfalls eine Anlaufstelle sein, zum einen für die Erkennung und zum Zweiten auch für eine konstruktive Lösung hinsichtlich der Arbeitsfähigkeitserhaltung und Abbau von Arbeitsplatzängsten. Es gibt unterschiedlichste Formen von Supervision. Supervision bezeichnet grundsätzlich eine Einrichtung einer offiziellen beratenden Instanz im Betrieb, die von Mitarbeitern einzeln oder in Gruppen aufgesucht werden kann, um Beratung zu erhalten für ihre Arbeitsangelegenheiten oder für die Optimierung von Arbeitsabläufen oder der Kommunikation im Team. Supervision kann intern stattfinden durch einen Betriebsangehörigen oder extern durch einen Fachkollegen mit beratender Funktion für die Mitarbeiter. In einer Supervision im Einzelfall besprochene Inhalte sind in der Regel vertraulich, was die Möglichkeit gibt, auch Probleme mit der Arbeit, interaktionelle Konflikte oder eben auch Unsicherheiten und Ängste anzusprechen. Die Atmosphäre einer Supervision sollte angstreduzierend sein, d. h. Mitarbeiter müssen die Erwartung haben bzw. die Erfahrung gemacht haben, in der Supervision Unterstützung zu erhalten und beim Äußern von Sorgen und Problemen keine negativen Sanktionen zu erhalten. Je nachdem kann sich eine Supervision bei einem Mitarbeiter mit arbeitsplatzbezogenen Ängsten förderlich und angstreduzierend oder im Gegenteil destruktiv und in der Folge vermeidungsfördernd auswirken (Pratt und Lamson 2012; Choi und Johantgen 2012; Mollon 1989).

Personalvertretung, Betriebsarzt oder Supervisoren sind Ansprechpartner bei allen Formen von Arbeitsängsten. Ein Mitarbeiter mit Arbeitsängsten kann mit Hilfe dieser Ansprechpartner zum einen die Ernsthaftigkeit des Problems verdeutlichen. Pathologische Ängste stoßen bei unerfahrenen Menschen, d. h. möglicherweise auch Vorgesetzten oder Mitarbeitern auf Unverständnis bzw. das Missverständnis, das Problem sei dadurch zu lösen, das man sich zusammenreiße oder sich »nicht so anstelle«. Hier kann dann eine professionelle »Erklärungs- und Übersetzungshilfe« die Suche nach funktionalen Lösungen erleichtern. Zum Zweiten muss natürlich beim betrieblichen Eingliederungsmanagement ein alternativer, nicht ängstigender Arbeitsplatz gefunden werden. Hierfür sind die Kenntnisse der Betriebsinterna, über die die vorgenannten Ansprechpartner in der Regel verfügen, eine große Hilfe, wenn nicht unverzichtbar.

12.6 Mobbing-Beratungsstellen

Bei arbeitsplatzbezogenen sozialen Ängsten, bei denen eine ungeklärte verhärtete Konfliktgeschichte im Hintergrund steht, und wenn der von der Angst Betroffene sich von einem Kollegen oder Vorgesetzten schikaniert bzw. »gemobbt« fühlt, kann eine Mobbingberatungsstelle aufgesucht werden. Größere Unternehmen oder Behörden verfügen bspw. über solche zentralen Einrichtungen, die von Mitarbeitern einmalig oder auch mehrfach anonym und unverbindlich für ein Gespräch und eine Beratung aufgesucht werden können (Deutsche Rentenversicherung Bund DRV 2005). Hier kann sich der Betroffene generelle Informationen holen über Hintergründe und Entstehungsbedingungen von Mobbing, zur Definition und dem juristischen Verständnis von Mobbing sowie weitere angrenzende Phänomene wie sexuelle Belästigung und Diskriminierung. Der Betroffene kann seine eigene Situation schildern und ggf. einen Rat erhalten, wie die eigene Lage zu werten ist, was am sinnvollsten getan werden bzw. was das Ziel sein könnte, z. B. ob am Arbeitsplatz noch eine Konfliktlösung möglich erscheint oder ob es schon darum geht, auf juristischer Ebene Schadensbegrenzung zu betreiben und sich selbst gegen weitere persönliche oder finanzielle Schädigungen abzusichern o. ä. Weiterhin kann man Kontaktadressen von Selbsthilfegruppen oder weiteren unterstützenden Institutionen oder Projekten erhalten.

Die Einschaltung von Mobbingberatungsstellen ist bei Ängsten vor Vorgesetzten oder Kollegen hilfreich, da zunächst anonym, ohne Einschaltung der potentiellen »Täter« geklärt werden kann, ob tatsächlich ein Fremdverschulden vorliegt oder ob nicht die Exazerbation einer Angststörung das eigentliche Problem ist. Entsprechend wäre im Weiteren dann unterschiedlich vorzugehen.

Auch von einer sehr frühen Einleitung »offizieller bzw. juristischer« Schritte ist eher abzuraten. Dies führt in der Regel zu formalisierten und juristischen Problemlöseschritten, die Angstpatienten eher zusätzlich belasten und wegen der geringen formalen Greifbarkeit von Angstreaktionen zum Nachteil des Patienten führen können, z. B. in Form von Verhaltensauflagen, definierten und strikt überwachten Arbeitsanforderungen oder sogar Kündigung und Abfindung.

13 Behandlungsansätze bei arbeitsplatzbezogenen Ängsten

13.1 Allgemeine Therapieprinzipien bei Arbeitsplatzängsten

Therapeutische Maßnahmen bei Arbeitsplatzängsten beziehen sich zum einen auf die Besserung der Symptomatik, zum Zweiten auf die Wiederherstellung der Bewältigungsfähigkeiten im Alltag und hier vor allem bei der Arbeit, zum Dritten auf die Arbeitsplatzsituation, zum Vierten auf die Krankheitsfolgen und sozialmedizinische Aspekte, zum Fünften auf die Besserung des Wohlbefindens und der Lebensqualität. Grundsätzlich gilt, dass bei arbeitsplatzbezogenen Ängsten möglichst früh eine konsequente und sachkundige Therapie eingeleitet werden sollte, um einer Verschlimmerung und Generalisierung vorzubeugen.

Die Behandlung einer arbeitsplatzbezogenen Angsterkrankung muss auf zwei Säulen stehen. Zum einen ist die u. U. vorhandene Grunderkrankung zu behandeln. Darauf soll hier nicht näher eingegangen werden. Zusätzlich muss auf jeden Fall die spezifische arbeitsplatzbezogene Angst behandelt werden.

Arbeitsplatzängste haben wie klassische Angsterkrankungen auch einen mehr oder weniger spezifischen oder komplexen Stimulusbezug, der bei der Diagnostik wie der Behandlung berücksichtigt werden muss (Beutel et al. 2004). Um eine arbeitsplatzbezogene Angsterkrankung im Einzelfall richtig zu behandeln, muss man zunächst verstehen, wie sie funktioniert, d. h. es muss als erster Schritt ein funktionales Störungsmodell als Behandlungsgrundlage erarbeitet werden«. In den folgenden Abschnitten soll dies näher dargestellt werden unter Bezug auf kognitiv-verhaltenstherapeutische Theorien, da diese die differenziertesten Behandlungsansätze für Angsterkrankungen anbieten, die sich auch auf das Problem der Arbeitsplatzängste anwenden lassen. Das spezielle Problem in der Therapie einer Arbeitsplatzangst ist, dass eine Arbeit an den Angstbewältigungsfähigkeiten in Konfrontation mit der gefürchteten Situation, anders als bei einer Kaufhausphobie, kaum möglich ist. Selbst dort, wo es machbar scheint, sind die äußeren Bedingungen am Arbeitsplatz durch den Therapeuten nicht oder nur ungenügend steuerbar, so dass eine geplante und therapeutisch dosierte Exposition nicht ohne weiteres möglich ist und unter diesen Umständen sogar das Risiko einer Verstärkung der Ängste besteht. Von daher werden alternative Therapieansätze benötigt, von kognitiven Prinzipien des Reframing und Angstmanagements über Expositionen in sensu oder Expositionsübungen an realen Übungs-Arbeitsplätzen im Rahmen einer »beruflichen Belastungserprobung«, bei der Patienten zur Hospitation in ausgewählte Betriebe entsandt werden, in denen sie an einem realen Arbeitsplatz, aber ohne Arbeitsverpflichtungen ihre Bewältigungsfähigkeiten üben können (Beutel et al. 1998; Hillert et al. 2002; Linden et al. 2003).

13.2 Diagnostik und Erarbeitung eines psychologischen Störungsmodells

Nach dem verhaltenstherapeutischen Konzept basiert eine erfolgreiche Angstbehandlung immer auf einer individualisierten Diagnostik, die in der Erstellung eines psychologischen Störungsmodells mündet, das ermöglicht zu verstehen, wie die Angstsymptomatik abläuft und was die Kontingenzen sind. Es erlaubt, Verhaltens- und Symptomvorhersagen zu treffen, und gibt Hinweise auf therapeutische Ansatzpunkte.

Der Gruppe der Angsterkrankungen werden in den psychiatrischen Klassifikationssystemen, wie oben bereits ausgeführt, verschiedene Erkrankungen zugeordnet, mit jeweils unterschiedlichen Entwicklungsformen, Verläufen und Therapienotwendigkeiten (WHO 1994). Dies erklärt sich dadurch, dass es eine Reihe sehr unterschiedlicher Angstmechanismen gibt, die bei den verschiedenen Störungen in unterschiedlicher Ausprägung und Relevanz zum Tragen kommen. Alle Angsterkrankungen umfassen sowohl Angst-Kognitionen, vegetative Reaktionen und Panikerleben sowie Vermeidungsverhalten. Bei den verschiedenen Angsterkrankungen sind diese Anteile im Phänotyp unterschiedlich ausgeprägt. Wie bei den klassischen Angsterkrankungen sind diese verschiedenen Angstmechanismen auch bei den verschiedenen arbeitsplatzbezogenen Angsterkrankungen in unterschiedlicher Weise von Bedeutung. Bei der Beschreibung aller Angststörungen, d. h. auch Arbeitsplatzangsterkrankungen, ist des Weiteren grundsätzlich zwischen Vulnerabilitäts-, Auslöse- und aufrechterhaltenden Bedingungen zu unterscheiden.

Zu den Vulnerabilitätsfaktoren zählen eine biologische Vulnerabilität (genetische Faktoren für erhöhte Ängstlichkeit, verminderte Habituation u. a.) und eine biologische »Preparedness« zu Angstreaktionen auf ausgewählte (unbedingte) Angststimuli. Diese Vulnerabilitätsfaktoren sind Personfaktoren, die anlagebedingt oder pränatal erworben sind. Des Weiteren spielen Lern- und Erziehungseinflüsse (»überbehütet«, angstinduzierender Erziehungsstil, instabile familiäre Verhältnisse, Modell-Lernen, stellvertretendes Lernen) sowie Persönlichkeitsfaktoren (ängstlich-vermeidend, dependent, externale Kontrollüberzeugung etc.), das Coping- und Kompetenzniveau und Resilienzfaktoren eine Rolle.

Es gibt eine angeborene oder im Lebensverlauf erworbene konstitutionelle Ängstlichkeit, die bspw. durch Skalen wie dem State-Trait-Angst-Inventar (Spielberger et al. 1981) erfasst wird. Es findet sich in der Bevölkerung bzgl. dieser

Dimension eine Normalverteilung. Dies bedeutet, dass mindestens 10 % der Menschen von Natur aus leicht schreckbar und vegetativ irritierbar sind und auf Stimulation verstärkt ängstlich, aufgeregt und verunsichert reagieren. Bei stärker angstauslösenden Reizen, von Hunden über drangvolle Enge bis hin zu lebensbedrohenden Unfällen, tendieren solche Menschen dazu, überschießend mit Panik zu reagieren. Sie sind auch leichter konditionierbar, was dazu führt, dass sich Agoraphobien oder Panikstörungen ausbilden (Taylor 1951). Mit Blick auf den Arbeitsplatz bedeutet eine erhöhte konstitutionelle Ängstlichkeit, dass solche Menschen schneller unter »Stress« geraten, mit Angst reagieren, panisch werden, Negativ- und Bedrohungserfahrungen lebhafter erinnern und häufiger präventives Vermeidungsverhalten entwickeln. Die Bereitschaft, auf Bedrohungsstimuli mit Angstreaktionen zu antworten, zeigt bei Tieren wie bei Menschen eine interindividuelle Streuung (Chattopadhyay et al. 1980; Chopin und Briley 1987). Es gibt viele Stimuli, die anlagebedingt zu Angstreaktionen führen, wie bspw. Höhe, Flatterbewegungen, bestimmte Mimik und Affekt (Blickverhalten) und Unbekanntes. Bei welcher Stimulusintensität welches Ausmaß an Orientierungs- und schließlich Angstreaktion auftritt, ist von Mensch zu Mensch unterschiedlich, teilweise angeboren oder Folge individueller Lernerfahrungen. Die Extreme der Normalverteilung der Ängstlichkeit können sowohl bei pathologischer Angstfreiheit wie pathologischer Überängstlichkeit zu Anpassungsproblemen führen und Krankheitswert haben.

Ebenfalls individuelle Variabilität besteht bei der Bereitschaft von Menschen, auf Situationen mit erhöhtem vegetativen Arousal zu reagieren. Die Wahrnehmung von Situationen und Ereignissen wird partiell auch dadurch bestimmt, welche Qualität und Quantität die eigene affektive und vegetative Reaktion hat, daher stellt eine erhöhte vegetative Irritabilität einen Vulnerabilitätsfaktor für Angstreaktionen dar. Neben einer konstitutionellen Arousalbereitschaft kann es zu einer erworbenen Arousalbereitschaft auch bspw. im Rahmen von zerebralen Hirnschädigungen kommen, wie z. B. nach chronischer Alkoholintoxikation. Ein weiterer wichtiger Aspekt in diesem Zusammenhang ist, dass vegetative Reagibilität auch gelernt werden kann. Andauerndes Arousal führt im weiteren Verlauf zu verstärktem Arousal bei zunehmend geringerer Stimulation.

Angst entsteht typischerweise dann, wenn in einer Situation nur unbefriedigende Bewältigungsfertigkeiten zur Verfügung stehen (Zeidner und Endler 1996). Mangelndes Kontrollerleben ist ein unbedingt angstauslösender Stimulus, während Angst und Kontrolle bzw. Bewältigungsfähigkeiten in einem reziproken Verhältnis zueinander stehen. Je weniger sich jemand in seiner Arbeit kompetent fühlt, desto eher wird er Angst entwickeln.

Menschen haben unterschiedliche kognitive Schemata und Grundannahmen, die wesentlich über die Stimuluseigenschaften von Situationen und Ereignissen mitentscheiden (Beck et al. 1985; Eysenck 1992; Mogg et al. 1995). Je nach Art dieser kognitiven Schemata kann es im Leben eines Menschen häufiger oder seltener zu Bedrohungserlebnissen kommen. Besonders relevant sind kognitive Schemata, die viele verschiedene Situationen mit Bedrohung oder mit Scham assoziieren können. Ein Beispiel wäre die Annahme: »Wer nicht perfekt ist, ist bloßgestellt«. Dieses Schema wird auch am Arbeitsplatz wirksam werden und den Betreffenden verstärkt unter Druck setzen. Damit besteht die Gefahr zur Angstentwicklung bei erhöhten Leistungsanforderungen.

Menschen lassen sich in »Repressor-« und »Sensitizer-Typen« unterscheiden (Byrne 1964; Krohne 1974; Krohne 1996). Damit ist eine spezielle Art der Wahrnehmungsfokussierung gemeint. Repressortypen sind eher auf die Ziele und Sensitizertypen eher auf die Risiken und Kosten einer Handlung zentriert. Diese Wahrnehmungsstile können ebenfalls als in der Bevölkerung normalverteilt angenommen werden. Sensitizertypen werden aufgrund dieser Wahrnehmungspräferenz sehr viel mehr Grund zur Sorge und Angst finden als Repressortypen. Wer am Arbeitsplatz bei allen Aktivitäten vor allem »sieht«, was schief gehen kann und wo Probleme sind, ist damit als Sensitizer einer höheren Rate an angstauslösenden Stimuli ausgesetzt, als ein Repressor, dem mögliche Probleme gar nicht in den Sinn kommen, sondern der direkt auf ein Ziel losgeht.

Ein zentraler pathogenetischer Mechanismus vor allem bei generalisierten Angsterkrankungen ist »sich zu sorgen«. Sorgen werden von den Betroffenen nicht als Problem, sondern als Problemlösung wahrgenommen (Mathews 1990; Roemer et al. 1997). Sich um etwas zu sorgen bedeutet, dass man sich mit einem Problem auseinandersetzt und versucht eine Lösung zu finden. Sorgen stellen damit partiell ein Bewältigungsverhalten dar, das Angst reduziert. Pathologische Sorgen sind dadurch gekennzeichnet, dass positive Situationsaspekte ausgeblendet werden, dass eine Sorge die nächste anstößt und es damit zu Sorgenketten kommt, dass sie von Betroffenen nicht kontrollierbar sind und vor allem, dass sie durch jegliche Alltäglichkeit angestoßen werden können. Wer sich Sorgen macht, fühlt sich zunächst einmal besser. Sorgenverhalten hat damit aber auch gleichzeitig die Qualität eines negativen Verstärkers. Dies bedeutet, dass das so verstärkte Verhalten, d. h. sich ständig zu sorgen, weiter zunimmt. Menschen mit verstärkter Sorgenneigung werden sich auch am Arbeitsplatz verstärkt sorgen, ob ein Vorgang korrekt abgeschlossen wurde, ob alle Regeln beachtet wurden, was der Chef denken wird, aber auch, ob der Computer richtig heruntergefahren wurde oder der Kunde eine ansteckende Krankheit haben könnte. Sorgen sind eine Variante von Angst und ein verstärktes »Sich-Sorgen« ist damit zugleich auch ein erhöhtes Angstniveau.

Bei Patienten z. B. mit generalisierter Angst findet man typischerweise eine Tendenz zu katastrophisierendem und aggravierendem Denken. Das bedeutet, dass Ereignisse, Situationen, Interaktionen oder auch Gefahren magnifiziert werden. Eine Diskussion mit dem Chef wird als schwerer Dissens erlebt, die Möglichkeit einer Bedrohung durch Kunden macht aus dem Arbeitsplatz einen »furchtbar gefährlichen« Ort, ein nicht zustande gekommener Geschäftsabschluss wird als völliges berufliches Scheitern wahrgenommen. Dieser Denkstil führt nicht nur zu einem verstärkten Erleben von Problemen, sondern kann Ursache verstärkter Probleme sein und damit auch zu verstärkten Ängsten führen.

Eine erhöhte vegetative Reaktionsbereitschaft führt zu einem »minor-hassle-syndrom« (Lazarus 1984). Dies bedeutet, dass alltägliche kleine Stressoren zu erhöhtem Arousal führen, mit der Folge, dass diese Personen unter Dauerstress stehen. Sie erleben dann in der Folge die Anforderungen des täglichen Lebens als permanente Herausforderung und letztlich Bedrohung.

Angstreaktionen können unmittelbar ausgelöst werden durch unbedingte angeborene Stimuli wie Lebensbedrohung, Höhe, Enge, Spinnen oder auch soziale Hierarchie. Des Weiteren können gelernte Konditionierungsprozesse ein Angstlernen induzieren. Klassische Konditionierung entsteht durch Assoziation eines vormals neutralen Stimulus mit einem unbedingten Stimulus. Die Intensität der Angstreaktionen hängt außer von der vorbeschriebenen konstitutionellen Ängstlichkeit von der Intensität des Stimulus, kontextuellen Faktoren und der Art, Qualität und Preparedness (Seligman 1971; Eysenck 1968; Reinecker 1999) ab. Ekelreaktionen oder Schreckreaktionen auf Knall und Lärm sind schnell und nachhaltig auslösbar, Beklemmungsgefühle auf überfüllte Aufzüge eher graduell. Je nach Ausstattung des Arbeitsplatzes kommen derartige unbedingte Angstauslöser häufiger oder seltener vor. Polizisten oder Bankangestellte sind häufiger mit Bedrohungssituationen konfrontiert, Behördenmitarbeiter mit sozialen Angststimuli oder Krankenschwestern mit Ekelsituationen.

Einmalige und situativ unbedingte Angstreaktionen können chronifizieren. Ein Weg ist die operante Konditionierung (Pawlow 1927; Skinner 1969; Reinecker 1999). Eine Panikreaktion während eines Banküberfalls führt dazu, dass danach bereits die Schalterhalle Panik auslöst. Führt dann die Angst, die bei Annäherung entsteht, zu einer Abwendung und Vermeidung des Stimulus, dann setzt eine operante Konditionierung ein. Bei nochmaliger Annäherung wird die Angstintensität zunehmen. Bei weiterer negativer Verstärkung durch Angstbewältigung mittels Vermeidung kann es zur Generalisierung kommen. Nun löst bereits die Bank von außen schon Angst aus. Am Ende kann es zu einer voll ausgeprägten Agoraphobie kommen. Die konditionierte vegetative Angst ist primär vorgedanklich vermittelt durch eine unmittelbare Amygdala-Reaktion und daher für die betroffenen nur schwer steuerbar. Allerding kann es im Weiteren auch zu einer kognitiv vermittelten Angstentstehung und -generalisierung im Rahmen eines »kognitiven Rehearsals« oder durch Gedächtnisaktivierung kommen. Bereits die Erinnerung an das Ereignis oder die Vorstellung, wieder in die Bank gehen zu müssen, kann zur Erregung führen.

Sonstige Auslöser von Angstreaktionen können frühere Lernerfahrungen mit bestimmten Stimuli sein, akute oder chronische Überforderung/Stress, körperliche Erkrankungen (hormonelle Schwankungen, gesundheitliche Bedrohungen, bevorstehende Eingriffe), Konflikt-, Entscheidungs- oder Ambivalenzsituationen, Drogen (Koffein, Alkohol, Cannabis, andere stimulierende Drogen) oder dysfunktionale Interpretationen (Bewertung von Situationen).

Die Angsterkrankung aufrechterhaltende Faktoren sind Vermeidungsverhalten (operantes Konditionieren), ungünstiger Umgang mit Angst (forcierte Selbstbeobachtung, kognitive Verzerrungen etc.), Entmutigung durch fehlende Angstkontrolle, intrapsychische Faktoren (Abwehrmechanismen, Aggressionshemmung, Ambivalenzen etc.), interaktionelle Faktoren (Aufmerksamkeit, Krankheitsstatus, Patient als Symptomträger), Eigendynamik der (chronischen) Symptomatik, fehlende Copingfähigkeiten in der aktuellen Situation, Furcht- und Negativorientierung, Wahrnehmungseinengung auf bedrohliche Stimuli, negativer Gedächtnis-Bias, Insuffizienzgefühle, Denkblockaden, repetitives negatives antizipatorisches kognitives Rehearsal oder eine Reaktionsentdifferenzierung.

Alle vorgenannten Mechanismen erfordern eigene und damit unterschiedliche therapeutische Vorgehensweisen. Die Diagnostik einer Angsterkrankung ist daher nicht mit der Diagnose nach ICD-10 abgeschlossen. Es bedarf zusätzlich einer prozessualen Diagnostik der vorgenannten Faktoren. Auch wenn die Diagnosen prototypische Konstellationen der vorgenannten Faktoren darstellen, so gleicht doch keine Angststörung der anderen. Es ist ein häufig zu beobachtender Kunstfehler, Therapieprogramme (z. B. Expositionsübungen) ohne Individualdiagnostik einzuleiten.

Im Hinblick auf Arbeitsplatzangsterkrankungen sind personale Vulnerabilitätsfaktoren, auslösende und aufrechterhaltende Faktoren kontextspezifisch zu explorieren, d. h. in Bezug zu Schul- und Ausbildungssettings und späteren Arbeitsplätzen bis hin zum aktuellen Arbeitsplatz oder der konkreten Arbeitssituation. Gefragt wird z. B. nach eigenen Lernerfahrungen in der Schule, ob ein eher ängstlicher oder selbstbewusster Umgang mit Lehrern und Mitschülern erfolgte, welche Position in der Schulklasse und später an verschiedenen Arbeitsstellen die Person eingenommen hatte, welchen Eindruck das Arbeitsverhalten der Eltern als Modell machte und wie eigene Reaktionen auf und der Umgang mit neuen Situationen und Leistungsanforderungen in verschiedenen Lebensaltern erfolgten, ob und wie Arbeit oder bestimmte Aspekte daraus als Belastung oder Bedrohung erlebt wird oder wurde und wie bisher damit umgegangen wurde (Krankschreibung, Mehrarbeit, Nachkontrollieren, Kollegin vermeiden, Arbeitsgebiete oder -aufgaben meiden).

13.3 Besonderheiten der Exploration bei Arbeitsplatzängsten

Wie im vorherigen Abschnitt dargestellt, ist eine differenzierte und mehrdimensionale Diagnostik von Angsterkrankungen eine unabdingbare Voraussetzung für das Verständnis des Angstprozesses und die Behandlungssteuerung. Die Exploration der für die Entwicklung eines Störungsmodells benötigten Informationen ist bei Arbeitsängsten besonders schwierig wegen der Tendenz zu kurzschlüssigen, zirkulären und letztlich falschen Erklärungen und Berichten der Patienten (z. B. ich habe Angst vor meinem Chef, also muss der Chef Angst machen). Im Folgenden werden einige ausgewählte Explorationstechniken näher dargestellt.

Liegt überhaupt eine arbeitsplatzbezogene Angststörung vor?

Die Beantwortung dieser Frage ist nicht einfach, da Patienten dazu neigen, ihre Arbeitsplatzangst nicht direkt zu äußern, sondern maskiert hinter Präsentationssymptomen wie bspw. Kopf-, Rücken- oder Magenschmerzen oder Schlafstörungen. Deutliche Hinweise auf eine Arbeitsplatzangst kann die Frage nach der Arbeitsfähigkeit geben. Bei vielen Arbeitsplatzangsterkrankungen kommt das Vermeidungsverhalten dadurch zum Ausdruck, dass die Betroffenen versuchen, die Anwesenheit oder Annäherung an den Arbeitsplatz zu vermeiden, am besten auch gar nicht über den Arbeitsplatz zu sprechen. Auch ausgeprägtere Schlafstörungen und Unwohlsein speziell vor Arbeitstagen oder nach freien Tagen, oder die Unfähigkeit, am Wochenende zur Entspannung ohne Gedanken an die Arbeit zu gelangen, kann ein Indiz für eine spezifische arbeitsplatzbezogene Angstproblematik sein.

Ein weiterer Faktor, der die Erkennung von Arbeitsplatzängsten erschwert, ist, dass die Patienten diese als »begründet« erleben. Sie haben Angst vor Kollegen oder dem Bankschalter, an dem sie arbeiten, und klagen dann über das Kollegenverhalten oder die Gefahr von Banküberfällen. Die eigene Angst wird als normal angesehen und die Lösung in einer Änderung der Situation gesucht. Dies ist analog zu einer agoraphobischen Angst vor der U-Bahn, die als gerechtfertigt erlebt wird, weil man im Tunnel stecken bleiben und bei Feuer ersticken kann. Diese externalen Attributionen, die auch für den Untersucher auf den ersten Blick sehr überzeugend klingen können, verdecken die Tatsache, dass die angstauslösenden Personen oder Situationen durchaus nicht unbedingt Angst auslösen müssen. Kollegen wie Kunden halten sich selbstverständlich in der »gefährlichen« Bankschalterhalle auf, trotz Gefahr eines Überfalls, und tausende von Menschen fahren U-Bahn, obwohl sie natürlich im Tunnel stecken bleiben kann und bei einem Brand Todesfälle nicht auszuschließen sind. Das Problem ist nicht die angeschuldigte Situation sondern exzessive Ängste im Angesicht lebensüblicher Gefahren, mit denen ein gesunder Mensch umgehen und leben kann.

Wie sieht die Phänomenologie bzw. Symptomatik der arbeitsplatzbezogenen Angst aus?

Wie beschrieben können Ängste phänomenologisch sehr unterschiedlich sein. Es ist gezielt zu explorieren, ob sie sich primär auf der physiologischen Ebene (Phobie) oder eher auf der kognitiven (generalisierte Sorgenangst) zeigt. Welche verhaltensbezgogenen Besonderheiten gibt es, wie gestaltet sich das Vermeidungsverhalten (Arbeitsunfähigkeit bei Arbeitsplatzphobie, Überstunden und Kontrollverhalten bei arbeitsplatzbezogener Sorgenerkrankung, häufige Kontakte mit Betriebsarzt bei gesundheitsbezogenen Ängsten)? Welche Art von Angsterkrankung liegt vor (Diagnose)?

Um dies herauszufinden, kann man bei verhaltenstherapeutischem Vorgehen eine Mikroanalyse mittels einer Reaktionsexposition in sensu durchführen, indem man den Patienten bittet sich vorzustellen, was wäre, wenn er jetzt an seinen Arbeitsplatz gehen würde. Was würde passieren, wenn er sich der Arbeitsstätte annähert? Hierbei können automatische Angstkognitionen herausexploriert werden (»Was schießt Ihnen durch den Kopf?«) oder aber eine deutliche vegetative Reaktion mit muskulärer Verspannung, Zittern oder Schwitzen beobachtet werden. Die Reaktion wird beschrieben und das Ausmaß an erlebter Anspannung und Angst kann skaliert werden (»Sie stehen vor der Eingangstür zu

Ihrem Betrieb. Wie hoch ist die Anspannung jetzt auf einer Skala von 0 bis 10?«). Alternativ kann eine Diagnostik über eine zunächst neutrale Beschreibung der Arbeitsinhalte und -aufgaben erfolgen. Der Patient wird gebeten zu beschreiben, was er an einem Arbeitstag von Beginn bis zum Ende an Tätigkeiten zu erledigen hat, wo er dies tut, wie genau er die Arbeiten vollzieht, was die genauen Vorgaben sind, mit wem er dabei zusammenarbeitet und auf welche äußeren Reize er reagieren muss. Es wird auch gefragt, wie Kollegen mit vergleichbarem Aufgabengebiet ihre Arbeit bewältigen, was sie ggf. anders machen als der Patient selbst, und ob er Rückmeldungen über Auffälligkeiten in seinem Verhalten am Arbeitsplatz bekommen hat.

Der Patient kann auch direkt gefragt werden, was ihm am Arbeitsplatz Schwierigkeiten bereitet oder ihn ängstigt, oder welche Befürchtungen er hat bzgl. eines Arbeitstages. Patienten berichten in der Regel Inhalte, d. h. ein Patient mit einer generalisierten Sorgenangst, die sich am Arbeitsplatz manifestiert, wird nicht erzählen, dass er sich zu viele Sorgen macht, sondern er wird sich skeptisch über die mangelnde Sorgfalt der Kollegen äußern und darüber klagen, dass es ihm einfach alles viel zu viel wird mit der Arbeit, dass es zu viele Probleme gibt. Es ist die Aufgabe des Behandlers, den Patientenbericht zu übersetzen in psychopathologische Termini und bspw. nach genauer Exploration zu erkennen, dass wie in diesem Beispiel nicht das Zuviel an Arbeit das Problem ist (denn die »weniger sogfältigen« Kollegen schaffen die Arbeit), sondern eine formalgedankliche Störung, die dazu führt, dass der Betroffene sich am Arbeitsplatz ständig über viele alltägliche Kleinigkeiten Gedanken macht und vorab Absicherungen trifft, um mögliche Missgeschicke und Fehler zu vermeiden, und dass dies zwar oft scheinbar zum Ziel führt, aber unendlich viel Kraft kostet und zu einem Gefühl von Daueranspannung führt.

Die Exploration der Angstsymptomatik bezieht sich nicht nur auf die Erfragung der Ängste, sondern schließt wesentlich auch die klinische Beobachtung mit ein. Beim Bericht über die belastende Arbeitssituation und insbesondere bei einem kognitiven Rehearsal führt die Vorstellung der angstauslösenden Situation zwingend zu einer Angstreaktion im Sinne von Anspannung, vegetativer Reaktion, Unruhe, Katastrophisieren oder Vermeidung in Form einer Ablehnung weiterer Berichte. Angst kann damit unmittelbar in der Untersuchungssituation beobachtet und beschrieben werden. Andererseits gilt, dass Berichte über Angst ohne beobachtbare Angst in der Explorationsphase mit hoher Wahrscheinlichkeit keine Angsterkrankung darstellen. Hier ist dann nach anderen Emotionen oder ggf. Konfliktsituationen zu fragen.

Was sind die Angstauslöser? Wie genau sieht der Arbeitsplatz aus, mit welchen Arbeitsaufgaben und Bedingungen hat der Patient zu tun?

Anders als bei vielen klassischen Angsterkrankungen ist bei den arbeitsplatzbezogenen Angsterkrankungen oft die Stimulusqualität nicht klar, v.a. hinsichtlich ihres tatsächlichen Bedrohungspotentials. Wie oben beschrieben haben

155

Arbeitsplätze in der Regel eine Reihe von Eigenschaften, die ihrer Natur nach potentiell angstauslösend sein können. Neben der Erhebung des psychopathologischen Befundes muss daher geklärt werden, wie die tatsächlichen Bedrohungsverhältnisse am Arbeitsplatz aussehen. Das heißt, dass die konkrete Arbeitssituation so präzis wie möglich beschrieben werden muss. Es gilt, mittels genauer Situations- und Verhaltensanalysen herauszufinden, was tatsächlich am Arbeitsplatz los ist und wann welche Form von Angst als realistisch und gerechtfertigt angesehen werden kann.

Ein Problem sind Missverständnisse, weil der Therapeut zu schnell »versteht«. Wenn ein Patient berichtet, dass es am Arbeitsplatz »zu laut« sei, dass er »zu oft« gestört werde oder dass er als »Softwareingenieur« arbeite, dann bleibt völlig offen, wie laut es wirklich ist, wie oft er gestört wird oder was der Patient faktisch macht. Es sind also konkrete Verhaltensbeschreibungen unerlässlich. Nach Möglichkeit sollten auch Zusatzinformationen von Dritten eingeholt werden. Es muss mit dem Patienten zusammen konkretisiert werden, wie viel Angst und Anspannung unter den konkreten Umständen tolerabel, normal und ggf. auch sinnvoll ist, um angemessene Vorsicht walten zu lassen.

Ein Problem grundsätzlicher Art ist, dass der Patient den Eindruck gewinnen muss, dass seine Beschwerden, aber auch seine Lage am Arbeitsplatz ernst genommen werden. Dies erscheint selbstverständlich, ist es jedoch keineswegs. Je klarer es wird, dass es sich um pathologische Ängste handelt, desto deutlicher wird ihre Inadäquatheit und desto größer die Gefahr, sie zu bagatellisieren, gar darüber zu lächeln und Unverständnis erkennbar werden zu lassen.

Liegt eine primäre oder sekundäre Arbeitsplatzangst vor?

Wie oben beschrieben macht es einen Unterschied, ob eine primäre, isoliert arbeitsplatzbezogene Angsterkrankung oder eine Arbeitsplatzangst als Zusatzsymptom im Rahmen einer anderen (psychischen) Grunderkrankung, ggf. einer Angsterkrankung vorliegt. Das lässt sich feststellen, wenn man über die Zeitachse exploriert, wann welche Angst sich manifestierte. Handelt es sich bei der Angst vor dem Vorgesetzten um eine spezifische Manifestation von Angst im Rahmen einer generellen sozialen Phobie? Hat der Patient generell auch an anderen Arbeitsplätzen Angst gehabt vor Arbeitskollegen, Vorgesetzten oder Kunden? Oder ist die Angst vor diesem speziellen Vorgesetzten entstanden, bspw. nach einem Konflikt, der vom Betroffenen mit Angst verarbeitet wurde? Und hatte der Betroffene vor diesem Konfliktereignis keine außergewöhnlichen Beklemmungen Vorgesetzten gegenüber?

In jedem Fall gilt, dass unabhängig von der Behandlung der Grunderkrankung die arbeitsplatzbezogene Angst auf jeden Fall spezifisch zur Kenntnis genommen und auch spezifisch behandelt werden muss. Auch aus einem Insuffizienzerleben, das im Rahmen einer depressiven Episode auftritt, kann sich eine spezifische arbeitsplatzbezogene Angsterkrankung entwickeln, die persistiert, selbst wenn die Depression bereits rückläufig oder vollständig remittiert ist.

Liegt bereits eine Generalisierung vor?

Wenn die Angst ereignisbezogen entstanden ist und sich zunächst nur auf den ursprünglichen begrenzten Stimulus (z. B. einen speziellen Vorgesetzten, mit dem ein Konflikt erlebt wurde) bezieht, dann kann es im Weiteren dennoch zu einer Generalisierung kommen, d. h. die Angst breitet sich aus, von dem einen Vorgesetzten auf alle Vorgesetzten, auf Kollegen, auf den ganzen Arbeitsplatz. Zu fragen ist, ob der Patient nur vor einem speziellen Vorgesetzten Angst hat, mit dem er einmal einen Konflikt erlebte? Hat er auch vor anderen Kollegen Angst entwickelt und geht er deswegen nicht mehr in die Kantine zum Essen? Ist der Patient inzwischen generell misstrauisch auch gegenüber anderen Vorgesetzten, obwohl er früher im sozialen Kontakt und an anderen Arbeitsplätzen kein ängstlicher Mensch war? Hat sich die Störung bereits über den Arbeitsplatz hinaus ausgebreitet und bezieht auch das weitere Leben mit ein? Gleicht die Symptomatik bereits einer Agoraphobie, so dass der Patient etwa den örtlichen Supermarkt vermeidet, weil er die Idee hat, dass er dort Kollegen oder Vorgesetzte treffen könnte? Reagiert der Patient mit Angst, wenn immer er ein Firmenlogo sieht?

13.4 Symptom- und störungsorientierte Behandlung bei Arbeitsplatzängsten

Eine unmittelbar auf die Angststörung bzw. Funktionsstörungen im Sinne der ICF (WHO 2001) bezogene Therapie zielt auf eine Reduktion der Symptome auf der physiologischen, kognitiven und Handlungs-Ebene. Im Falle der Angstbehandlung heißt dies die Besserung der Angstsymptomatik in Intensität und Häufigkeit sowie eine Aufgabe des Vermeidungsverhaltens. Es liegt eine große Zahl von Therapiestudien vor, die eine gute klinische Wirksamkeit der kognitiven Verhaltenstherapie bei Angsterkrankungen belegen, so dass beim derzeitigen Stand der Wissenschaft diese Behandlungsmethode als Therapie der Wahl anzusehen ist. Entsprechende Übersichten (Chambless und Gilles 1993; Clum et al. 1993; Clark 1994; Grawe et al. 1994; Hollon und Beck 1994; Stangier et al. 2009) legen nahe, dass etwa 80 % der fachgerecht behandelten Patienten angstfrei werden bzw. signifikante Besserungen zeigen, während Wartelistenkontrollgruppen nur in 20 % der Fälle (spontane) Besserungen aufweisen. Diese Veränderungen erweisen sich beim überwiegenden Teil der Patienten auch in Katamnesen als stabil. Entsprechende Studien speziell für Arbeitsplatzängste gibt es bislang jedoch nicht. Die folgenden Empfehlungen basieren auf einer Adaptation allgemeiner Behandlungsprinzipen auf den Bereich der Arbeitsängste und den klinischen Erfahrungen der Autoren.

Arbeitsplatzängste sind zunächst einmal Ängste wie alle anderen auch. Deswegen sind die grundsätzlichen Behandlungstechniken des kognitiven Reframings und der Reaktionsexposition zum Einüben von Symptomtoleranz vom Grundsatz her hier die gleichen wie auch bei den herkömmlichen Angsterkrankungen (Linden und Hautzinger 2008a). Allerdings sind bei arbeitsplatzbezogenen Angsterkrankungen die Besonderheiten des Stimulus in Bezug auf die Lebenssituation des Patienten zu beachten, insbesondere der existenzielle Aspekt der Arbeits- und Erwerbsfähigkeit sowie eventuelle tatsächliche Bedrohungen. Des Weiteren ist der Arbeitsplatz aufgrund seiner Unzugänglichkeit, Komplexität und Unberechenbarkeit ein spezielles therapeutisches Übungsfeld. Je nach Typ der Arbeitsängste sind dann weitere spezifische Interventionen angezeigt.

Arbeitsplatzbezogene situative Ängste

Es gibt eine Reihe spezifischer situativer Ängste. Ein Beispiel wäre die Angst vor der Arbeit mit einem speziellen Computerprogramm. Die Ursache könnte sein, dass der Betroffene einmal an diesem Programm einen schwerwiegenden Fehler verursacht und großen Ärger mit dem Vorgesetzten bekommen hat. Ein anderes Beispiel wäre die Angst davor, an der Kasse im Supermarkt oder am Schalter einer Bank zu arbeiten, nachdem man überfallen wurde.

Die Therapie von situationsbezogenen Ängsten muss auf dem individuellen Angstmechanismus bzw. dem Störungsmodell aufbauen. Im Fall der einer konditionierten Angstreaktion wäre eine schrittweise Annäherung an das Computerprogramm oder den Supermarkt indiziert (z. B. Bedienungsanleitung durchblättern, Ausdrucke von Arbeitsergebnissen ansehen, Sprechen über die Funktionsweise, Klärung möglicher Schwierigkeiten und Fehler, die bei der Arbeit damit auftreten können, und wie man auf diese reagieren kann), um Angst mittels wiederholter Konfrontation abzubauen und kontrollierbar zu machen.

Im Fall eines Angstmechanismus mit dominierend antizipatorischen Katastrophenideen oder Erwartungsängsten sind kognitive Verfahren zur Reattribution und Neubewertung des Computerprogramms bzw. des eigenen Umgangs damit vonnöten, oder auch Selbstkontrollstrategien, die die Schwelle zur Handlungsinitiierung senken können.

Bei einer strukturierten Durchführung von Reaktionsexpositionen nach schwierigkeitsgestuften Inhalten wird vor der ersten geplanten In-sensu-Reaktionsexposition eine Übungsimagination vorgeschaltet, in der geübt wird, die Sinnesqualitäten Sehen, Fühlen, Riechen, Schmecken in der Vorstellung zu aktivieren und in Beschreibung einer vorgestellten Szene einzubeziehen. Bei der In-sensu-Exposition bzgl. der Details der angstauslösenden Situation am Arbeitsplatz wird der Patient gebeten, sich die belastende Szene in allen Details mit allen Sinnesqualitäten vorzustellen und zu vergegenwärtigen. Der Patient wird angeleitet, während der Vorstellung die Inhalte im Präsens verbal zu kommentieren. Es wird dem Patienten zunächst der Grad der Detailiertheit der Beschreibung überlassen. Die Expositionen in sensu werden mehrfach wiederholt, bei jedem Durchgang werden mehr Details von externen oder internen Reizen (Gedanken, physiologische Reaktionen, Kognitionen wie bspw. befürchtete Konsequenzen) einbezogen. Während der Durchführung der Exposition beobachtet der Therapeut die vegetativen Reaktionen des Patienten und lässt den Patienten in regelmäßigen Abständen das aktuell erlebte Anspannungsniveau z.B. auf einer 10-stufigen Skala einschätzen. Der Therapeut achtet darauf, dass im Laufe der Vorstellung die Anspannung bis zum Ende wieder deutlich absinkt. Um das Abklingen der Anspannung zu fördern, können dazu zusätzliche Instruktionen wie bspw. Anleitung einer einfachen Atemtechnik erfolgen. Die Konfrontationen in sensu werden in aufeinander folgenden Therapiestunden wiederholt, bis sich das Anspannungs- und Angstniveau während der Exposition reduziert hat. Die einzelnen In-sensu-Expositionsübungen können auf Band aufgezeichnet und dem Patienten mitgegeben werden, damit er sich die Beschreibungen der Szene in Form einer Wiederholung der Exposition selbständig in den Zeiten zwischen den Sitzungen anhören kann.

In-vivo-Expositionen können dann die In-sensu-Interventionen ergänzen. Dies ist bei arbeitsplatzbezogenen situativen Ängsten insbesondere notwendig, weil die arbeitsrelevanten Fähigkeiten durch das Vermeidungsverhalten beeinträchtigt sind. Der Betroffene soll wieder in die Lage gebracht werden, bspw. nach einem Arbeitsunfall mit einer Maschine oder nach einem Banküberfall in seine Arbeitsstätte zurückzukehren und seine Tätigkeiten zu versehen, ohne dass ihn übermäßiges Angst- und Anspannungserleben behindert.

Lassen sich der Arbeitsplatz bzw. die angst-assoziierten Situationen nicht aufsuchen, so kann eine Annäherung über die Auswahl von dem angstauslösenden Stimulus ähnlichen Objekten oder Orten hilfreich sein. Es kann bspw. mit einer Patientin, die als Bankangestellte überfallen worden war, geübt werden, sich einer anderen Bankfiliale als Kundin zu nähern, in die Bank zu gehen und dort am Schalter Geld abzuheben o.ä. Mit einem Gerüstbauer, der einen Sturz vom Gerüst erlitten hatte, können eingerüstete Objekte aufgesucht werden.

Beim kognitiven Reframing ist darauf zu achten, das reale Gefährdungspotential, das der Arbeitsplatz an sich mit sich bringt, zu würdigen, die Gefahr nicht zu leugnen, sondern realistisch zu betrachten und eine Ungewissheitstoleranz aufzubauen derart, dass der Betroffene in die Lage versetzt wird, sich zum Beispiel zu sagen: »Als Bankangestellte kann man überfallen werden. Wenn ich in dieser Tätigkeit arbeite, gehe ich das Risiko ein, dass so etwas passieren kann. Ich weiß wie ich mich im Notfall zu verhalten habe, um das Gefahrenrisiko zu minimieren. Es gibt aber letztlich nirgendwo auf der Welt eine 100-prozentige Sicherheit, es können ständig unvorhergesehene Gefahren über einen kommen.«

In Fällen, in denen eine Rückkehr in die zuletzt ausgeübte Tätigkeit erkrankungsbedingt in absehbarer Zeit nicht möglich erscheint (z.B. als Bankkauffrau am Schalter), sollten kontextorientierte Maßnahmen wie bspw. Kontaktaufnahme mit dem Arbeitgeber zur Planung eines betrieblichen Eingliederungsmanagements überlegt werden.

Arbeitsplatzbezogene posttraumatische Belastungsstörung

Bei der arbeitsplatzbezogenen posttraumatischen Belastungsstörung, z.B. infolge eines Unfalls, steht, wie auch sonst bei der Behandlung situativer phobischer Ängste (Linden und Hautzinger 2008; Maercker 1997; Hautzinger 2000), zunächst eine Reaktionsexposition in sensu mit dem Arbeitsplatz bzw. der spezifischen traumatischen Arbeitssituation als Triggerreiz und später dann eine Exposition in vivo auf dem Behandlungsplan. Daneben ist ein kognitives Reframing von den mit Angst und Gefahr assoziierten Arbeitsorten und Objekten zu unternehmen. Anders als bei den situativen Ängsten ist hier das Hauptproblem eine Reduktion der spontan und unvermittelt einschießenden Erinnerungen und Bilder (Intrusionen). Es muss diesbzgl. eine Toleranz aufgebaut werden und das kognitive Vermeidungsverhalten abgebaut werden, d.h. die ständigen Versuche des Patienten an bestimmte Inhalte nicht zu denken, was die Intrusionen verstärkt. Es kann ein Störungsmodell einer konditionierten Angstreaktion vermittelt werden, sowie gemeinsam mit dem Patienten eine Behandlungsplanung festgelegt werden für die Exposition gegenüber verschiedenen traumaassoziierten Einzelheiten. Der Patient wird aufgefordert, Intrusionen nicht mehr vermeiden zu wollen und als katastrophal zu bewerten, sondern wie ein Beobachter zur Kenntnis zu nehmen und zu beschreiben. Intrusionen werden damit mechanistisch als ein konditioniertes kognitives Phänomen uminterpretiert und es wird eine paradoxe Intervention unternommen im Sinne einer Aufforderung zu einer aktiven statt vermeidenden Auseinandersetzung mit den Inhalten. Typische wiederkehrende Intrusionen können dann anhand einer therapeutisch angeleiteten Selbstbeobachtung des Patienten gesammelt werden.

Arbeitsplatzbezogene spezifische oder generalisierte soziale Ängste

Spezifische Ängste gegenüber bestimmten Kollegen oder bestimmten Vorgesetzten entwickeln sich in der Regel im Zuge von Konflikten am Arbeitsplatz, die beim Betroffenen Angst verursachen. Es etabliert sich bspw. eine Angst vor »dem« Chef, während der Umgang mit anderen Vorgesetzten oder Kollegen ohne besondere Ängste erfolgt. Von einer generalisierten sozialen Angst spricht man, wenn sich soziale Ängste am Arbeitsplatz in vielen Situationen zeigen, unabhängig davon, mit wem speziell interagiert wird.

Generelle soziale Ängste kann man verstehen als eine Angst davor, angesehen zu werden. Die Patienten haben nicht unbedingt einen Mangel an Selbstbewusstsein. Sie können sich selbst durchaus für besser oder kompetenter halten als ihre Kollegen. Dennoch bereitet es ihnen großes Unbehagen, sich in den Konferenzen zu melden und zu sagen was sie wissen, da sie dann von allen angeschaut werden und im Mittelpunkt stehen. Man kann dies als »Blickphobie« im Sinne einer Monophobie verstehen, wenn man berücksichtigt, dass Menschen in sozialen Gruppen sich durch Blickverhalten steuern und es eine Bedrohung ist, wenn der Chef ankündigt, jemanden »im Auge behalten« zu wollen.

Dem begegnet man psychotherapeutisch, so wie in der Behandlung anderer Monophobien, am besten mit einem Expositionstraining gegenüber Blicken. In gestufter Abfolge kann flüchtiger Blickkontakt mit Unbekannten bei Begegnungen auf der Straße geübt werden, dann mit Nachbarn aus der gleichen Straße, dann Halten von Blickkontakt im therapeutischen Einzelgespräch und zeitliche Ausdehnung der Blickphasen. Diese Übungen können dann auch auf die Situation am Arbeitsplatz übertragen werden, indem zunächst geübt wird, Kollegen bei einer Begegnung im Flur anzusehen, zu lächeln und zu grüßen. Später kann geübt werden, auch in einer gemeinsamen Besprechung im kleinen Kollegenkreis die Kollegen beim Sprechen anzusehen, laut und deutlich zu sprechen. In späteren Schritten können Mittelpunktsübungen durchgeführt werden, in denen die Betroffenen von Anderen beobachtet werden, wie bspw. Reden vor der Gruppe, einen Vortrag halten. Dieses Vorgehen beruht auf dem Prinzip des Habituationsprozesses, wie es auch bei sonstigen angeborenen Monophobien angewandt werden kann. Kombiniert mit Gegenregulationsstrategien zur Entspannung (z. B. einfache Atemübung durchführen direkt vor Konfrontation mit dem angstauslösenden sozialen Reiz, um das Anspannungsniveau gering zu halten) kommt es dem Verfahren einer systematischen Desensibilisierung nahe.

Spezifische soziale Ängste, die ereignisbezogen gelernt worden sind, können nicht über Blickexposition behandelt werden, sondern eher wie situative Phobien. Es sind kognitive Verfahren der Realitätstestung, der Reattribuierung und auch des Perspektivwechsels anzuwenden. Diese ermöglichen zunächst eine emotionale Distanzierung vom Konfliktereignis und der angstbesetzten Kollegin oder Chefin zu erreichen und dann die Situation wieder realistischer einschätzen zu können. Zum Abbau des Vermeidungsverhaltens und zum Wiederaufbau der Fähigkeit zur sozialen Handlungsinitiierung sind Selbstinstruktionen zu etablieren. Gefürchtete Interaktionssituationen (z. B. monatliche Dienstbesprechung mit der Chefin, in der der Patient Kritik erwartet) können im Rollenspiel durchgespielt werden und Verhaltensvariationen und Rollentausch erprobt werden.

Arbeitsplatzbezogene hypochondrische und gesundheitsbezogene Ängste

Hypochondrische Ängste sind gekennzeichnet durch die Wahrnehmung einer potentiellen Gesundheitsgefährdung und gehen regelmäßig mit Vermeidungs- und Schonverhalten einher. Bzgl. des Arbeitsplatzes äußern sich hypochondrische Ängste bspw. darin, dass bestimmte Faktoren in der Arbeitsumgebung wie Unfallgefahren, Druckertoner, Lärm oder »Stress« als gesundheitsschädigend wahrgenommen werden und der Betroffene in ständiger körperbezogener Aufmerksamkeitsfokussierung Symptome sucht und findet, die er auf die Arbeitsplatzbedingung zurückführt. In der Folge ergibt sich ein Vermeidungsverhalten gegenüber den speziellen Gefährdungsbedingungen oder ein Schonverhalten, was sich darin äußert, dass die Betroffenen bestimmte Arbeitsaufgaben nicht mehr selbst ausüben oder räumliche Veränderungen vornehmen wollen, z. B. ihren Sitzplatz im Büro ändern wollen (z. B. weg vom Drucker).

Bei hypochondrischen Arbeitsplatzängsten ist zunächst zu klären, ob ein somatomedizinisches Problem vorliegt, und wenn ja, ob es tatsächlich ursächlich auf Gegebenheiten am Arbeitsplatz zurückzuführen ist oder durch die Arbeitsbedingungen verstärkt wird (vgl. Berufskrankheiten). Es wäre zu überprüfen, ob die Gefährdung unzulässig stark ist und ob sie ggf. eingedämmt oder beseitigt werden kann. Auch wenn eine reale Gefährdung vorliegt, schließt dies eine

Hypochondrie nicht aus. Die Diagnose hängt nicht vom Stimulus, z. B. der Gefahr als Kraftfahrer in einen Unfall verwickelt zu werden, ab, sondern von der pathologischen Reaktion. Kriterien sind übertriebene Intensität der Angst, ständige Selbstbeobachtung, Ignorieren von Sachinformationen und Magnifizierung von Gefahrenpotentialen, übertriebene Sicherheitsvorkehrungen, Schon- und Vermeidungsverhalten, häufige Arztbesuche, Einbezug der Familie usw.

Im Mittelpunkt der Angstbehandlung stehen hier die Reduktion der übermäßigen Selbst- und Symptomfokussierung bei gleichzeitigem Aufbau einer außenorientierten Wahrnehmung und dem Einüben körperlicher wie psychischer Belastbarkeit. Hierbei kommen Reattribution und Realitätstestung bzgl. der Gefährlichkeit der Arbeitsbedingungen zur Anwendung. Die Patienten müssen lernen, dass das Problem in ihnen und nicht in der Umwelt liegt. Wichtig sind auch Vergleiche mit Kollegen, die weniger ängstlich auf dieselben Arbeitsumstände reagieren. Bzgl. der körperlichen Funktionen und Beschwerden können die Funktionen normaler körperlicher Reaktionen wie bspw. beschleunigter Herzschlag oder Atmung oder Schwitzen erarbeitet und provoziert werden zur Reaktionsexposition. Es können in gestufter Abfolge Stimulusexpositionen gegenüber den als vermeintlich gesundheitsbelastend gefürchteten Reizen erfolgen im Sinne eines Belastungstoleranztrainings, wie bspw. PC-Arbeit bei offenem Fenster und Baulärm durchführen oder unter Zeitdruck oder in der Nähe des Druckers mit dem gefürchteten Toner.

Arbeitsplatzbezogene Insuffizienzängste

Arbeitsplatzbezogene Insuffizienzängste bedeuten, dass der Betroffene sich nichts zutraut und sich den Anforderungen nicht gewachsen fühlt. Es handelt sich um kognitive Phänomene. Im Fall ihres Auftretens im Rahmen einer Depression können Insuffizienzängste entsprechend ihrer Ätiologie kausal behandelt werden, und es kann davon ausgegangen werden, dass sie sich im Verlauf der Depressionsbehandlung zurückbilden. Es ist in diesem Fall den Patienten therapeutischerseits zu vermitteln, dass es sich bei den selbstzweifelnden Gedanken um »Symptome der Depression« handelt, die wieder weggehen und letztlich ohne inhaltliche Bedeutung sind. Wenn die Insuffizienzängste dagegen ausgeprägter, überdauernder und ein eigenständiges Problem sind, können eine Realitätstestung unternommen und dem Patienten mittels gut vorbereiteter Übungen Erfolgserlebnisse bzgl. seiner Leistungsfähigkeit sowie ein positiveres Selbstbild vermittelt werden. Es macht aber wenig Sinn, mit dem Patienten Problemlösungen zu bearbeiten, da die realen Anforderungen nicht das Problem sind, sondern die Bewertung der Anforderungen und der eigenen Fähigkeiten. Von daher ist im übertragenen Sinne ein Selbstsicherheitstraining durchzuführen. Das beinhaltet eine konkrete Sach-, Ablaufs- und Verhaltensbeschreibung bzgl. der zu bewältigenden Anforderungen, Erarbeitung von alternativen Bewältigungsoptionen, Klärung der Vor- und Nachteile, Prüfung der eigenen Kompetenzen, der konkreten Erwartungen von außen und der eigenen Ansprüche, Analyse eigener automatischer Gedanken und kognitiver Schemata und deren Modifikation im sokratischen Dialog.

Arbeitsplatzbezogene generalisierte Sorgenängste

Bei generalisierten Sorgenängsten am Arbeitsplatz machen sich die Betroffenen ständig während der Arbeit wie auch nach Feierabend sorgenvolle Gedanken um Alltagsangelegenheiten ihrer Arbeit, z. B. ob sie ein Formular richtig ausgefüllt haben, der Computer richtig abgeschaltet wurde oder ein Kunde sich beschweren könnte. Da dies viele Bereiche betrifft, erleben die Betroffenen in der Regel »viele Probleme bei der Arbeit«. Der erste Schritt ist, mit den Patienten anhand von Verhaltensanalysen aus dem Arbeitsalltag herauszufinden, wie sie sich solchen Stress machen und ob das allen Kollegen auch so geht. In der Regel erkennen die Patienten, dass sie sich in spezieller Weise mehr als Andere um Dinge »kümmern«, besonders »sorgfältig« an ihre Arbeitsaufgaben herangehen, »nach-kontrollieren«, ob eine Arbeit auch wirklich korrekt abgeschlossen wurde, oder aber »es am liebsten selber machen, damit man weiß, dass es sicher richtig ist«. Es folgt letztlich als logische Konsequenz, dass dies alles zusammengenommen über einen Arbeitstag verteilt zu erheblichem Stress führt und dass es doch auf Dauer an die eigene Substanz und Arbeitsfähigkeit gehen kann.

Da Patienten mit arbeitsbezogenen generalisierten Sorgen in der Regel auch Befürchtungen haben, krankgeschrieben zu werden, da sie dann ja weg vom Arbeitsplatz die Kontrolle über die Ereignisse dort vollständig abgeben müssten, stimmen sie in der Regel zu, dass etwas passieren muss, damit sie sich im Arbeitsalltag weniger dauerangespannt und unter Druck fühlen. Ein Ansatz ergibt sich häufig, wenn man überlegt, wie denn der Betrieb bei Abwesenheit des Patienten läuft. Der Patient wird zur Wahrnehmung hingeführt (*guided discovery*), dass der Stress und die Probleme zu einem guten Teil im Kopf des Patienten entstehen und dass dies in der Art des Denkens begründet liegt. Hier hat sich offenbar eine automatisierte Denkweise etabliert, die zunächst in allen Abläufen im Arbeitsalltag »Probleme« und potentielle Katastrophen erkennt und am besten deren vorzeitige Absicherung und Ausschaltung zum Ziel hat. Auf diese Gedanken eingehend ist der Betroffene weit über seine normale Arbeitstätigkeit hinaus gefordert und belastet.

Der Patient muss an den Punkt gelangen zu erkennen, dass die formale Denk-störung und nicht die Inhalte bzw. der Gegenstand der Sorgen das Problem ist. Es wird eine Sammlung der immer wiederkehrenden typischen Katastrophen- und Sorgengedanken bei der Arbeit erstellt und deren Vorhersagegenauigkeit wird überprüft. Es ergibt sich meist, dass die Sorgen in einem gewissen Teil überflüssig waren, in anderen Bereichen gerechtfertigt, in wieder anderen jedoch plötzlich auch ganz andere unerwartete Probleme aufgetreten waren. Es wird daraus abge-leitet, dass die eigene Vorhersage von Problemen bei der Arbeit nicht sehr gut ist, und es sich lohnen würde, sich wenigstens keine überflüssigen Sorgen zu machen. Das erfordert statt der Katastrophengedanken einen sachbezogenen Umgang mit der Realität. Da bislang primär das »Sorgendenken« trainiert wurde bis zur Automatisierung, muss nun wie eine Art »Fremdsprache« gelernt werden, »was realistischerweise passieren oder sein könnte« (neutrale und positive *fluency*). Anhand der Sorgenliste werden nun für jede Sorge und deren Folgesorgen alternative Ideen gesucht und ihnengegenübergestellt. Zum Beispiel kann der

163

Idee am Sonntagabend »Die Kollegin wird morgen früh bestimmt nicht daran denken, die neuen Dokumente für die Sitzung auszudrucken, ich muss heute abend noch hinfahren und sie selbst ausdrucken« die alternative Idee gegenübergestellt werden: »Die Kollegin ist zuständig für die Bereitstellung der Papiere, und ich habe ihr Freitagvormittag die Unterlagen rechtzeitig gemailt«. Es sollte dann auch das Vermeidungsverhalten herausgearbeitet werden (z. B. Absichern, dass die Unterlagen vorliegen, indem man selbst hinfährt und sie ausdruckt), das kurzfristig beruhigt, aber den Sorgenmechanismus eher verstärkt. Mit dem Patienten wird geübt, nichts zu unternehmen (also nicht ins Büro zu fahren) und die Anspannung, die sich beim Unterlassen der Absicherungsaktion ergibt, zuzulassen und auszuhalten.

Arbeitsplatzbezogene Anpassungsstörung mit Angst

Anpassungsstörung bedeutet, dass eine Person sich an einen bestimmten Lebenskontext nicht mit funktionalem Verhalten anpassen kann. Arbeitsplatzbezogene Anpassungsstörungen können entstehen nach Veränderungen am Arbeitsplatz, die der Betroffene mit Angst und Verunsicherung erlebt. Eine Anpassungsstörung kann auf Grundlage verschiedener Grunderkrankungen zustande kommen, bzgl. derer zuvor eine Kompensation gelungen war, die jedoch nach Kontextänderung im neuen Setting nicht mehr funktioniert, weswegen der Betroffene mit Fähigkeits- und Aktivitätsstörungen auffällt (Hoffmann und Hofmann 2008). In anderen Fällen kann eine Anpassungsstörung auftreten, wenn durch Kontextänderungen zentrale Grundannahmen verletzt werden. Hier ist insbesondere die »Posttraumatische Verbitterungsstörung« (Linden 2003c) zu nennen, bei der sich ebenfalls phobische Ängste sekundär mitentwickeln können.

Für die Behandlung einer Anpassungsstörung mit Angst bzgl. des Arbeitsplatzes sind zwei Dinge wesentlich. Zunächst muss die Qualität der Angstreaktion genauer definiert werden, um sie fachgerecht behandeln zu können. Handelt es sich um eine phobische Angst, um eine Insuffizienzangst, um eine nach Kontextänderung exazerbierte Sorgenangst, eine spezifische soziale Angst vor der neuen Chefin oder eine hypochondrische Angst? Die Angstbehandlung erfolgt dann entsprechend der Angstqualität und dem psychologischen Modell, das im Einzelfall erarbeitet wurde. Zum Zweiten muss geklärt werden, ob und ggf. welche arbeitsplatzunabhängige Grunderkrankung hinter der Anpassungsstörung steht, z. B. eine Depression, eine Persönlichkeitsstörung oder eine kognitive oder affektive Teilleistungsstörung (Linden und Wilms 1989). Hier ist die Grunderkrankung zu behandeln. Es ist dabei auch zu explorieren, was genau dem Betroffenen Schwierigkeiten am Arbeitsplatz bereitet und wovor er Angst hat.

Im Fall einer Persönlichkeitsstörung oder Teilleistungsstörung als Grunderkrankung ist bspw. ein Behinderungskonzept zu erarbeiten (Linden 2006; Linden und Vilain 2011), d. h. mit dem Betroffenen zusammen zu entdecken, dass er ein bestimmtes »Problem« hat, was sich in Defiziten in bestimmten Verhaltensweisen niederschlägt (z. B. sich schnell aufzuregen oder auf sehr feste Regeln angewiesen zu sein), was unter bestimmten Bedingungen (z. B. der neue Teamleiter tritt forsch auf und kritisiert den Betroffenen; statt Akten zu führen sollen nun Verhandlungen mit Kunden geführt werden) problematisch auffallen kann (z. B. der Teamleiter wird angefahren; die Verhandlungen werden unflexibel angegangen). Es müssen dann kontextbezogen kompensatorische Strategien erarbeitet werden (z. B.: Was kann ich tun um mich weniger aufzuregen um dann nicht laut zu werden, wenn der Teamleiter mich kritisiert?; Wie kann ich »fünf gerade sein lassen«, wenn es dem Ziel dient?), bspw. mit Selbstkontrollstrategien auf der kognitiven Ebene (z. B. selbstberuhigende Selbstinstruktionen einüben, im Kopf von 10 rückwärts zählen) oder handlungsorientiert (z. B. tief ausatmen, Hände hinter dem Rücken zu Fäusten ballen).

Arbeitsplatzphobie

Arbeitsplatzphobien können im Sinne einer gemeinsamen Endstrecke aller vorbeschriebenen Ängste auftreten. Sie äußern sich in einer panischen Angst vor dem Arbeitsplatz an sich und einer phobischen Vermeidung des Arbeitsplatzes. Therapieziel muss sein, die phobische Reaktion zu behandeln, eine eventuelle Langzeitkrankschreibung zu unterbrechen und den Betroffenen in eine Arbeitstätigkeit zurückzuführen. Bei der Arbeitsplatzphobie sind Therapieziel und Therapiemaßnahme identisch: Es geht um die Konfrontation mit dem Arbeitsplatz, mit dem Ziel, sich dort wieder funktional und ohne übermäßige Anspannung aufhalten und arbeiten zu können.

Inwiefern es gelingt, eine baldige Rückkehr an einen bestehenden phobisch besetzten Arbeitsplatz zu erreichen, ist abhängig von der Schwere der Störung und der Dauer der vorausgegangenen Arbeitsunfähigkeit sowie auch der tatsächlichen Bedrohungs- und Konfliktlage am Arbeitsplatz (Muschalla 2008). Als Alternative zur Rückkehr an den bestehenden Arbeitsplatz könnte auch die Wiederaufnahme einer anderen Arbeitstätigkeit bzw. die Konfrontation mit der Arbeitsagentur und dem Arbeitsuche-, Vermittlungs- und Bewerbungsprozess ein Partialziel sein.

Auch bei einer Arbeitsplatzphobie muss zunächst die eventuelle Grunderkrankung diagnostisch abgeklärt und dann behandelt werden. Im zweiten Schritt, oder auch parallel, ist die Arbeitsplatzphobie zu behandeln. Dies geschieht durch Expositionen in sensu und in vivo mit dem Ziel, ein Reaktionsmanagement zu erlernen und allgemeine arbeitsplatztypische Bedrohungen tolerieren zu lernen. Derartige Expositionsübungen erfolgen grundsätzlich bereits jedes Mal, wenn über das Thema Arbeitsplatz gesprochen wird. Es müssen zuerst Verhaltensanalysen unternommen werden, um herauszufinden, was genau das Problem ist, und was den Patienten daran hindert, an den Arbeitsplatz zu gelangen (z. B. Angst vor dem Chef). Es wird eine Liste erstellt, in der die angstauslösenden Stimuli der Schwierigkeit nach geordnet werden, beginnend mit einem mäßig angstauslösenden (z. B. mit dem Auto an der Arbeitsstätte vorbeifahren mit dem Gedanken, dass sich in der dritten Etage das Büro des Chefs befindet) bis hin zu der am meisten angstbesetzten (z. B. das Büro des Vorgesetzten betreten). Der Reihe nach werden Expositionsübungen bzgl. dieser Situationen zunächst in sensu, später in vivo mit arbeitsplatzähnlichen realen Stimuli durchgeführt mit dem Ziel der schrittweise Erweiterung des Bewegungsradius und der arbeitsplatzbezogenen Aktivitäten.

In jeder einzelnen Expositionsübung kommt es darauf an, dass der Patient zunächst seine Angstsymptome zulässt und beobachtet. Er wird zum Üben von Symptomtoleranz therapeutischerseits angeleitet, die Symptome zu benennen und möglichst genau zu beschreiben (z. B. beschleunigter Herzschlag mit einem Puls von 100), ohne sie zu bewerten (z. B. »Herzrasen«). Wenn er in der Lage ist, die Symptome zu tolerieren, kann begonnen werden, Möglichkeiten der Symptomkontrolle zu erproben (z. B. langsam und tief ausatmen). Dann kann die Vorstellung auf eigene Handlungen in der Situation gelenkt werden. Der Patient gewinnt bei täglicher Durchführung der Übungen die Erfahrung, dass unangenehme Symptome aushaltbar und ggf. sogar beeinflussbar sind, und dass er trotz Symptomen zu Handlungen in der Lage ist.

Es kann dann im Weiteren bei bereits in sensu etablierter Stabilität und verbesserter Fähigkeit zum Umgang mit Anspannung auf eine real anstehende Wiedereingliederung in den Arbeitsprozess vorbereitet werden. Es können zunächst Telefonate mit vertrauten Kollegen geführt werden oder auch mit dem Arbeitgeber zur Verhandlung von Rückkehr und Wiedereinstieg, und Rollenspiele diese Situationen betreffend können im therapeutischen Setting durchgeführt werden.

Es kann eine therapeutische Belastungserprobung an einem Probearbeitsplatz erfolgen oder die Wiedereingliederung am bestehenden Arbeitsplatz stufenweise eingeleitet werden. Diese beiden letztgenannten Interventionen sowie auch die Entscheidung über die Fortführung oder Beendigung der Arbeitsunfähigkeit sind bei Arbeitsplatzphobie kontextbezogene spezifische Therapieinstrumente und werden in späteren Abschnitten erläutert.

13.5 Fähigkeitsorientierte Psychotherapie

Fähigkeitsorientierte Psychotherapien zielen nicht auf die Beseitigung von Symptomen bzw. Funktionsstörungen ab, sondern vielmehr auf den Aufbau und die Nutzbarmachung von persönlichen Ressourcen und Fähigkeiten, die benötigt werden, um Herausforderungen, Konflikte oder Belastungen erfolgreich meistern zu können. Bei Patienten mit arbeitsplatzbezogenen Ängsten finden sich über ein breites Spektrum an Fähigkeitsdimensionen höhere Beeinträchtigungen als bei Patienten ohne Arbeitsplatzängste (Linden et al. 2009c). Dies kann bedingt sein durch einen primären Mangel an erforderlichen Fähigkeiten oder dadurch, dass vorhandene Fähigkeiten aufgrund der Angst nicht zur Anwendung gebracht werden können. Je nach Art der Arbeitsplatzangst können verschiedene Fähigkeitsbereiche in unterschiedlichem Ausmaß eingeschränkt sein oder es werden vorrangig bestimmte Fähigkeiten in besonderem Maße benötigt. Des Weiteren muss unterschieden werden, ob es sich um eine Fähigkeitsstörung handelt, die mittels Training beseitigt oder bedeutsam gebessert werden kann, oder ob es eine dauerhafte Fähigkeitsstörung ist, für die andere Fähigkeiten zur Kompensation eingesetzt werden müssen. Im Folgenden werden Möglichkeiten des Trainings oder der Kompensation von durch Arbeitsplatzangst beeinträchtigte oder besonders benötigte Fähigkeiten erläutert.

13.5.1 Fähigkeitstraining

Training der sozialen Kompetenz

Soziale Kompetenz ist in fast allen Berufen gefordert. Dies umfasst Kompetenzen zur Interaktion mit Kunden, Patienten, mit Bürokollegen, in Konferenzen und Teamsitzungen, d. h. Gruppenfähigkeit, Kontakt- und Selbstbehauptungsfähigkeit (Linden et al. 2009a). Kontaktfähigkeit bedeutet, unmittelbare informelle soziale Kontakte mit Kollegen, Vorgesetzten oder Kunden aufzunehmen, und mit diesen angemessen zu interagieren, wozu auch Rücksichtnahme, Wertschätzung des Gegenübers oder die Fähigkeit, Gespräche zu führen, gehören. Dazu gehört auch, als Partner im sozialen Gefüge auftreten zu können, sich Bekannten oder Fremden zuzuwenden, zuzuhören, von sich selbst zu berichten, auf Äußerungen anderer einzugehen oder selbst Fakten zu einem Gespräch beizutragen. Gruppenfähigkeit bedeutet die Fähigkeit, die expliziten oder informellen Regeln in Kleingruppen (z. B. eigenes Arbeitsteam) und auch Großgruppen (z. B. Abteilung oder Betrieb) zu durchschauen, sich darauf einzustellen und sich selbst innerhalb vertrauter und neuer Gruppen zu präsentieren und zu integrieren. Selbstbehauptungsfähigkeit ist die Fähigkeit, in sozialen Kontakten oder auch Konfliktsituationen am Arbeitsplatz ohne beeinträchtigende Befangenheit bestehen zu können und für seine Überzeugungen einzustehen, ohne dabei soziale Normen zu verletzen. Dazu gehört, im Kontakt mit Kollegen oder Vorgesetzten angemessen seine Meinung zu sagen, sich in Entscheidungen einzubringen, seine Position nachvollziehbar zu äußern, erforderlichenfalls zu wahren, aber sie auch mit anderen abstimmen und Kompromisse suchen zu können (Linden et al. 2009a).

Patienten mit arbeitsplatzbezogenen spezifischen oder unspezifischen sozialen Ängsten haben in diesen Fähigkeitsbereichen gewöhnlich größere Einschränkungen. Hier bieten sich spezifische arbeitsplatzbezogene oder auch allgemeine Trainingsgruppen im Sinne von »Assertiveness-Training« oder Training der sozialen Kompetenzen an. Es werden soziale Fertigkeiten in arbeitsbezogenen Interaktions- und auch Konfliktsituationen geübt, z. B. mittels Trainingssequenzen einzelner Gesprächstechniken (Smith 2003) oder mittels Rollenspielen zu bestimmten Situationstypen (Hinsch und Pfingsten 2002). Wichtig kann hier auch die Reflexion persönlicher Konfliktanteile sein, insbesondere bei Patienten mit einer Persönlichkeitsstörung. Für Patienten mit spezifischen Ängsten bei

167

Bewerbungsgesprächen kann ein Bewerbungstraining helfen, derartige gefürchtete Situationen in Rollenspielen im geschützten Rahmen zu erproben, und es können mittels Gruppenfeedback grundlegende Verhaltensregeln für Bewerbungssituationen kennengelernt werden, um somit Unsicherheiten vor der unbekannten Situation zu reduzieren (Löffler et al. 2012).

Generell ist es wichtig, die an jedem Arbeitsplatz geltenden sozialen Spielregeln zu vermitteln und damit auch die Fähigkeit der Auswahl situationsangemessener Verhaltensweisen zu schulen. Eine therapeutische Intervention hierbei wäre bspw. die Frage: »Was ist Ihr Ziel in dieser Situation?« und »Was glauben Sie, was Ihr Verhalten beim Gegenüber (Kollegen, Vorgesetzten, Kunden) auslösen kann?«. Wirkung und potentieller Nutzen eines Verhaltens kann insbesondere in einer Therapiegruppe gut mit einem Feedback der Mitpatienten besprochen werden.

Training von Widerstands- und Durchhaltefähigkeit

Eine zweite Gruppe von Fähigkeiten umfasst Widerstandsfähigkeit, Toleranz gegenüber Widrigkeiten und Belastungen und Durchhaltefähigkeit, d.h. die Fähigkeit, hinreichend ausdauernd und während der üblicherweise erwarteten Zeit an einer Tätigkeit in seinem Beruf zu bleiben und ein durchgehendes Leistungsniveau aufrechterhalten zu können (Linden et al. 2009a). Hier ist therapeutisch geboten, Resilienz aufzubauen, d.h. Fähigkeit zur Belastungstoleranz oder ein »work hardening«. Dazu gehört zu akzeptieren, dass es normal ist, dass Arbeit nicht unbedingt Spaß macht, sondern auch anstrengend und fordernd sein kann und mit unangenehmen Gefühlen einhergehen kann, dass Anstrengungsphasen mit Erholungsphasen abwechseln können, dass Auseinandersetzungen und Konflikte mit Kollegen oder Kunden normal sind, und dass am Arbeitsplatz auch ein gewisser Einsatz gefordert werden darf.

Es kann auch anhand von Aufgaben, die der Arbeitstätigkeit ähnlich sind, wie bspw. Konzentrationsübungen oder handwerklichen oder Haushaltstätigkeiten, geübt werden, sich nicht zu sehr von Befindlichkeiten in seiner Verhaltenssteuerung behindern zu lassen, sondern Vorhaben so wie vorgenommen durchzuhalten, z.B. eine Schreibarbeit, für die 90 Minuten eingeplant sind, durchzuhalten und am Arbeitsplatz zu bleiben, ohne alle 15 Minuten aufzustehen, durch den Raum zu gehen und sich mit essen, trinken, telefonieren oder ähnlichen Dingen abzulenken. Am Ende einer gelungenen Arbeitssequenz kann eine zuvor festgelegte positive Verstärkung erfolgen. Der Übende kann bspw. einen Kalender führen, in dem er die vorgenommenen Arbeiten und angemessene Pausenzeiten zuvor plant und dann nach Ausführung abhaken kann. Dabei kann die Planung von Arbeiten zunächst häufigere oder längere Pausen beinhalten, die dann im Zuge verbesserter Durchhaltefähigkeit schrittweise bis auf ein Normalmaß reduziert werden, bis der Übende das Ziel erreicht, bspw. bei einer PC-Schreibarbeit vier Stunden durchzuarbeiten mit jeweils 5 Minuten Bildschirmpause pro Stunde.

Auch die Einübung von Selbstinstruktionen im Sinne von »Ich schließe diesen Vorgang jetzt ab« kann für die Verbesserung der Durchhaltefähigkeit genutzt werden. Diese kann im Sinne des Premack-Prinzips »erst die Arbeit, dann das Vergnügen« auch mit einer Verstärkung kombiniert werden, indem das normalerweise den Arbeitsgang störende Verhalten (z. B. aufstehen und Cappuccino kochen) bewusst als Verstärker eingesetzt wird und nach erledigter Arbeit bzw. in der zuvor geplanten Pause getan werden »darf«. Selbstkontrolle kann auch unterstützt werden durch Stimuluskontrolle. Wem es schwerfällt, sich per internen Dialogen Selbstinstruktionen zu geben, der kann sich Hilfsmittel in der Arbeitsumgebung installieren, wie bspw. einen Kurzzeitwecker stellen für die nächste Arbeitsetappe oder einen motivierenden Spruch auf dem Bildschirmschoner installieren o. ä. Hilfreich kann es auch sein, die Arbeitsumgebung möglichst frei von ablenkenden Reizen zu halten.

Training fachlicher Kompetenzen

Eine dritte Gruppe von Fähigkeiten umfasst die Fähigkeit zur Anwendung von Fachkompetenzen, d. h. sein Fach- und Lebenswissen oder seine Kompetenzen gemäß den situativen Rollenerwartungen am Arbeitsplatz einzusetzen und den gestellten und unter Berücksichtigung des eigenen Lebens- und Ausbildungshintergrunds zumutbaren inhaltlichen und fachlichen Anforderungen nachzukommen (Linden et al. 2009a). Menschen, die sich nicht sicher sind, ob sie den beruflichen Anforderungen gerecht werden können, reagieren verstärkt mit Angst. Gleichzeitig führt Angst dazu, dass man Anforderungen als bedrohlich erlebt und sich nicht wagt zu tun, was man eigentlich aufgrund der eigenen Kompetenzen tun könnte. Im Französischen gibt es für »können« die Begriffe »savoir« (man weiß, wie es geht) und »pouvoir« (man traut sich, es zu tun). Therapeutisch werden in diesen Fällen unmittelbare fachliche Kompetenzen erlernt und/oder ihre Anwendung trainiert. So können z. B. PC-Ängste bei älteren Arbeitnehmern, die mit neuen Technologien konfrontiert werden, abgebaut werden mittels systematischer Einübung von Computerbedienungsfertigkeiten. Hier erfolgt Angstreduktion parallel zur Gewöhnung bei wiederholter Stimulusexposition auch über die Kompensation der Fähigkeitsdefizite in dem Sinne, dass der Betroffene Erfolgserlebnisse bei der praktischen Erprobung von Fachkompetenzen erfährt. Die praktischen Erprobungen müssen geplant und in bewältigbare, aufeinander aufbauende Schritte zerlegt werden, um zu Erfolgserlebnissen zu führen.

Training von Flexibilität und Strukturierungs- und Entscheidungsfähigkeit

Eine vierte Gruppe von Fähigkeiten umfasst Flexibilität, Fähigkeit zur Planung und Strukturierung von Aufgaben und die Entscheidungs- und Urteilsfähigkeit. Die Fähigkeit zur Planung und Strukturierung von Aufgaben beschreibt, wie jemand in der Lage ist, den Arbeitstag und/oder anstehende Aufgaben zu planen und zu strukturieren, d. h. angemessene Zeit für verschiedene Arbeitsaktivitäten aufzuwenden, die Reihenfolge der Arbeitsabläufe sinnvoll zu strukturieren, diese wie geplant durchzuführen und zu beenden.

Flexibilität bedeutet, sich im Verhalten, Denken und Erleben wechselnden Situationen anpassen zu können, d. h. je nach Situation unterschiedliche Verhaltensweisen zeigen zu können. Dies kann Veränderungen in den Arbeitsanforderungen, kurzfristige Zeitveränderungen, räumliche Veränderungen, neue Kollegen, Vorgesetzte oder Kunden oder auch die Übertragung neuer Aufgaben betreffen.

Bei der Entscheidungs- und Urteilsfähigkeit geht es darum, wie jemand in der Lage ist kontextbezogen und nachvollziehbar Entscheidungen zu fällen oder Urteile abzugeben, d. h. zu welchem Grad er Sachverhalte differenziert und kontextbezogen auffasst, inwieweit er in der Lage ist, daraus die angemessenen Schlussfolgerungen und Konsequenzen zu ziehen und dies in erforderliche Entscheidungen umzusetzen (Linden et al. 2009a). Von jedem Menschen werden ständig Situationsbeurteilungen verlangt. Dies gilt auch und insbesondere am Arbeitsplatz. Beispiel sind Urteile darüber, ob ein Projekt gut läuft, eine Arbeit im Zeitrahmen machbar ist, die Qualität stimmt, eine Unterschrift geleistet werden darf, die Waren korrekt einsortiert sind oder was ein Kunde überhaupt will. Angst kann zu verzerrenden Urteilen führen.

Von daher sind Entscheidungskompetenzen zu trainieren. Dazu gehört zu analysieren, wie Entscheidungswege organisiert sind, wer für was verantwortlich ist oder wann welche Entscheidungen anstehen. Es müssen Kriterien erarbeitet werden, wie man zu einer Auswahl aus verschiedenen Optionen kommt. Bei Angst muss der Umgang mit Ambivalenz geübt werden. Der eigene Bias zur Aggravierung und Katastrophisierung und seine Bedeutung für Urteils- und Entscheidungsprozesse muss herausgearbeitet werden, um dann einzuüben, wie man dem gegensteuert. Zu lernen ist, Prioritäten zu setzen, wie man auf konkurrierende Anforderungen reagiert, Arbeitsabläufe plant oder sich erforderliche Freiräume schafft.

13.5.2 Kompensation bei überdauernden Fähigkeitsstörungen

Neben dem Fähigkeitstraining ist auch die Kompensation von dauerhaften Fähigkeitsstörungen bedeutsam. Diesem Gedanken liegt das Modell der Selektiven Optimierung und Kompensation (SOC) zugrunde, welches im Rahmen der Altersforschung entwickelt wurde und die Merkmale erfolgreicher Anpassung an Lebensveränderungen und Belastungen beschreibt (Baltes und Carstensen 1996). Selektion bedeutet, dass eine Auswahl bzw. Anpassung von Zielen und Verhaltensbereichen vorgenommen wird. Optimierung bedeutet die Nutzung und Stärkung vorhandener, zielrelevanter Fähigkeiten und Ressourcen. Kompensation hat die Schaffung, das Training und die Nutzung neuer Handlungsmittel zum Ziel.

Das SOC-Modell im Kontext von Arbeitsplatzängsten ist insbesondere dann notwendig, wenn durch erkrankungsbedingte arbeitsrelevante Fähigkeitsbeeinträchtigungen objektive Leistungseinbußen bei der Arbeit auftreten. Es müssen zum einen vorhandene Fähigkeiten optimiert und gezielt eingesetzt werden, um Defizite in anderen Fähigkeitsbereichen auszugleichen. Ein sozial ängstlicher, eher anankastisch veranlagter Mensch könnte sich als Krankenschwester schwer tun im Umgang mit schwierigen und fordernden Patienten, Angehörigen oder Ärzten. Da es ihr jedoch entgegen kommt, Wäsche zu ordnen, Bestellungen aufzugeben oder Kurven zu führen, kann eine Problemlösung i. S. der Aufgabenselektion darin bestehen, vorrangig organisatorische und weniger interaktionelle Tätigkeiten zu übernehmen.

Optimierung bedeutet dann, sich in den buchhalterischen Aufgaben besonders zu qualifizieren, sich also bspw. in das Bestellwesen und die Materialverwaltung so gut einzuarbeiten, dass man unersetzlich wird.

Kompensation bedeutet schließlich, andere Wege zu finden, wie man problematische unvermeidbare Aufgaben dennoch erledigen kann. Bei sozialen Ängsten kann dies darin bestehen, im Umgang mit Patienten und Ärzten einen besonders »freundlichen, korrekten und formalen« Interaktionsstil zu entwickeln, der keine Konflikt- oder Angriffsflächen bietet, oder auch bei schwierigen Problemen auf Kolleginnen zu verweisen. Kompensation bedeutet auch, dass vom Betroffenen Kompromisse eingegangen werden müssen, um trotz arbeitsrelevanter Fähigkeitsbeeinträchtigungen an seinem Arbeitsplatz weiterbeschäftigt werden zu können.

Auf der anderen Seite ist es auch hilfreich, wenn Kollegen und dem Arbeitgeber klar ist, welche Fähigkeiten bei dem Mitarbeiter dauerhaft beeinträchtig sind und wie von Seiten des Betriebes, der Vorgesetzen und Kollegen wie auch des Betroffenen selbst damit umgegangen werden soll. Es könnte in Abstimmung mit dem Patienten und dem Arbeitgeber vereinbart werden, dass der Mitarbeiter explizit bestimmte Aufgabenfelder übernimmt und von anderen Tätigkeiten nach Möglichkeit entlastet wird, d. h. ein leidensgerechter Arbeitsplatz geschaffen wird, worauf im Weiteren noch näher eingegangen wird.

Zum Stichwort der Kompensation gehört schließlich auch die Frage, was der Betroffene sinnvoll und zur Regeneration mit der Zeit anfängt, in der er nicht mit seiner Angst beschäftigt ist. Es muss immer auch der Aufbau einer generellen gesunden Lebensführung außerhalb der Arbeit erfolgen.

13.5.3 Standardisierte Gruppen zum Training arbeitsbezogener Fähigkeiten

Neben dem Training eher allgemeiner Fertigkeiten und Fähigkeiten kann ein entsprechendes Training auch unmittelbar auf arbeitsbezogene Fähigkeiten ausgerichtet werden. Dafür gibt es eine Reihe etablierter und evaluierter Gruppentherapien (z. B. Hillert et al. 2007; Hillert und Koch 2009; Hammer und Plößl 2001; Beutel et al. 2005; Fiedler et al. 2011; Heitzmann et al. 2008; Löffler et al. 2012). Da sie auf Fähigkeiten und nicht Krankheitsprozesse im engeren Sinne abzielen, können und dürfen sie nicht nur von approbierten ärztlichen oder psychologischen Psychotherapeuten durchgeführt werden, sondern auch von Kotherapeuten, d. h. Sozialarbeitern, Ergotherapeuten oder Krankenpflegepersonal.

Die Therapie- und Trainingsprogramme variieren in der Länge mit 5 bis 20 Gruppensitzungen. Sie fokussieren inhaltlich jedoch weitgehend auf ähnliche Problembereiche, wie Wohlbefinden am Arbeitsplatz, Stressreaktionen, Stressmanagement und Arbeitsgestaltung, Umgang mit sozialen Konflikten und Kommunikation mit Kollegen und Vorgesetzten, persönliche Zielsetzung, Motivation und Ressourcen. An diesen Gruppen können Patienten mit unterschiedlichen Erkrankungen teilnehmen. ▶ Tab. 13.1 gibt beispielhaft eine Übersicht über Inhalte eines multimodalen berufsbezogenen Fähigkeitstrainings. Zur Vermittlung der verschiedenen Inhalte werden Psychoedukation mit Flipcharts und Folien, Gruppendiskussionen, Arbeitsblätter, Hausaufgaben, Problem- und Verhaltensanalysen oder spezielle kognitive Therapietechniken eingesetzt.

Ein anderes Modell arbeitsbezogener Fähigkeitstrainings stellen themenspezifische Gruppentherapien dar, die einem Schwerpunktthema gewidmet sind. Beispiele sind Gruppen zu den Themen Selbstsicherheit, Konfliktmanagement am Arbeitsplatz, Zeitmanagement oder Bewerbungstraining. So zielt bspw. das Gruppentraining »Konfliktmanagement« darauf ab, Fähigkeiten zur Bewältigung konflikthafter Situationen am Arbeitsplatz zu vermitteln. In der Gruppe wird eingeübt, wie man sich in Konfliktsituationen angemessen verhalten kann. Von Bedeutung ist auch, den Umgang mit Ärger zu erlernen, der Konfliktlösungen oft im Weg steht. Da viele Überforderungssyndrome auch darauf zurückzuführen sind, dass alltäglichen Anforderungen unorganisiert begegnet wird, kann in einem Seminar »Zeitmanagement und Belastungsbewältigung« gelernt werden, mit der Zeit in Beruf und Alltag ökonomisch umzugehen und Belastungssituationen vorzubeugen. Patienten, die eine schwierige Arbeitskarriere hinter sich haben, sehen für sich häufig keine Entwicklungsmöglichkeiten mehr, was zu Resignation beiträgt. Eine Trainingsgruppe »Berufsperspektiven und Bewerbungstraining« kann vermitteln, wie berufliche Entwicklungspläne und wie neue biografische Möglichkeiten entwickelt werden können. Dabei können auch Fertigkeiten der Selbstpräsentation eingeübt werden.

Ein klassisches Beispiel für eine fähigkeitsorientierte Therapie sind Gruppen zum Training der sozialen Kompetenz. Dazu gehört als wichtige Fähigkeit im Beruf, die eigene Außenwirkung gezielt und kompetent einzusetzen, d. h. bspw. sich so zu kleiden, wie es der »corporate identity« oder dem eigenen Sozialstatus entspricht. Daher ist ein Teil eines Trainings der sozialen Kompetenz ein Training zur bewussten Gestaltung des »ersten Eindrucks«, den man auf andere macht. Dies ist gerade für Patienten mit arbeitsbezogenen sozialen Ängsten sinnvoll. Der erste Eindruck ist von großer Bedeutung bei Bewerbungsgesprächen oder Antritt eines neuen Arbeitsplatzes, beim ersten Kennenlernen neuer Kollegen oder Vorgesetzten, aber auch in der alltäglichen Interaktion mit Kunden, Patienten, Schülern am Arbeitsplatz. Zur Illustration, wie ein solches Trainingsmodul gestaltet werden kann, ist im Folgenden der Text eines Patienten-Informationsblattes abgedruckt, der das Konzept einer Kleingruppe zum Thema »Ausstrahlung und Wirkung« beschreibt.

Tab. 13.1: Inhalte der berufsbezogenen Schulungsgruppe »Gesundheitstraining und Stressbewältigung am Arbeitsplatz« (GSA, Hillert et al. 2007)

Module	Inhalte und Ziele	Intervention
Sitzung 1 Arbeit und Gesundheit (Motivation)	Identifikation beruflicher Belastungen und Ressourcen; Erarbeitung der individuellen psychosozialen Bedeutung der Arbeit; Vermittlung eines berufsbezogenen Be- und Entlastungsmodells; Förderung der berufsbezogenen Therapiemotivation; Erleben von sozialer Unterstützung durch ebenso Betroffene	Psychoedukation mit Flipcharts und Overheadfolien, Arbeitsblätter; Förderung des Austauschs in der Gruppe
Sitzung 2 Stress und Stressreaktion	Vermittlung von Grundlagen des Stressbewältigung, u.a. Unterscheidung von Stressoren und Stressreaktionen; Individuelle Stressanalyse, Stresssymptome als Warnsignale kennen lernen; Identifikation wesentlicher Stressauslöser im Arbeitsalltag; Vermittlung kurz- und langfristiger Stressbewältigungsstrategien; Exploration individueller Formen der Arbeitsbewältigung	Psychoedukation mit Flipcharts und Overheadfolien, Arbeitsblätter; Verhaltens- und Funktionsanalyse
Sitzung 3 Stressbewältigung	Bewertung und Einübung von Stressbewältigungsstrategien, Ansätze der kognitiven Stressbewältigung, Überprüfung überhöhter Anspruchshaltungen an die eigene Leistungsfähigkeit; Pausenverhalten, Selbstbeobachtung und Verhaltensübungen, Erweiterung und Flexibilisierung des beruflichen Bewältigungsrepertoires	Psychoedukation mit Flipcharts und Overheadfolien, Arbeitsblätter; kognitive Techniken, Gruppengespräch und angeleitete Übungen; Hausaufgaben
Sitzung 4 Selbstsichere Konfliktbewältigung am Arbeitsplatz	Sensibilisierung für die Bedeutung des Sozialverhaltens in der Arbeitswelt; Erarbeitung von Formen sozialkompetenten Verhaltens, Zuhörer und Sprecherregeln in beruflichen Konfliktgesprächen, Verhaltensübungen und Rollenspiel an Alltagsbeispielen und Feedback	Psychoedukation mit Flipcharts und Overheadfolien, Arbeitsblätter
Sitzung 5 Berufliche Perspektiven	Erwartungen und Befürchtungen an die Rückkehr an den Arbeitsplatz, deren Überprüfung und Relativierung; Bilanzierung und Möglichkeiten des Transfers von Anregungen der Gruppe	Psychoedukation mit Flipcharts und Overheadfolien, Arbeitsblätter

Patienteninformation für ein Training zur Förderung einer positiven Außenwirkung als Beitrag zur Verbesserung interaktioneller Fähigkeiten (Kontakt-, Gruppen-, Selbstbehauptungsfähigkeit)

Die ersten Sekunden entscheiden darüber, ob uns eine andere Person sympathisch ist oder nicht. Dies gilt sowohl im privaten als auch im beruflichen Bereich. Wie kann man diesen ersten Eindruck für sich positiv beeinflussen? Passende Kleidung, die Frisur, Farben und dezenter Individualismus fördern Wohlbefinden und ein selbstbewusstes Auftreten. Fühlt man sich wohl, verändern sich Mimik, Gestik und Körpersprache. Das nehmen andere Menschen positiv wahr. Diese Aspekte können helfen, den ersten Eindruck in Richtung Sympathie zu lenken. Das Seminar »Ausstrahlung und Auftreten« soll dazu dienen, Möglichkeiten zu finden, ein selbstbewusstes Auftreten zu fördern. Es soll anregen, auf diese Faktoren wieder bewusster zu achten und auch Neues für sich auszuprobieren.

Zu Beginn wird eine kurze Einführung in das Konzept gegeben. Es kann dann jeder Teilnehmer eigene Themenschwerpunkte benennen. Im nächsten Schritt erfolgt ein Zusammentragen von Fakten, die den eigenen Eindruck auf Andere beeinflussen. In konkreten Übungen und Hausaufgaben werden Verbesserungsideen getestet. Die Teilnehmer besprechen dann gemeinsam unter therapeutischer Begleitung erlebte Unsicherheiten. In Rollenspielen werden Verhaltensalternativen durchgespielt und die unterschiedlichen Außenwirkungen analysiert. Es geht darum, eigene Stärken zu betonen, um die Aufmerksamkeit anderer Personen darauf zu lenken. Dabei wird auch ganz konkret über Schminken, den Einsatz und die Wirkung von Kleidung, Accessoires und Frisuren gesprochen.

13.6 Kontextorientierte Therapie

13.6.1 Grundlagen der kontextorientierten Therapie

Methoden der Kontextbeeinflussung in Bezug auf den Arbeitsplatz zielen darauf ab, bei der Person unveränderbare oder nur langsam reversible Beeinträchtigungen aufgrund chronischer Funktionsstörungen mittels Anpassung der Arbeitsbedingungen oder Zurverfügungstellung von Hilfsmitteln zu kompensieren. Diese Anpassung des Arbeitsplatzes an das Fähigkeitsniveau des Beeinträchtigten wird im Sozialrecht als die Schaffung eines sogenannten »leidensgerechten Arbeitsplatzes« bezeichnet. Schwerbehinderte Menschen haben nach SGB IX § 81 ein Anrecht auf die Herstellung eines leidensgerechten Arbeitsplatzes. Im Absatz (4) und (5) heißt es dazu: »Die schwerbehinderten Menschen haben gegenüber ihren Arbeitgebern Anspruch auf Beschäftigung, bei der sie ihre Fähigkeiten und

Kenntnisse möglichst voll verwerten und weiterentwickeln können, [...] behinderungsgerechte Einrichtung und Unterhaltung der Arbeitsstätten einschließlich der Betriebsanlagen, Maschinen und Geräte sowie der Gestaltung der Arbeitsplätze, des Arbeitsumfeldes, der Arbeitsorganisation und der Arbeitszeit, unter besonderer Berücksichtigung der Unfallgefahr, [... und] Ausstattung ihres Arbeitsplatzes mit den erforderlichen technischen Arbeitshilfen. [...] Schwerbehinderte Menschen haben einen Anspruch auf Teilzeitbeschäftigung, wenn die kürzere Arbeitszeit wegen Art oder Schwere der Behinderung notwendig ist. Es gibt verschiedene offizielle und gesetzlich verankerte Maßnahmen der beruflichen Integrationshilfe bei erkrankungsbedingt geminderter Leistungsfähigkeit, wie bspw. das betriebliche Eingliederungsmanagement, Leistungen zur Teilhabe am Arbeitsleben, Hilfen durch das Integrationsamt. Es geht um die Anpassung eines konkreten Arbeitsplatzes, um die Bereitstellung von Hilfsmitteln für die Ausübung der bisherigen Tätigkeit oder Qualifikationsmöglichkeiten für Tätigkeiten in anderen Berufsfeldern.

Bei der Herstellung eines leidensgerechten Arbeitsplatzes ist das Integrationsamt (SGB IX § 102) eine wichtige Hilfsinstitution zur Schaffung begleitender Hilfen am Arbeitsplatz, z. B. zum Erreichen des Arbeitsplatzes, zur Gründung und Erhaltung einer selbständigen beruflichen Existenz, zur Teilnahme an Maßnahmen zur Erhaltung und Erweiterung beruflicher Kenntnisse und Fertigkeiten, zur behinderungsgerechten Einrichtung von Arbeits- und Ausbildungsplätzen für schwerbehinderte Menschen, für Zuschüsse zu Gebühren, insbesondere Prüfungsgebühren, bei der Berufsausbildung besonders betroffener schwerbehinderter (oder gleichgestellter) Jugendlicher und junger Erwachsener, für den Arbeitgeber Prämien zur Einführung eines betrieblichen Eingliederungsmanagements. Auch die Rentenversicherungen und andere Sozialleistungsträger gewähren ebenfalls solche Hilfen.

Bei der Anwendung derartiger kontextorientierter Maßnahmen bei Beeinträchtigungen aufgrund von Arbeitsplatzängsten sind einige Besonderheiten zu berücksichtigen. So muss bedacht werden, dass Patienten mit arbeitsplatzbezogenen Angsterkrankungen, die nicht mehr an ihren alten Arbeitsplatz zurückwollen, häufig die Idee äußern, dass die Ängste und Fähigkeitsstörungen aufgrund der Arbeitssituation zustande gekommen und durch diese kausal verursacht sind. Ein U-Bahnfahrer, der eine Panikattacke in der Bahn erlitten und verschreckt reagiert hatte und danach mittels Krankschreibung nicht mehr zum Dienst gekommen war, bringt bspw. die Idee mit, dass die stressige Tätigkeit des U-Bahnfahrens bei ihm zu dieser vegetativen Entgleisung geführt hat und dass er deswegen diese Tätigkeit nicht mehr ausüben kann. Damit wird die Erkrankungsursache auf den Kontext (= Arbeitsplatz) externalisiert und Lösungsmöglichkeiten im Sinne einer Kontextänderung werden als einzig gangbare Variante angenommen, während die Möglichkeit der Veränderung eigener Verhaltensweisen oder Reaktionsmuster negiert wird.

Kontextänderung als Therapie ist aus mehreren Gründen problematisch: Zum einen sind erfahrungsgemäß Kontextänderungen am bestehenden Arbeitsplatz in vielen Fällen nicht möglich und liegen nicht im Bereich der Handlungsmöglichkeiten des Patienten. Vom Grundsatz her gilt weiterhin, dass

Kontextänderung immer auch Vermeidungsverhalten bedeutet, d.h. es wird versucht, durch Ausweichen vor dem angstauslösenden Stimulus eine Angstreduktion zu erlangen (wenn ich nicht U-Bahn fahren muss, bekomme ich keine Angst). Jedoch wird sich spätestens bei der im nächsten Kontext – also am veränderten Arbeitsplatz oder in einem neuen Arbeitsplatz – auftretenden schwierigen Situation erneut Angst einstellen, ohne dass der Betroffene dann in der Lage wäre, mit der Angstreaktion kompetent umzugehen. Bei der kontextorientierten Therapie ist also immer wichtig zu klären, wie die Idee der Kontextänderung zustande kommt: ob der Patient sie selbst gleich zu Beginn der Behandlung vorschlägt oder ob sie sich im therapeutischen Verlauf ergibt und der Therapeut sie selbst für indiziert hält. Es muss abgeklärt werden, ob es sich um eine vorübergehende Kontextänderung handelt, wie bspw. für einen begrenzten Zeitraum verkürzte Arbeitszeit wie bei einer stufenweisen Wiedereingliederung, oder um einen vorübergehenden Einsatz in einer anderen Tätigkeit wie bspw. Bahnhofsaufsicht statt U-Bahnfahrer. Eine solche vorübergehende Kontextänderung kann unterstützend wirken, um einen angestrebten Soll-Zustand (Tätigkeit als U-Bahnfahrer wieder ausüben können) in Teilschritten zu erreichen (z.B. Annäherung an die Tätigkeit durch zunächst Arbeit nur auf dem Bahnsteig). Hier findet eine gestufte Exposition statt mit Beginn in einer alternativen Tätigkeit bei mäßigem Anspannungsniveau und Wiedereinstieg in die eigentliche Tätigkeit bei Gewöhnung an die Arbeitssituation. Es besteht allerdings auch die Gefahr, dass die Vermeidungshaltung aufrechterhalten bleibt und der Betroffene sich mit seiner alternativen Tätigkeit zufrieden gibt und sich aus der geplanten vorübergehenden Kontextänderung eine dauerhafte entwickelt.

In einzelnen Fällen kann eine Kontextänderung am Arbeitsplatz aber auch unvermeidbar sein. Ein Beispiel wäre ein Einzelzimmer für einen Patienten mit Persönlichkeitsstörung, nachdem diese zuvor zu erheblichen sozialen Konflikten und in diesem Zusammenhang dann auch einer Arbeitsangst geführt hat. Ein Patient mit spezifischer Angst vor der Arbeit an der Kasse im Supermarkt infolge eines Überfalls kann in einen anderen Arbeitsbereich versetzt werden. Bei einer Arbeitsangst aufgrund einer fachlichen qualitativen oder quantitativen Überforderung wäre eine differenzierte Diagnostik des Leistungsprofils geboten und dann der Patient mit Aufgaben zu betrauen, die er bewältigen kann. Bspw. könnte ein anankastischer Patient Aufgaben in der Buchhaltung übernehmen, statt im Verkauf eingesetzt zu werden.

Kontextorientierte Therapien sind generell Maßnahmen, die besondere logistische und Verhandlungs-Leistungen von Patient, Therapeut und weiteren Beteiligten, in der Regel dem Arbeitgeber und ggf. weiteren Institutionen erfordern, da eine Kooperation und Konsensfindung zwischen Vertretern von u.U. gegensätzlicher Interessen erarbeitet werden muss. Dem Patienten muss bei einem solchen Vorgehen klar sein, dass mit einer Kontextänderung am Arbeitsplatz für ihn eine Sondersituation geschaffen werden soll und dass dies nur funktionieren kann, wenn er sein Problem dem Arbeitgeber mitteilt und damit Verständnis erweckt. Kontextorientierte Therapien sollten in der Regel eingebettet sein in ein Gesamtbehandlungskonzept zusammen mit funktionsorientierter und fähigkeitsorientierter Therapie.

Im Folgenden werden spezifische therapeutische Instrumente vorgestellt, die bei Arbeitsplatzängsten eingesetzt werden können. Sie setzen am Kontext an, zielen in vielen Fällen aber auch mit auf die Fähigkeitsebene ab.

13.6.2 Berufliche Belastungserprobung

Berufliche Belastungserprobungen sind therapeutisch angeleitete kurze Berufspraktika, die einerseits zur diagnostischen Überprüfung des aktuellen Status der Leistungsfähigkeit, aber vor allem im therapeutischen Sinne als Fähigkeitstraining oder als Expositionsübung zur Annäherung an einen realen »Arbeitsort« genutzt werden können.

Berufliche Belastungserprobungen werden in psychosomatischen Rehabilitationskliniken im Rahmen der Soziotherapie angeboten (Beutel et al. 1998; Hillert et al. 2002; Linden 2012). Grundsätzlich ist dies auch im Rahmen der ambulanten Therapie möglich. Die Patienten gehen während des Klinikaufenthalts – nach einer entsprechenden individuellen Vorbereitung mit Zielklärung, Festlegung von Umfang und Art der Tätigkeiten – parallel zu den sonstigen therapeutischen Angeboten stunden- oder tageweise in Firmen, Büros oder Läden in der Klinikumgebung. Dort können sie an leichten angeleiteten Tätigkeiten mitarbeiten. Die Firmen sind ausgewählte Kooperationspartner, sind in ihre Rolle in dieser Art der therapeutischen Maßnahme eingewiesen und haben in der Regel bereits Erfahrungen mit solchen Projekten. Es geht nicht darum, dass die Hospitanten besondere Arbeitsleistungen erbringen, sondern vielmehr darum, ihr Sozial- und Arbeitsverhalten zu beobachten und dem Hospitanten eine Rückmeldung über seine Wirkung im Arbeitsteam und bei der Aufgabenerfüllung geben zu können. Das Angebot an Tätigkeiten und Stellen für derartige Arbeitserprobungen muss breit gestreut sein, um für jeden Patienten eine Tätigkeit zu finden, die seinem Leistungsvermögen und seinen beruflichen Vorstellungen möglichst nahe kommt. Kooperierende Firmen tun dies in der Regel aus sozialen Motiven (Deutsche Rentenversicherung Bund DRV 2009). Sie verlangen dafür keine Kompensation, obwohl die Praktikanten in der Regel einen gewissen Aufwand verursachen und nicht immer eine brauchbare Leistung erbringen. Die Praktikanten erhalten keine Vergütung und es besteht auch kein Vertragsverhältnis zum Arbeitgeber. Die Patienten werden während der Arbeitserprobung von Sozialpädagogen und Therapeuten unterstützt. Die Erfahrungen aus der Arbeitserprobung werden in der Therapie aufgegriffen und bearbeitet.

Es muss zu Beginn geklärt werden, welche Fähigkeiten in welcher Art von Probearbeitsplatz besonders angesprochen werden, z. B. Kontaktfähigkeit, die im Beruf einer Verkäuferin in einer Boutique notwendig ist, oder Durchhaltefähigkeit, die ein Arbeiter in der Produktion benötigt oder beim Umtopfen in einer Gärtnerei.

Die berufliche Belastungserprobung stellt ein wichtiges Element der Expositionstherapie dar. Da es sich nicht um den realen eigenen Arbeitsplatz mit den besonderen angstauslösenden Stimuli handelt, kann an einem Probearbeitsplatz bei niederschwelliger Angstintensität der Umgang mit verschiedensten arbeitsplatzbezogenen Ängsten, seien es körperliche Symptome und Anspannung, Insuffizienz oder Sorgenängste, eingeübt werden.

Bei einer Arbeitserprobung können auch eine Verhaltensbeobachtung des Patienten an dem jeweiligen Erprobungsarbeitsplatz und eine Fähigkeitsdiagnostik durchgeführt werden. Die Arbeitgeber füllen zu jedem Praktikanten einen Beurteilungsbogen aus, in dem sie das Sozialverhalten, die Motivation und auch das Leistungsverhalten beurteilen. Diese Rückmeldungen können von Therapeuten für die weitere Behandlung genutzt werden. Die Arbeitsanforderung kann in begrenztem Umfang auch ein Trainingsfeld für den Patienten darstellen, um benötigte Fertigkeiten einzuüben.

Berufliche Belastungserprobungen haben sich als therapeutisch sinnvolle Maßnahmen erwiesen. Wichtig ist, den experimentellen Charakter zu betonen, d. h. nicht das Ergebnis ist bedeutsam, sondern die Schritte, die der Patient für sich selbst plant und in Handlung umsetzt. Ein derartiges Vorgehen kann jedoch nur mit motivierten Patienten unternommen werden, die bereits erste Therapiefortschritte erfahren haben und eine gewisse Frustrationstoleranz aufbringen können, sie müssen sich dieses Projekt auch selbst zutrauen können. Manchmal lassen sich auch bereits bestehende Kontakte der Patienten nutzen, um geeignete Praktikumsplätze zu finden. In der folgenden Kasuistik werden die Indikation und das Vorgehen bei einer beruflichen Belastungserprobung illustriert.

Kasuistik einer beruflichen Belastungserprobung

Eine selbstunsichere 35-jährige Patientin, die nach betriebsbedingter Kündigung ein Dreivierteljahr lang arbeitslos war und Ängste vor Bewerbungssituationen hatte, hat zunächst im Rahmen einer ambulanten Einzel- und Gruppenpsychotherapie mit dem Schwerpunkt eines Sozialen Kompetenztrainings gelernt, sich selbst in Gruppengesprächen und Fremden gegenüber zu äußern. Über Freunde die eine Boutique eröffnet haben, hatte sich im Verlauf die Gelegenheit ergeben, regelmäßig an zwei Tagen in der Woche als stundenweise Aushilfe im Laden mitzuhelfen. Die Patientin kam dadurch in die Lage, mit Kunden sprechen zu müssen, spontan reagieren zu müssen, auf Menschen zuzugehen. Sie machte die Erfahrung, kompetent zu wirken, auch einmal mit unangenehmen oder überraschenden Situationen umgehen zu können, sie bekam positive Rückmeldungen von Kunden und von den Ladenbesitzern und erlebte, wie die zuvor das Denken dominierenden selbstzweifelnden Gedanken seltener wurden oder sie diesen alternative Gedanken entgegensetzen konnte. In diesem Verlauf erwies sich die Arbeitserprobung als ein nützliches Mittel zur Verbesserung des berufsbezogenen Selbstbewusstseins und motivierte die Patientin sich wieder aktiver in Bewerbungsverfahren zu begeben. Das Wissen darum, mit ihrer Aushilfetätigkeit bereits tätig geworden zu sein, vermittelte ihr Sicherheit in Vorstellungsgesprächen, »trotz der Arbeitslosigkeitszeit« wieder selbstbewusster auftreten zu können.

13.6.3 Stufenweise Wiedereingliederung

Die stufenweise Wiedereingliederung ist eine Maßnahme zur Erleichterung einer Rückkehr an den bestehenden Arbeitsplatz nach längerer arbeitsunfähigkeitsbedinger Abwesenheit. Sie dient zur Wiedergewöhnung an die vormals ausgeübte Arbeitstätigkeit bei prognostisch reversiblen Funktions- und Fähigkeitsstörungen.

Stufenweise Wiedereingliederung bedeutet auf der Ebene der arbeitsbezogenen Angstsymptomatik eine quantitativ gestufte Exposition, auf der Ebene der Fähigkeiten ein Training der vorhandenen Fähigkeiten, die wiederhergestellt werden sollen, und bedeutet gleichzeitig eine vorübergehende quantitative Kontextänderung im Sinn einer vorübergehenden Arbeitsstundenreduktion.

Der Arbeitnehmer wird mit gestufter wöchentlicher Arbeitsstundenzahl in seiner Tätigkeit wieder eingearbeitet, während er sich noch in einem teilweisen Arbeitsunfähigkeitsstatus befindet. Stufenweise Wiedereingliederung geschieht nach längerdauernder Arbeitsunfähigkeit nach SGB V § 74 auf Kosten der gesetzlichen Krankenkassen oder aber im Anschluss an eine stationäre medizinische Rehabilitationsbehandlung nach SGB IX § 28 zu Lasten der Rentenversicherung.

Stufenweise Wiedereingliederung nach SGB V und SGB IX

SGB V § 74: »Können arbeitsunfähige Versicherte nach ärztlicher Feststellung ihre bisherige Tätigkeit teilweise verrichten und können sie durch eine stufenweise Wiederaufnahme ihrer Tätigkeit voraussichtlich besser wieder in das Erwerbsleben eingegliedert werden, soll der Arzt auf der Bescheinigung über die Arbeitsunfähigkeit Art und Umfang der möglichen Tätigkeiten angeben und dabei in geeigneten Fällen die Stellungnahme des Betriebsarztes oder mit Zustimmung der Krankenkasse die Stellungnahme des Medizinischen Dienstes (§ 275) einholen.«

SGB IX § 28: »Können arbeitsunfähige Leistungsberechtigte nach ärztlicher Feststellung ihre bisherige Tätigkeit teilweise verrichten und können sie durch eine stufenweise Wiederaufnahme ihrer Tätigkeit voraussichtlich besser wieder in das Erwerbsleben eingegliedert werden, sollen die medizinischen und die sie ergänzenden Leistungen entsprechend dieser Zielsetzung erbracht werden.«

Eine stufenweise Wiedereingliederung ist bei arbeitsplatzbezogenen Ängsten dann indiziert, wenn eine Rückkehr an den bestehenden Arbeitsplatz nur unter der Bedingung möglich erscheint, dass der Betroffene zu Beginn nur mit reduzierten Leistungsanforderungen konfrontiert werden kann, um nicht eine Verschlimmerung der arbeitsplatzbezogenen Ängste oder einen Rückfall in ein Vermeidungsverhalten im Sinne einer Krankschreibung zu erleiden. Die Reduktion der Leistungsanforderungen ergibt sich bei diesem Verfahren aus der Reduktion der Arbeitsstunden pro Tag.

Das Verfahren der stufenweise Wiedereingliederung eignet sich besonders für Patienten mit arbeitsplatzbezogenen Insuffizienzängsten oder auch solchen mit generalisierten Sorgenängsten, bei denen eine sofortige Konfrontation mit der vollen Arbeitsmenge zu einem starken Anspannungserleben führen und sich dies beeinträchtigend auf die Arbeitsleistung auswirken würde. Die Perspektive einer Arbeitsaufnahme mit zunächst reduzierter Stundenzahl holt viele Patienten aus der Entweder-Oder-Situation heraus. Sie trauen sich die Arbeit noch nicht zu, halten aber einen Versuch für möglich. Die stufenweise Wiedereingliederung ist psychologisch ähnlich einer schrittweisen Annäherung (*graded approach*) gerade bei Angsterkrankungen ein unverzichtbares Therapieelement.

Eine stufenweise Wiedereingliederung wird therapeutischerseits oder ärztlicherseits in Absprache mit dem Arbeitgeber eingeleitet, indem der Zeitraum und die Arbeitsstundenanzahl bestimmt werden. Eine Wiedereingliederung in eine Tätigkeit mit 40 Wochenarbeitsstunden könnte bspw. über 4 Wochen laufen, beginnend mit zwei Wochen lang vier Arbeitsstunden täglich, dann zwei Wochen lang sechs Stunden täglich, bis dann ab der fünften Woche die normale Arbeitszeit von acht Stunden täglich wieder erreicht ist.

13.6.4 Betriebliches Eingliederungsmanagement (BEM)

Betriebliches Eingliederungsmanagement (BEM) ist ein Oberbegriff für eine Reihe von Interventionen für eine vorübergehende oder dauerhafte Veränderung eines Arbeitsplatzes zum Zwecke der Wiedereingliederung oder Weiterbeschäftigung eines durch Krankheit beeinträchtigten Mitarbeiters. Es handelt sich damit um eine primär kontextbezogene therapeutische Maßnahme. Auf der Fähigkeitenebene bedeutet es eine Selektion und Optimierung alternativer Fähigkeiten.

Gesetzlich geregelt ist das BEM im § 84 des SGB IX. Arbeitgeber sind nach diesem Gesetz zum betrieblichen Eingliederungsmanagement verpflichtet. Der Arbeitgeber soll bei längerfristig oder wiederholt arbeitsunfähigen Arbeitnehmern mit Zustimmung und Beteiligung des Betroffenen und der Mitarbeiterbzw. Behindertenvertretung klären, wie die Arbeitsunfähigkeit überwunden und

---

Betriebliches Eingliederungsmanagement nach § 84 Absatz (2) des SGB IX

Prävention

(2) Sind Beschäftigte innerhalb eines Jahres länger als sechs Wochen ununterbrochen oder wiederholt arbeitsunfähig, klärt der Arbeitgeber mit der zuständigen Interessenvertretung im Sinne des § 93, bei schwerbehinderten Menschen außerdem mit der Schwerbehindertenvertretung, mit Zustimmung und Beteiligung der betroffenen Person die Möglichkeiten, wie die Arbeitsunfähigkeit möglichst überwunden werden und mit welchen Leistungen oder Hilfen erneuter Arbeitsunfähigkeit vorgebeugt und der Arbeitsplatz erhalten werden kann (betriebliches Eingliederungsmanagement). Soweit erforderlich

wird der Werks- oder Betriebsarzt hinzugezogen. Die betroffene Person oder ihr gesetzlicher Vertreter ist zuvor auf die Ziele des betrieblichen Eingliederungsmanagements sowie auf Art und Umfang der hierfür erhobenen und verwendeten Daten hinzuweisen. Kommen Leistungen zur Teilhabe oder begleitende Hilfen im Arbeitsleben in Betracht, werden vom Arbeitgeber die örtlichen gemeinsamen Servicestellen oder bei schwerbehinderten Beschäftigten das Integrationsamt hinzugezogen. Diese wirken darauf hin, dass die erforderlichen Leistungen oder Hilfen unverzüglich beantragt und innerhalb der Frist des § 14 Abs. 2 Satz 2 erbracht werden. Die zuständige Interessenvertretung im Sinne des § 93, bei schwerbehinderten Menschen außerdem die Schwerbehindertenvertretung, können die Klärung verlangen. Sie wachen darüber, dass der Arbeitgeber die ihm nach dieser Vorschrift obliegenden Verpflichtungen erfüllt.

mit welchen Leistungen oder Hilfen erneuter Arbeitsunfähigkeit vorgebeugt und der Arbeitsplatz erhalten werden kann.

BEM setzt gesundheitsbedingte Probleme am Arbeitsplatz voraus. Sonstige betriebsbedingte Probleme sind in diesem Kontext ohne Belang. Voraussetzung für die Einleitung eines betrieblichen Eingliederungsmanagements ist die Feststellung einer Krankheit i. S. einer Diagnose nach ICD-10. Es muss weiterhin die Feststellung einer tatsächlichen oder drohenden Arbeitsunfähigkeit (AU) erfolgen. Die Feststellung einer partiellen oder vollständigen Arbeitsunfähigkeit und damit arbeitsplatzbezogener Partizipationsstörung liegt wesentlich in den Händen des behandelnden Arztes. Eine AU-Beurteilung verlangt, dass die krankheitsbedingten Fähigkeitsstörungen mit den Arbeitsplatzanforderungen, d. h. Kontextfaktoren nach ICF in Abgleich gebracht werden müssen, um Art und Ausmaß einer Partizipationsstörung beschreiben zu können. Dies ist das übliche Vorgehen nach der Arbeitsunfähigkeitsrichtlinie bei jeder Arbeitsunfähigkeitsbescheinigung. Die Feststellung einer Arbeitsunfähigkeit setzt also auf Seiten des Arztes eine genaue Kenntnis der konkreten Arbeitsbedingungen und -anforderungen voraus. Diese Information kann er nur vom Patienten selbst oder vom Arbeitgeber des Patienten erfahren. An der Schnittstelle »Arbeitsunfähigkeit« ergibt sich also quasi zwangsläufig die Notwendigkeit eines Dialogs zwischen Arzt, Patient und Arbeitgeber.

Für den Arbeitgeber werden krankheitsbedingte Fähigkeits- und Partizipationsstörungen oft erst durch eine längerfristige AU-bedingte Abwesenheit von der Arbeit erkennbar. Dabei bleiben ihre Qualität, d. h. die Art der Fähigkeitsstörung in der Regel für den Arbeitgeber zunächst im Unklaren. Gerade bei Vorliegen von arbeitsplatzbezogenen Ängsten ist die Hemmschwelle der Betroffenen, die Ängste am Arbeitsplatz zu veröffentlichen, besonders hoch.

Bei Menschen mit psychischen Störungen und speziell Arbeitsplatzängsten gestaltet sich wegen der vorgenannten Kommunikationsbarriere die Durchführung von BEM schwieriger als bei Patienten mit somatischen Erkrankungen. Andererseits stellt das Instrument aber auch gerade für Patienten mit arbeitsplatzbezogenen Ängsten eine Möglichkeit der Wiedereingliederung unter bewältigbaren Bedingungen dar. Aufgrund der vorgenannten Beziehungsprobleme zwischen Mitarbeitern und Arbeitgeber muss im Rahmen von BEM bei diesen Patienten gegenüber dem Arbeitgeber eher motivierend und werbend denn juristisch fordernd aufgetreten werden. Eine juristische und formale Betrachtung von BEM kann für die Betroffen kontraproduktiv werden. Besser erscheint eine informelle Problemlösung. Dabei ist von besonderer Bedeutung, dem Arbeitgeber erst einmal verständlich zu machen, welche krankheitsbedingten Fähigkeitsbeeinträchtigungen vorliegen und welche Mittel zur Kompensation zur Verfügung stehen, um den betroffenen Mitarbeiter im Betrieb wiedereingliedern zu können und Konflikteskalationen vorzubeugen. Wenn diese medizinischen Voraussetzungen geklärt sind, dann kann auch konkret Hilfe geplant werden, einschließlich hilfreicher Veränderungen am Arbeitsplatz. Im Rahmen eines Modellprojekts zum BEM konnten bei 19 von 23 Patienten neben medizinischen Maßnahmen auch konkrete Arbeitsplatzveränderungen vorgeschlagen und umgesetzt werden, womit dieser Dialog zentral zur Wiedereingliederung beitrug (Lawall et al. 2007). Derartige konkrete Hilfen werden von Arbeitgebern auch selbst als sinnvoll erachtet. Bei einer Befragung von 104 Arbeitgebern, was sie für die Eingliederung kranker Mitarbeiter als besonders wichtig ansehen, nannten 60 % die Kenntnis der konkreten Leistungseinschränkung und 54 % das frühzeitige Ansprechen des erkrankten Mitarbeiters, während formale Aspekte, wie die Androhung arbeitsrechtlicher Sanktionen (44 %) oder der Abschluss einer Betriebsvereinbarung zum BEM (32 %) als weniger wichtig angesehen wurden (Lawall et al. 2007).

Bzgl. der Qualität der Arbeitsplatzangsterkrankungen eignet sich BEM für Menschen mit Insuffizienz-, gesundheitsbezogenen oder stimulusgebundenen Ängsten am Arbeitsplatz. Hier kann gegenüber dem Arbeitgeber auf das spezifische Gesundheitsproblem verwiesen werden und es können diesbzgl. Veränderungsmaßnahmen überlegt werden. Bei situationsbezogenen Ängsten wäre das Problem (z. B. konditionierte Angstreaktion nach einem einmaligen erschreckenden Ereignis am Arbeitsplatz, was in der Folge immer wieder zu Verunsicherung und Fahrigkeit bei der bestreffenden Arbeitssituation führt) offenzulegen und für den Arbeitgeber verständlich zu machen, damit er prüfen kann, ob eine Veränderung der Arbeit möglich ist, um einen Wiedereinstieg zu erreichen und die Gefahr einer weiteren Angstverstärkung zu mindern.

13.6.5 Leistungen zur Teilhabe am Arbeitsleben (LTA)

Mit den Leistungen zur Teilhabe am Arbeitsleben (§ 33ff SGB IX) sind berufliche Rehabilitationsmaßnahmen gemeint, deren Ziel es ist, drohende Frühberentung bei chronischer Erkrankung abzuwehren und die Wiedereingliederung ins Erwerbsleben durch die Vermittlung individueller Fähigkeiten und Kompetenzen einzuleiten. Gleichzeitig ist die berufliche Rehabilitation auch auf die Anpassung der Anforderungen der Arbeitsumwelt an das partiell eingeschränkte Leistungsvermögen ausgerichtet. LTA-Maßnahmen betreffen also zum einen die Ebene der selektiven Optimierung von Fähigkeiten, zum anderen die Ebene der therapeutischen Kontextanpassung.

Der Begriff der beruflichen Rehabilitation (Hansmeier 2009) wird vielfach mit Umschulungsleistungen gleichgesetzt. Umschulung ist zwar die bekannteste LTA-Maßnahme, es gibt jedoch ein sehr viel breiteres Spektrum an Sach-, Geld- und Dienstleistungen: von der Finanzierung technischer Arbeitshilfen, die die Berufstätigkeit sofort wieder ermöglichen, bis hin zu Ausbildungs- und Umschulungsmaßnahmen, die für eine langfristige berufliche Neuorientierung notwendig sind (▶ Tab. 13.2).

Üblicherweise sind Betriebe die ersten Ansprechpartner, wenn es um eine berufliche Rehabilitation geht, insbesondere bei der Wiedereingliederung älterer Arbeitnehmer mit vorhandener Ausbildung und Berufserfahrung. Der Arbeitgeber kann finanzielle Zuwendungen zur dauerhaften beruflichen Wiedereingliederung erhalten. Daneben gibt es über- oder außerbetriebliche Bildungs- und Qualifizierungsmaßnahmen in Einrichtungen der beruflichen Rehabilitation. Dies sind nach § 35 SGB IX Berufsförderungswerke, Berufsbildungswerke und sonstige Einrichtungen zur beruflichen Bildung (Akademien, Bildungszentren, Fach[hoch]schulen, Technikerschulen usw.).

Bei arbeitsplatzbezogenen Ängsten sind LTA-Maßnahmen in dem Fall von Bedeutung, wenn mit Psychotherapie und Training der am aktuellen Arbeitsplatz geforderten Fähigkeiten keine ausreichenden Veränderungen der Symptomatik und der damit verbundenen Beeinträchtigungen zu erwarten sind. Bspw. wurde im Fall eines 26-jährigen Patienten, der mit einer selbstunsicher-vermeidenden Persönlichkeitsstörung überdauernde Beeinträchtigungen in sozial kommunikativen Fähigkeiten und der Kontaktfähigkeit hatte und der in einem ursprünglich gelernten Beruf als Verkäufer an mehreren Arbeitsplätzen gescheitert und dann lange wegen ausgeprägter arbeitsbezogener sozialer Ängste arbeitsunfähig geschrieben war, eine berufliche Rehabilitation im Sinne einer Umschulungsmaßnahme angeregt. Empfohlen und mit dem Patienten abgesprochen wurde eine Neuqualifizierung in einem Bereich, in dem er wenig von sich aus um Sympathie werbend und aktiv auf Menschen zugehen muss, d. h. in handwerklichen, gärtnerischen oder in technischen Berufen. Es ist also von großer Bedeutung, sehr genau herauszuarbeiten, worin das Problem besteht. Es wäre im vorgenannten Fall sicher nicht zielführend, den Betroffenen vom Verkäufer zum Trainer oder Dozenten umzuschulen. Daher sind Beschreibungen des Befundes und des Leistungsprofils erforderlich, um bewältigbare Aktivitäten statt globaler Berufsfelder anstreben zu können.

Eine spezielle Intervention zur beruflichen Wiedereingliederung von Menschen mit psychischen Erkrankungen und dadurch bedingten Problemen in der Ausübung ihrer beruflichen Tätigkeit sind Angebote des »Beruflichen Trainings«, die in Beruflichen Trainingszentren (BTZ) durchgeführt werden. Für die Aufnahme in ein solches Programm ist eine Bewilligung einer LTA durch den zuständigen Kostenträger notwendig (Rentenversicherung, Arbeitsagentur, das Jobcenter usw.). Berufstrainingszentren bieten in der Regel Informationsveranstaltungen an, bevor in Einzelgesprächen die weiteren Schritte des Aufnahmeverfahrens und der Zielsetzung für die Trainingsmaßnahme besprochen werden. Das Ziel des Beruflichen Trainings ist es, auf dem allgemeinen Arbeitsmarkt wieder

Tab. 13.2: Leistungen zur Teilhabe am Arbeitsleben nach § 33 SGB IX (Hansmeier 2009)

Berufliche Rehabilitationsleistung	Beispiele
Leistungen zur Erhaltung oder Erlangung eines Arbeitsplatzes (einschließlich Beratung und Vermittlung, Trainingsmaßnahmen, Mobilitätshilfen)	Kraftfahrzeughilfe (Führerscheinfinanzierung, Zuschuss zur Beschaffung eines Fahrzeugs, Kostenübernahme für behinderungsbedingte Zusatzausstattungen)
	Behindertengerechte Gestaltung von Arbeitsplätzen
	Übernahme von Umzugskosten
	Arbeitsassistenz
Berufsvorbereitung, einschließlich der wegen einer Behinderung erforderlichen Grundausbildung	Blindentechnische Grundausbildung, in der bestimmte Grundtätigkeiten vermittelt werden: Blindenschrift und Umgang mit technischen Hilfen (EDV)
Berufliche Anpassung, Weiterbildung, Ausbildung, einschließlich eines zur Inanspruchnahme dieser Leistungen erforderlichen schulischen Abschlusses	Ausbildung: erste nach einer allgemeinen Schulbildung zu einem Abschluss führende Bildungsmaßnahme
	Berufliche Anpassung: ein medizinisch an sich geeigneter Beruf ist über Jahre hinweg nicht ausgeübt worden und es ist eine Aufschulung auf den aktuellen Stand erforderlich
	Weiterbildung: umfasst Fortbildung (Erweiterung vorhandener Kenntnisse und Fähigkeiten) und Umschulung (mittels einer neuen Qualifikation Übergang in eine andere geeignete berufliche Tätigkeit)
Überbrückungsgeld	Grundlage ist das Arbeitsförderungsrecht; Sicherung des Lebensunterhalts arbeitsloser oder von Arbeitslosigkeit bedrohter Menschen oder Menschen mit gesundheitlichen Beeinträchtigungen in der Gründungsphase (6 Monate) einer selbstständigen Existenz
Sonstige Hilfen zur Förderung der Teilhabe am Arbeitsleben	Kraftfahrzeughilfe, Verdienstausfall, Hilfsmittel zur Berufsausübung, technische Arbeitshilfen, Wohnungshilfen
Leistungen an Arbeitgeber	Eingliederungshilfen i. S. v. Probebeschäftigung, Eingliederungshilfe als finanzieller Anreiz
	Einarbeitungszuschuss bei betrieblicher Einarbeitung
	Überbrückungshilfen bei Arbeitsaufnahme bis zur ersten vollen Lohnzahlung, Fahrkostenbeihilfe
Leistungen in Werkstätten für behinderte Menschen und Leistungen im Eingangsverfahren und im Berufsbildungsbereich	Die Teilnahme an Eingangsverfahren und an einem Arbeitstrainingsbereich soll behinderte Menschen in die Lage versetzen, im Arbeitsbereich einer Werkstatt für behinderte Menschen ein Mindestmaß an wirtschaftlich verwertbarer Arbeit zu verrichten

Fuß zu fassen. Dazu wird gemeinsam mit dem Patienten eine berufliche Perspektive erarbeitet und mittels praktischer Trainings auf die Anforderungen des Berufsalltags vorbereitet. Das Training im BTZ gliedert sich in drei Teile: eine dreimonatige Orientierungsphase bzw. Eingangstraining, ein drei bis sechsmonatiges spezifisches betriebliches Training mit dem Ziel einer Qualifizierung und eine dreimonatige Integrationsphase, die eine Platzierung an einem Arbeitsplatz auf dem ersten Arbeitsmarkt zum Ziel hat. Ein berufliches Training in einem BTZ kann als eine längerfristige berufliche Belastungserprobung verstanden werden. Die Teilnehmer können in unterschiedlichen Trainingsbetrieben beschäftigt werden, im handwerklichen Bereich z. B. in Holz- und Metallwerkstätten, Garten oder Lager, in Dienstleistungsbereichen z. B. in der Küche, Cafeteria, in der Hauswirtschaft oder im Verkauf am Kiosk, im Bereich der Medien/IT z. B. in der Beratung, Entwicklung und Wartung von Software, in manueller oder maschineller Bearbeitung im Druck oder im Bereich Büroarbeiten in der Arbeit mit Datenverarbeitungsprogrammen, Auftragssachbearbeitung, Sekretariat oder Buchhaltung.

Für Patienten mit arbeitsplatzbezogenen Ängsten ist eine solche Maßnahme dann indiziert, wenn eine Rückkehr an einen bestehenden Arbeitsplatz nicht mehr möglich ist aufgrund von Arbeitsplatzverlust oder dauerhafter Beeinträchtigung notwendiger Fähigkeiten (z. B. angstbedingte schwer beeinträchtigte Kontaktfähigkeit bzgl. eines spezifischen Vorgesetzten) und einer generellen starken Angst, sich auf dem allgemeinen Arbeitsmarkt im eigenen oder angrenzenden Berufsfeldern zu bewerben.

13.6.6 Return-to-work-Programme

Ist erst einmal eine Arbeitsunfähigkeit attestiert, ist es in vielen Fällen nicht einfach, die Arbeitsfähigkeit zügig wiederherzustellen. Die Return-to-work-Forschung identifizierte Risikofaktoren für eine dauerhafte Beeinträchtigung und ausbleibender Rückkehr an den Arbeitsplatz oder ins Erwerbsleben bei Patienten mit psychischen Erkrankungen. So zeigten sich als Risikofaktoren für andauernde Beeinträchtigung und Arbeitsunfähigkeit ein höheres Alter über 50 Jahre, Schwere der Erkrankung, ein niedriges Bildungsniveau und niedriger sozioökonomischer Status, Dauer der Arbeitsunfähigkeit in der Vorgeschichte sowie auch die Erwartungshaltung des Betroffenen selbst, dass die Arbeitsunfähigkeit länger als 3 Monate andauern wird. Gute Kommunikation zwischen Vorgesetzten und Mitarbeitern sowie eine spezifische arbeitsbezogene Behandlung waren assoziiert mit einem schnelleren Wiedereinstieg. Es wurde auch auf die Bedeutung der unmittelbaren Reaktion auf wiederholte Kurzzeitarbeitsunfähigkeitsfälle hingewiesen im Sinne einer Prophylaxe gegen Langzeitarbeitsunfähigkeit (Cornelius et al. 2011). Dies muss mit spezifischen arbeitsbezogenen Behandlungen und unter Einbeziehung von Ärzten, Arbeitgeber oder sonstigen am Behandlungs- und Wiedereingliederungsprozess Beteiligten geschehen (Nash-Wright 2011). In einer randomisiert-kontrollierten Studie von van der Feltz-Cornelis und Kollegen (2010) waren nach drei Monaten 58 % der Patienten, die eine spezifische arbeitsbezogene Behandlung erhielten, wieder in Arbeit, während es in einer Kontrollgruppe ohne spezifische arbeitsbezogene Behandlung nur 44 % waren;

im Schnitt waren die Patienten mit spezifischer Betreuung 86 Tage eher zurück am Arbeitsplatz als diejenigen ohne Betreuung.

In der Forschung und Praxis der Arbeits-Rückkehr-Programme bei psychischen Erkrankungen vollzog sich ein Wandel von Modellen, die ein Training zur vollständigen Wiederherstellung der berufsrelevanten Fähigkeiten vorsahen, bevor eine Platzierung am Arbeitsplatz erfolgte (»first train, then place«), hin zu Modellen, die zuerst die Platzierung an einem Arbeitsplatz vorsehen und ein begleitendes Training zur Verbesserung der Fähigkeitsniveaus (»first place, then train«, Corrigen und McCracken 2005). In Studien zur Effektivität der sogenannten unterstützen Beschäftigung (supported employment) nach dem »place and train«-Ansatz finden sich positive Effekte auf die späteren Beschäftigungsraten der Teilnehmenden (Bond et al. 2008; Crowther et al. 2001; Rinaldi und Perkins 2007).

Eine solche »place-and-train-Strategie« bietet sich an, wenn Rehakliniken oder auch niedergelassene Therapeuten direkte Beziehungen zu einer Arbeitsstelle haben. Dann können nach Absprache mit dem Arbeitgeber »berufliche Belastungserprobungen am eigenen Arbeitsplatz« durchgeführt werden. Dies gelingt der Erfahrung nach sowohl in Zusammenarbeit mit Großfirmen unter Einschaltung des betriebsärztlichen Dienstes wie auch bei kleinen Arbeitgebern auf der Basis einer persönlichen Beziehung zwischen Arbeitgeber und Mitarbeiter.

13.6.7 Entfernung vom Arbeitsplatz: Arbeitsunfähigkeit und Erwerbsunfähigkeit als Therapiemaßnahme

Eine Arbeitsunfähigkeitsfeststellung ist bei arbeitsplatzbezogenen Ängsten nicht nur eine aus sozialmedizinischem Auftrag heraus erwachsende Begutachtungsaufgabe, sondern hat auch eine unmittelbare therapeutische Bedeutung. Da bei arbeitsplatzbezogenen Ängsten Arbeitsunfähigkeit Ausdruck des Vermeidungsverhaltens ist, sind hier von ärztlicher Seite die Konsequenzen einer Arbeitsunfähigkeits- versus Arbeitsfähigkeitsattestierung gegeneinander abzuwägen im Hinblick auf das therapeutische Ziel und den aktuellen Behandlungsstand. Insofern ist eine Arbeitsunfähigkeitsattestierung als ein spezielles therapeutisches Instrument bei Arbeitsplatzängsten zu verstehen. Arbeitsunfähigkeitsfeststellung hat therapeutisch Bedeutung auf der Ebene der Symptomatik (Beendigung der AU bedeutet Exposition, Verlängerung der AU Beibehaltung des Vermeidungsverhaltens) und ist gleichzeitig eine Kontextmaßnahme (der Kontext Arbeitsplatz wird wieder zugänglich gemacht oder nicht).

Bei der Arbeitsunfähigkeitsfeststellung bei arbeitsplatzbezogenen Ängsten sind zunächst die bereits ausgeführten Kriterien der Arbeitsunfähigkeit im Sinne der Gesetzlichen Krankenversicherung (ausgeübte Tätigkeit kann aufgrund der Erkrankung nicht mehr oder nur unter Verschlimmerung der Erkrankung ausgeübt werden, es besteht ein Kausalzusammenhang zwischen Erkrankung und Fähigkeitsbeeinträchtigung) bei Arbeitsplatzangsterkrankungen gültig. Diese Patienten können daher korrekterweise als arbeitsunfähig angesehen werden. Es ergibt sich jedoch bei den Arbeitsplatzangsterkrankungen die Paradoxie, dass einerseits nach der Arbeitsunfähigkeitsrichtlinie die Angstsymptomatik am

Arbeitsplatz auftritt, durch den Arbeitsplatz verschlimmert wird, die Leistungsfähigkeit beeinträchtigt und eine Rückkehr an den Arbeitsplatz die Krankheit
verschlimmern kann, während gleichzeitig eine Arbeitsunfähigkeitsbescheinigung
ebenfalls zu einer Aufrechterhaltung, Verschlimmerung und Chronifizierung
beitragen kann wegen Unterstützung des Vermeidungsverhaltens. Die sozialmedizinische Beurteilung muss also gegen therapeutische Überlegungen abgewogen
werden. Eine vollständige Herausnahme aus der zuletzt ausgeübten Tätigkeit bzw. aus der Erwerbsarbeit ist eine therapeutische Maßnahme, die in den
Gesamtbehandlungsprozess eingepasst werden und von weiteren Maßnahmen
flankiert werden muss. Patienten die nicht an ihren Arbeitsplatz zurückzube-
wegen sind, finden in der Regel einen Weg, um dem Arbeitsplatz fernzubleiben
und eine Arbeitsunfähigkeitsbescheinigung zu erlangen und ggf. immer wieder
verlängert zu bekommen. Ein solches Vermeidungsverhalten sollte von Ärzten,
die über die Arbeitsfähigkeit zu entscheiden haben, ernst genommen werden.

In einer Verlaufsuntersuchung (Muschalla und Linden 2012) an Patienten mit
arbeitsplatzbezogenen Ängsten in der psychosomatischen Rehabilitation wurde
gefunden, dass zum Entlassungszeitpunkt der Grad der Arbeitsplatzangst bei den
Patienten, die nach der Reha wieder mit der Arbeit konfrontiert waren und nach
sechs Monaten erfolgreich in der Arbeit reintegriert waren, im Vergleich zum
Aufnahmezeitpunkt angestiegen war. Arbeitsplatzangst geht zwar zunächst mit
Arbeitsplatzvermeidung und damit häufig Arbeitsunfähigkeitsattestierung einher,
kann jedoch bei Exposition mit Arbeit im weiteren Verlauf durchaus rückläufig
sein. Arbeitsplatzängste rechtfertigen also nicht per se eine Arbeitsunfähigkeit,
und eine arbeitsplatzbezogene Psychopathologie stellt also ein wichtiges therapeutisches Arbeitsfeld dar, das spezifische Behandlungsansätze erfordert.

Es gibt keine eindeutigen, immer zutreffenden Kriterien, bei welcher Art von
Arbeitsplatzängsten und wann eine Arbeitsunfähigkeit indiziert ist. Bedeutsam
für die Entscheidung, ob ein Patient arbeiten kann oder nicht, ist die Fähig-
keits- und die Kontextebene. Im Folgenden wird ein Algorithmus beschrieben,
der einige orientierende Fragen zur Arbeitsunfähigkeitsfeststellung auflistet. Bis
zum Punkt 3 ist das Vorgehen entsprechend der Routine einer Arbeitsunfähigkeitsfeststellung zu handhaben. Ab Punkt 4 wird die Qualität der Erkrankung

---

**Algorithmus zur Feststellung der Krankheitswertigkeit,
Partizipationsbeeinträchtigungen sowie Arbeits(un)fähigkeit bei
arbeitsplatzbezogenen Ängsten**

1. Welche konkreten Aktivitäten werden vom Patienten bei seiner
   Arbeitstätigkeit erwartet, was sind die konkreten Arbeitsanforderungen?

2. Füllt er diese regelgerecht aus?
   Wenn »Ja« → Der Patient ist arbeitsfähig.
   Wenn »Nein« → 3.

3. Was ist der Grund für die Nichterfüllung der Arbeitsanforderungen?

   3.1. Es gibt ein strukturelles Problem am Arbeitsplatz, wodurch die Arbeitsanforderungen von dem Patienten nicht ausgefüllt werden können, oder es gibt ein Kompetenzproblem, die Arbeit entspricht nicht dem Fähigkeitsprofil des Patienten.

   3.2. Der Patient will die Arbeit nicht machen, von seinem Fähigkeitsstatus her könnte er aber.

   3.3. Der Patient kann aufgrund einer erkrankungsbedingten Fähigkeitsbeeinträchtigung seine Arbeit nicht ausfüllen.

   Wenn 3.1. oder 3.2 zutrifft → Der Patient ist arbeitsfähig.

   Wenn 3.3. zutrifft → 4.

4. Liegt ein arbeitsplatzbezogenes Angstsyndrom vor?

   Wenn »Ja« → 5.

5. Erfüllt die arbeitsplatzbezogene Angst die Kriterien einer Angsterkrankung, d. h. liegt eine Störung mit Krankheitswert vor?

   Kriterien sind subjektives starkes Leiden *oder* Beeinträchtigungen bzgl. der Rollenerfüllung am Arbeitsplatz (Partizipationsstörungen).

   Ist mindestens eines dieser beiden Kriterien erfüllt?

   Wenn »Ja« → 6.

6. Führt die fortgesetzte Konfrontation mit dem gefürchteten Stimulus längerfristig zu einer Symptomverschlechterung bzw. Aufrechterhaltung der Angstsymptomatik?

   Wenn »Ja« → Der Patient ist gemäß der AU-Richtlinien im Prinzip arbeitsunfähig für den aktuellen Arbeitsplatz.

7. Führt die arbeitsplatzbezogene Angsterkrankung zu Aktivitätsstörungen bei der Arbeit, die derartige arbeitsplatzbezogene Partizipationsstörungen zur Folge haben, dass die Arbeitsanforderungen in relevantem Umfang nicht mehr erfüllbar sind?

   Wenn »Ja« → der Patient ist gemäß der AU-Richtlinien im Prinzip arbeitsunfähig für den aktuellen Arbeitsplatz.

8. Was geschieht, wenn der Patient trotz juristisch gerechtfertigter Arbeitsunfähigkeit keine Arbeitsunfähigkeitsbescheinigung erhalten würde?

   8.1. Der Patient wird ggf. mit therapeutischer oder sonstiger Unterstützung unter Angst an den Arbeitsplatz zurückkehren.

   8.2. Der Patient wird ggf. unter Inkaufnahme von erheblichen Negativfolgen vom Arbeitsplatz fernbleiben.

   Wenn 8.1. zutrifft → Keine Arbeitsunfähigkeit bescheinigen.

   Wenn 8.2. zutrifft → Arbeitsunfähigkeitsattest ausstellen.

9. Bezieht sich die arbeitsplatzbezogene Angsterkrankung und die daraus erwachsenden Fähigkeitsstörungen ausschließlich auf den aktuellen bzw. letzten Arbeitsplatz?

Wenn »Ja« → Der Patient ist arbeitsfähig für Tätigkeiten auf dem allgemeinen Arbeitsmarkt.

Wenn »Nein« → 10.

10. Beeinträchtigen die durch die arbeitsplatzbezogene Angsterkrankung entstehenden Aktivitätsstörungen die generelle Leistungs- und Partizipationsfähigkeit derart, dass auch Tätigkeiten auf dem allgemeinen Arbeitsmarkt an einem anderen Arbeitsplatz oder in einem anderen Beruf nicht aufgenommen werden können?

Wenn »Ja« → 11.

11. Ist prognostisch absehbar und aus dem bisherigen Verlauf begründbar, dass eine Wiederherstellung der Leistungsfähigkeit für Tätigkeiten an beliebigen Arbeitsplätzen auf dem allgemeinen Arbeitsmarkt aufgrund der Schwere und des Generalisierungsgrades der arbeitsplatzbezogenen Angsterkrankung bei ausgeschöpften Möglichkeiten fachgerechter Therapie innerhalb von 6 Monaten nicht möglich sein wird?

Wenn »Ja« → Der Patient ist erwerbsunfähig.

spezifiziert und die danach folgenden Fragen werden auf die arbeitsplatzbezogenen Angsterkrankungen abgestellt.

Ein differenzialdiagnostisch grundsätzlich schwieriges Problem bei der Ausstellung von Arbeitsunfähigkeitsattesten, das sich bei Arbeitsängsten noch verschärft stellt, ist die Unterscheidung zwischen »Unfähigkeit« und »Unwilligkeit«. Im therapeutischen wie im gutachterlichen Alltag stellt sich immer wieder die Frage, ob ein Patient erkrankungsbedingt nicht arbeiten kann oder ob er aus anderen Gründen nicht arbeiten will. Hierbei ist zu beachten, dass der Patient eine Verpflichtung zur Mitwirkung in Untersuchungen und Heilbehandlungen hat (SGB I § 62, 62), um zur Verbesserung seines Zustandes beizutragen und bspw. aktiv eine Behandlung mitzumachen. Außerdem gilt, dass der Patient auch für ihn möglicherweise gewisse Unannehmlichkeiten in Kauf nehmen und sich überwinden muss, bspw. einen Arbeitsversuch zu unternehmen, wenn sein Fähigkeitsniveau von den Behandlern so eingeschätzt wird, dass er in der Lage ist, die Anforderung zu bewältigen. In der juristischen Diktion geht es hier um die »zumutbare Willensanstrengung«. Eine Arbeitsunfähigkeitsfeststellung erfolgt daher nicht auf Wunsch und Klage und Meinung des Patienten sondern nach ärztlicher Einschätzung aufgrund des beobachtbaren Befundes.

Bei Angsterkrankungen ist jedoch darüber hinaus aber auch oft unklar, ob ein vom Patienten gezeigtes »Nichtwollen« nicht vielmehr ein »Nichtkönnen« maskiert. Eine Angstpatientin, der es unangenehm ist, über ihre Symptomatik als »Angst« zu sprechen, könnte ein angstvermeidendes Verhalten zeigen und behaupten, sie »wolle« eine bestimmte Arbeit nicht mehr ausüben, weil sie angeblich ihren Grundannahmen widerspricht (z.B. »Ich will nicht als

Bankangestellte Kunden Verträge verkaufen müssen, die sie gar nicht benötigen«). Sich darauf beziehend wird man der Patientin vielleicht zunächst sagen: »Nicht wollen ist keine Krankheit, daher sind Sie arbeitsfähig.« Möglicherweise wird die Patientin allerdings dann bei der konkreten Vorstellung, wieder an ihren Arbeitsplatz zu müssen, eine unmittelbare Angstreaktion zeigen.

Um wegen einer Arbeitsplatzangsterkrankung arbeitsunfähig zu sein, bedarf es einer deutlich sichtbaren, die Handlungsfähigkeit beeinträchtigenden und subjektiv unkontrollierbar und unaushaltbar erlebten Angstreaktion bei Konfrontation mit dem angstbesetzten Stimulus (ganzer Arbeitsplatz, Gebäude oder bestimmter Arbeitsbereich). Die Bankangestellte, die meint, in ihrem Beruf nicht mehr arbeiten zu können, wäre aufgrund einer Arbeitsplatzangsterkrankung arbeitsunfähig, wenn sie bei einer Konfrontation mit ihrer letzten Arbeitsplatzsituation in sensu oder in vivo (ggf. an einer Bankfiliale) ein beobachtbares physiologisches Arousal erlebt, das so ausgeprägt ist, dass sie in diesem Zustand nicht mehr an ihrem Arbeitsplatz handlungsfähig ist, z. B. keine Kunden bedienen und beraten kann, weil ihre Stimme und ihre Hände zittern, sie kognitiv nicht aufnahmefähig für Gesprächsinformationen ist oder sie nicht mehr ruhig sitzen kann. Ggf. müsste man verschiedene denkbare Arbeitsaufgaben und -bereiche in der Vorstellung erproben, um herauszufinden, ob die Patientin generell mit diesem Arousal reagiert, oder ob es Bereiche gibt, in denen die Symptomatik nicht auftritt (z. B. bei der Arbeit am PC im Backoffice ohne Kundenkontakt). Wenn letzteres der Fall ist, wäre zu überprüfen, ob eine Umsetzung in einen Bereich erwirkt werden kann, in dem die Patientin nicht phobisch reagiert. Wenn dies nicht möglich ist, ist die Patientin für ihre Tätigkeit als Bankkauffrau mit überwiegend Kundenberatungstätigkeit arbeitsunfähig. Sie wäre jedoch arbeitsfähig für Tätigkeiten im sonstigen kaufmännischen Bereich ohne Kundenkontakte.

13.7 Behandlung von Arbeitsplatzangsterkrankungen in speziellen Settings

13.7.1 Die Aufgabe niedergelassener Ärzte bei Arbeitsplatzängsten

Psychische Erkrankungen werden in der Mehrheit der Fälle von Ärzten für Allgemeinmedizin behandelt (Linden 2001). Dies ist alleine schon aus quantitativen Gründen unumgänglich, da nicht vorstellbar ist, dass ca. ein Viertel der Bevölkerung, das aktuell unter psychischen Störungen leidet, fachärztlich oder fachpsychotherapeutisch zu betreuen wäre.

Im Rahmen einer Untersuchung in Wartezimmern niedergelassener Allgemeinmediziner (Linden et al. 2012a; Muschalla et al. 2013) wurden 1.451 Patienten im Alter von 18 bis 60 Jahren befragt. 46,5 % gaben an, aktuell unter psychischen Beschwerden zu leiden. 38,3 % klagten über chronische (seit sechs

Monaten oder länger) oder 26,9 % unter chronisch persistierenden (überdauernden) psychischen Beschwerden.

Patienten, die angaben, unter psychischen Beschwerden zu leiden, berichteten häufiger über mittelgradige bis sehr schwere Probleme (Ratingstufe 5 bis 10 auf einem Teilhaberating (IMET; Deck et al. 2007) bei der Berufsausübung als Patienten ohne psychische Probleme (42,7 % vs. 18,4 %). Sie schätzten sich krankheitsbedingt häufiger als vollständig (IMET-Rating 9–10) arbeitsunfähig ein (14,4 % vs. 6,8 %), waren aktuell deutlich häufiger (29 % vs. 19 %) und länger (6 Wochen vs. 0,6 Wochen) arbeitsunfähig, hatten häufiger bereits eine medizinische Reha beantragt (14 % vs. 4 %) und hatten häufiger Anträge auf Erwerbsminderungsrenten gestellt (5 % vs. 1 %). Das bedeutet, dass jeder dritte bis vierte Patient in der Hausarztpraxis als potentieller Rehafall anzusehen ist.

Es sind die niedergelassenen Ärzte und insbesondere Hausärzte, in deren Händen die Feststellung einer Krankheit, ihres Verlaufs, der Therapieoptionen, der Prognose, der krankheitsbedingten Einschränkungen der Arbeitsfähigkeit sowie der verbliebenen Leistungs- und Einsatzmöglichkeiten liegt. Wenn ein Patient unter einer länger andauernden Krankheit leidet und insbesondere dann, wenn sich deswegen Probleme mit der Teilhabe am Leben und speziell mit dem Arbeitsplatz abzeichnen, es zu längerfristigen Arbeitsunfähigkeitszeiten kommt und die Erwerbsfähigkeit bedroht ist, kommt niedergelassenen Ärzten medizinisch wie auch sozialrechtlich eine Schlüsselstellung im Behandlungsprozess zu.

Arbeitsplatzangsterkrankungen sind Erkrankungen, die häufig einen chronischen Verlauf nehmen und qua ihrer Stimulusqualität zu gravierenden berufsbezogenen Teilhabeproblemen führen. Das Problem ist, dass sie häufig nicht als solche erkannt und diagnostiziert werden, dass es u.U. auf die Klage des Patienten hin eine »Krankschreibung« gibt, von der nicht bekannt ist, dass sie ein Vermeidungsverhalten einer Angsterkrankung unterstützt. Da die Beurteilung einer krankheitsbedingten Arbeitsunfähigkeit oder -einschränkung nun aber zuallererst die Aufgabe der an der vertragsärztlichen Versorgung teilnehmenden Ärzte ist, spielt hier der Primärbehandler, in der Regel der Haus- oder ein anderer niedergelassener Facharzt, eine Schlüsselrolle in der Erkennung von Arbeitsplatzangsterkrankungen und für die therapeutische Weichenstellung.

Der niedergelassene Arzt muss bei Patienten mit arbeitsplatzbezogenen Ängsten eine vorausschauende, auf den Langzeitverlauf ausgerichtete Diagnostik durchführen. Dazu gehört zunächst ein frühzeitiges Erkennen einer beginnenden Arbeitsplatzangst und eventuell eines Vermeidungsverhaltens, bzw. wenn schon eine Arbeitsunfähigkeit eingetreten ist, der Prophylaxe eines Chronifizierungsprozesses. Ein solcher wird z.B. dann deutlich, wenn ein Patient nach einwöchiger Krankschreibung, die zunächst zur akuten Entlastung ärztlicherseits indiziert gesehen war, eine Verlängerung der Arbeitunfähigkeit ersucht. Mehrwöchige Krankschreibungen sowie Krankschreibungen auf Wunsch des Patienten oder das Angebot des Arztes an den Patienten, ihn krankzuschreiben, sind zu vermeiden. Es müssen nun neben den medizinischen Problemen auch die beruflichen Kontextfaktoren abgeklärt werden, die eine Chronifizierung begünstigen, wie bspw. die Frage, inwieweit ein arbeitsbezogenes Vermeidungsverhalten zugrunde liegt und welche Stimuli am Arbeitsplatz dieses betrifft.

Ist klar, dass arbeitsplatzbezogenen Ängste mit Krankheitswert vorliegen und welche es sind, dann ist eine adäquate Behandlung sicherzustellen: Die Patienten müssen über den Sinn einer Behandlung der Arbeitsplatzangst informiert werden, da sie die Langzeitfolgen (Ausweitung der Partizipationsstörungen und der Ängste) häufig nicht überblicken und glauben, dass ihnen mit einer Arbeitsunfähigkeitsbescheinigung und ggf. einem Arbeitsplatzwechsel geholfen wäre. Die Compliance muss gesichert werden und die Patienten müssen die Behandlung selbst mittragen (Linden 2003b). Der Patient kann vom Arzt immer wieder auf seine arbeitsplatzbezogenen Ängste direkt angesprochen werden und aufgefordert werden zu einer aktiven Auseinandersetzung, z. B. sich wieder in die Nähe des Arbeitsplatzes zu begeben, keine Umwege zu suchen. Der Arzt kann die Grundsätze der Angsttherapie vermitteln, indem er dem Patienten verdeutlicht, dass die Arbeitsunfähigkeitsbescheiniung und Abwesenheit vom Arbeitsplatz ein Vermeidungsverhalten ist, das zu einer langfristigen Verstärkung und Ausweitung der Angst führen wird, und dass eine bestehende Arbeitsunfähigkeit z. B. bei Remission der Grunderkrankung wieder aufgehoben werden muss. Zur Behandlung der Arbeitsplatzängste gehört ggf. auch eine Vermittlung in eine Psychotherapie, bevorzugterweise eine Verhaltenstherapie.

Neben der Behandlung der Arbeitsangstsymptomatik ist auch ein Blick auf »salutotherapeutische« Behandlungsansätze, d. h. Maßnahmen zum Erhalt gesunder Lebensbereiche und gesunden Verhaltens wichtig (Linden und Weig 2009). Der Patient muss lernen, trotz seiner Erkrankung weiterhin am sozialen und beruflichen Leben teilzunehmen und nicht von der Befindlichkeit abhängig zu machen, ob er Freunde trifft oder seine täglichen Pflichten in Familie oder Beruf erfüllt (Fava et al. 1998). Dazu kann der Arzt den Patienten regelmäßig nach seinen außerhäuslichen Aktivitäten fragen, die Wichtigkeit dieser betonen und ggf. Vorschläge machen, was sinnvolle und normale Aktivitäten im Leben sind. Vor allem kann der ambulante Arzt, da er die regionale Infrastruktur kennt, konkrete Hinweise geben auf Sporteinrichtungen, Institutionen, Volkshochschule o. ä.

Ein weiterer Schwerpunkt der primärärztlichen Betreuung von Patienten mit Arbeitsplatzängsten stellt schließlich auch die sozialmedizinische Begutachtung dar, wozu die Feststellung der Arbeits(un)fähigkeit gehört, nachdem eine genaue Bestandsaufnahme der Arbeitstätigkeit und der Arbeitsplatzsituation erfolgt ist. Niedergelassene Ärzte sind als Einzige berechtigt, eine Arbeitsunfähigkeit festzustellen (Linden und Weidner 2005). In der Hand des niedergelassenen Arztes liegt gemäß der »Richtlinien des Bundesausschusses der Ärzte und Krankenkassen über die Beurteilung der Arbeitsfähigkeit und die Maßnahmen zur stufenweisen Wiedereingliederung« (Arbeitsunfähigkeits-Richtlinien) die Beurteilung, ob ein Patient aufgrund einer Erkrankung von der Arbeit freigestellt werden muss. Sie erstellen Gutachten für Versicherungen, öffentliche Stellen etc. Niedergelassene Ärzte sind dabei zum einen Gutachter, zum anderen aber auch »Anwälte« ihrer Patienten. Grundsätzlich gilt, dass eine Arbeitsunfähigkeitsbescheinigung bei arbeitsplatzbezogenen Ängsten nie als alleinige Therapiemaßnahme erfolgen darf, sondern immer eine spezifische Behandlung der Arbeitsangsterkrankung erfolgen muss.

Schließlich sind niedergelassene Ärzte auch für die Einleitung spezieller soziotherapeutischer, sozialmedizinischer und rehabilitativer Interventionen bei Arbeitsplatzängsten verantwortlich. Dazu sind spezielle Kenntnisse hinsichtlich sozialer und beruflicher Reintegrationsmöglichkeiten erforderlich. Ärzte beraten bzgl. notwendiger Arbeitsplatzveränderungen und müssen sagen, welche Charakteristika ein leidensgerechter Arbeitsplatz haben muss und ob eine Arbeitsplatzanpassung als vorübergehende oder dauerhafte Intervention erfolgen soll. Der Arzt kann auch eine multimodale stationäre psychosomatische Rehabilitation mit berufsbezogenen Schwerpunktangeboten oder Maßnahmen zur medizinischen beruflich-orientierten Rehabilitation (Hillert et al. 2009) einleiten. Dies umfasst alle Interventionen, die dazu beitragen, die Partizipation des Patienten am sozialen und beruflichen Leben zu fördern und zu sichern. Nach den Arbeitsunfähigkeits-Richtlinien müssen sie im Bedarfsfall eine stufenweise Wiedereingliederung einleiten. Niedergelassene Ärzte entscheiden schließlich auch wesentlich darüber, welche Patienten wann in eine Rehabilitationsklinik kommen. Nach Ende einer stationären Rehabilitationsmaßnahme liegt es in ihren Händen, die eingeleiteten Maßnahmen ambulant fortzuführen und dabei ggf. auch arbeitsbezogene Maßnahmen weiterzuverfolgen und zu überwachen. Die Kenntnisse des behandelnden Arztes über die Erkrankung eines Patienten, über den Verlauf der Erkrankung und die Einschätzung der beruflichen Anforderungen im Bezug zu der Erkrankung machen ihn bspw. zu einem wichtigen Ansprechpartner im Rahmen des betrieblichen Eingliederungsmanagements.

13.7.2 Richtlinienpsychotherapie bei arbeitsplatzbezogenen Angsterkrankungen

Eine wichtige Säule in der Behandlung psychischer Störungen stellt die Psychotherapie nach den »Psychotherapierichtlinien« dar (GBA 2009; Rüger et al. 2003). Richtlinienpsychotherapie wird nur von ärztlichen und psychologischen Psychotherapeuten durchgeführt, die nach akademischer Grundausbildung sowie einer weiteren anschließenden mehrjährigen Ausbildung in einem der Richtlinienpsychotherapieverfahren eine Approbation und spezielle Fachkunde für die Behandlung psychischer Erkrankungen erworben haben. Eine ambulante Richtlinienpsychotherapie ist eine beantragte, begutachtete, bewilligte, kontingentierte und zeitlich begrenzte Maßnahme, d. h. es geht in der Regel nicht um die Behandlung einer Akuterkrankung, sondern um chronische Verläufe mit Teilhabestörungen (Buist-Bouwman et al. 2006; Kühn et al. 2002). Sie sind von daher primär als Rehabilitationsmaßnahme zu verstehen (Linden 2009).

Angsterkrankungen allgemein und auch Arbeitsplatzängste stellen eine primäre Indikation für eine Richtlinienpsychotherapie dar. Das Therapieziel ist zunächst einmal funktionsorientiert, d. h. es geht um eine Reduktion des Angsterlebens an sich. Darüber hinaus sind jedoch auch Therapieziele auf der Fähigkeitsebene und partiell der Kontextebene unverzichtbar. In einer ambulanten Verhaltenstherapie bei arbeitsplatzbezogenen Angsterkrankungen sollten daher neben der symptomorientierten Arbeit mittels Expositionen in sensu oder auch in vivo immer auch ein Fähigkeitstraining und Übungen in der Nähe des Arbeitsplatzes oder am Arbeitsplatz selbst unternommen werden. Der Richtlinienpsychotherapeut sollte in enger Abstimmung und regelmäßigem Austausch mit den mitbehandelnden ärztlichen Kollegen stehen, da genaue Absprachen notwendig sind bzgl. der Indikation einer Arbeitsunfähigkeitsfeststellung, Arbeitsunfähigkeitsfortführung oder -beendigung, Einleitung von stufenweiser Wiedereingliederung, von betrieblichem Eingliederungsmanagement oder Leistungsbeurteilungen bei Anfragen von Krankenkasse zur AU- und Erwerbsprognose. Auch die Passung zwischen Leistungsfähigkeit und Leistungsanforderungen, die berufliche Eingliederung und Rehabilitation sind wichtige Aufgaben einer Richtlinienpsychotherapie.

Wenn man als Betroffener alleine eine Psychotherapie sucht, dann sollte man dies mit seinem Hausarzt besprechen, der alle einschlägigen Therapeuten in der Umgebung kennt und raten kann, wer für welches Problem der beste Ansprechpartner ist. Er kann auch bei der Kontaktaufnahme helfen. Darüber hinaus gibt es auch in den Verzeichnissen der Kassenärztlichen Vereinigung entsprechende Listen von ärztlichen und psychologischen Psychotherapeuten oder von Psychotherapie-Instituten.

13.7.3 Die Rolle der stationären psychosomatischen Rehabilitation bei Arbeitsplatzängsten

Eine stationäre Rehabilitation ist indiziert, wenn sozialmedizinische und differenzialdiagnostische Klärungen anstehen, die eine längere Beobachtung im stationären Setting und einen Therapieversuch unter stationären Bedingungen erfordern. Die Aufnahme in eine Klinik und damit in ein therapeutisches Milieu (Linden 2011) bedeutet die Aufnahme in ein Lebensumfeld, das zunächst einmal von vielen täglichen Alltagsaufgaben und -belastungen entpflichtet. Das therapeutische Milieu bietet einen Schutzraum, in dem kompetente Fachkräfte dem Patienten im Rahmen der ständigen Arzt- und Pflegepräsenz zur Verfügung stehen. In der Klinikumwelt können Patienten in Kontakt mit anderen Menschen kommen, sei es mit dem Personal oder mit anderen Patienten. Gruppenbildungen sind professionell angeleitet, so dass sich Patienten gegenseitig motivieren können, an ihrer Erkrankung zu arbeiten. Die Klinik bildet ein Umfeld für Modell-Lernen, auch im Hinblick auf den Umgang mit berufsbezogenen Problemen. Durch die Zusammenführung von Patienten mit ähnlichen Problemen können in einem therapeutischen Milieu auch weiterführende Kontakte hergestellt werden, die langfristig wirksam werden können. Ein Beispiel ist die Bildung von Selbsthilfegruppen, in die die Patienten bereits im stationären Setting eingeführt werden und zu denen sie dann nach Entlassung weiter Kontakt halten. Von großer Bedeutung bzgl. einer beruflichen Orientierung ist die Vorgabe einer Tagesstrukturierung, so dass ein geregelter Tag-Nacht-Rhythmus erreicht wird und regelmäßige Essenszeiten wie auch Belastungsphasen (Therapiephasen und therapeutische Arbeitsaufträge) oder Ruhephasen vorgegeben werden. Verpflichtende Therapiepläne und therapeutische Aufgaben in Eigenregie, wie bspw. das Erproben eines Anrufs beim Vorgesetzten im Rollenspiel mit Mitpatienten, sichern ein individuell angepasstes Aktivitätsniveau. Das Therapieprogramm erstreckt sich über Vor- und Nachmittag, an manchen Tagen bis 17 Uhr. In diesem Sinne kann der Rehaaufenthalt bereits als eine Annäherung an einen Arbeitstag genutzt werden. In einem therapeutischen Milieu besteht auch die Möglichkeit, einen Patienten geplant unter Anforderungen zu stellen, wie sie auch im Arbeitsleben von Bedeutung sind, wie bspw. die Verpflichtung zu pünktlichem Erscheinen zu Terminen, die Selbstbehauptung im Speisesaal oder die fristgerechte Ablieferung von Arbeitsergebnissen. Durch das therapeutische Milieu können sich Patienten in einem kontrollierten, geschützten Rahmen selbst erproben, ohne sich direkt mit den Anforderungen ihrer eigenen Alltags- und Arbeitswelt konfrontiert zu erleben. Darüber hinaus erleichtert das stationäre Setting die Durchführung komplexer diagnostischer oder therapeutischer Maßnahmen, die eine besondere Ausstattung oder vermehrten therapeutischen und pflegerischen Aufwand erfordern, wie z. B. Supervision bei einer beruflichen Belastungserprobung an einem Probearbeitsplatz. Unter den gegebenen kontrollierenden und auch therapeutisch kontrollierbaren Rahmenbedingungen können Behandlungen auch mit größerer Konsequenz durchgeführt werden. Ein Klinikumfeld bietet Raum für Intensivtherapien, z. B. schrittweise arbeitsbezogene Expositionen. Eine besondere Bedeutung hat das therapeutische Milieu für die sozialmedizinische Begutachtung. Im stationären Rahmen ist eine intensive Beobachtung des Spontanverhaltens und dosierte Steigerung der Anforderungen möglich. Allerdings kann die Entfernung eines Patienten aus dem natürlichen Lebensumfeld auch negative Folgen haben. Der Übergang aus dem stationären Schutzraum zurück in den Alltag kann zu groß werden und es könnte dann zu einer Verschlechterung des Krankheitsverlaufs kommen. Das stationäre Setting kann zu einer Verstärkung von Vermeidungsverhalten oder durch Konfrontation mit den Problemen anderer Patienten zu einer Entmutigung führen.

Allein schon aufgrund der Funktion der Rehakliniken als sozialmedizinische Institution mit dem Auftrag der Wiederherstellung oder Erhaltung der Arbeitsfähigkeit kommen viele Patienten mit arbeitsbezogenen Problemen, langen Arbeitsunfähigkeitszeiten und eben oft auch arbeitsplatzbezogenen Ängsten bei unterschiedlichsten Grunderkrankungen zur Aufnahme. Die durchschnittliche Aufenthaltsdauer der Patienten in der Reha beträgt vier bis sechs Wochen. Von großer Wichtigkeit ist zunächst eine diagnostische Klärung der vorliegenden Problematik bzgl. psychischer Grunderkrankungen, spezieller Arbeitsplatzängste, der Entstehungs- und Kontextbedingungen der Arbeitsplatzängste und des individuellen Leistungsprofils. Daran arbeiten neben Ärzten und Psychologischen Psychotherapeuten auch Ergotherapeuten, Bewegungstherapeuten, Pflegekräfte und Sozialarbeiter mit. Da arbeitsplatzbezogene Ängste in der psychosomatischen Rehabilitation ein häufiges Störungsbild sind, gibt es in entsprechenden Kliniken hierfür spezielle diagnostische und therapeutische Angebote, die im folgenden Kasten dargestellt sind und unter dem Oberbegriff der »Medizinisch-beruflich orientierten Rehabilitation« (MBOR) zusammengefasst werden können.

Mit Blick auf Arbeitsplatzprobleme und eine berufliche Reintegration werden intensivierte Einzelkontakte bei den Sozialarbeitern, therapeutisch angeleitete Arbeitsplatzerprobungen sowie fähigkeitsorientierte Soziotherapiegruppen zu

195

Spezielle diagnostische und therapeutische Interventionen bei Arbeitsplatzproblemen in der psychosomatischen Rehabilitation im Sinne des MBOR

Diagnostik

- Medizinische Befundung und Differenzialdiagnostik
- Individuelle Diagnostik von Berufsstatus, Berufsproblemen, Anforderungsprofil und Erwerbsprognose
- Verhaltensbeschreibung und -analyse des Problemverhaltens am Arbeitsplatz
- Beschreibung von arbeitsbezogenen Einstellungen und Erlebensweisen
- Ergotherapeutische Leistungsbeurteilung
- Bewegungstherapeutische Leistungsbeurteilung
- Beobachtung des Spontanverhaltens im Klinikalltag

Therapie

- Einzel- und Gruppenpsychotherapie zur Besserung von Selbstwirksamkeit, Angstabbau, Belastungsbewältigung
- Therapiegruppe »Konfliktmanagement am Arbeitsplatz«
- Therapiegruppe »Zeitmanagement am Arbeitsplatz«
- Therapiegruppe »Beruf und Chance – Bewerbungstraining«
- Internetsuche von Berufsmöglichkeiten
- Bewerbung während des Klinikaufenthalts
- Berufliche Reha-Beratung und Einleitung von LTA-Maßnahmen
- Arbeitsplatzbezogene Einzelberatung
- Ergotherapeutisches Leistungstraining (Konzentration, Ausdauer, Funktionstraining)
- therapeutisch angeleitete berufliche Belastungserprobung
- Kontakte mit Arbeitgebern
- Stufenweise Wiedereingliederung
- Nachgehende sozialarbeiterische Betreuung

---

den Themen »Zeit- und Belastungsmanagement am Arbeitsplatz«, »Konfliktmanagement am Arbeitsplatz« und »Entwicklung beruflicher Perspektiven und Bewerbungstraining« angeboten. Ein spezifisches therapeutisches Instrument kann auch die »berufliche Belastungserprobung« darstellen, die in den letzten Jahren in einer Reihe von psychotherapeutischen Fach- und Rehabilitationskliniken eingeführt wurde (Beutel et al. 1998; Hillert et al. 2002; Linden 2012). Hierbei werden Patienten zur Hospitation in ausgewählte Kooperationsbetriebe entsandt.

All diese Interventionen, die mit dem Thema Arbeit assoziiert sind, stellen bereits eine niederschwellige Exposition dar. Patienten werden allein durch Anwesenheit in einer Gruppe dazu gebracht, über die Arbeit und ihre aktuelle

Arbeitssituation nachzudenken, was sie aufgrund ihrer zunächst dominierenden Vermeidungstendenzen ansonsten nicht tun würden. Sie fühlen sich in einer solchen arbeitsbezogenen Gruppe unter Umständen angespannt, lernen jedoch gleichzeitig durch Modelllernen und im Austausch mit Anderen, dass es viele Menschen mit arbeitsbezogenen Problemen gibt und dass man auch auf andere Weise als mit Vermeidung darauf reagieren kann, d. h. sie gewinnen einen Kompetenzzuwachs und damit ein besseres Kontrollerleben. Therapeuten können die verschiedenen Instrumente gezielt im Behandlungsverlauf ihrer Patienten einsetzen und ggf. auch ein gestuftes Vorgehen wählen, z. B. in der ersten Woche mit einem vom Patienten als gering aversiv erlebten Sozialarbeitereinzelkontakt eine Bestandsaufnahme und erste Problembeschreibung unternehmen, dann im zweiten Schritt ab der zweiten Woche ein Fähigkeitentraining in einer oder mehreren arbeitsbezogenen Gruppe/n beginnen und im letzten Schritt in der Woche vor Entlassung eine viertägige Arbeitserprobung an einem Probearbeitsplatz durchzuführen. In einer stationären Rehabilitationsbehandlung ist vor allem die Verfügbarkeit und Kombinierbarkeit verschiedener berufsbezogener Interventionen von Vorteil, was zu einer Intensivierung der Exposition führt.

In einer psychosomatischen Rehabilitation gibt es etwa bei drei von vier Patienten eine Indikation für spezifische arbeitsbezogene therapeutische Interventionen (Muschalla und Linden 2009b). 76,6 % der Patienten wurden von den Bezugstherapeuten in eine arbeitsbezogene Therapie zugewiesen. 39,8 % der Patienten erhielten intensivierte soziotherapeutische Einzelkontakte für arbeitsbezogene Problemklärungen, 31,3 % erhielten zusätzlich arbeitsbezogene Gruppentherapien. Patienten, die an arbeitsbezogenen Therapien teilnahmen, hatten initial einen höheren Grad arbeitsplatzbezogener Angst als Patienten, die nicht an solchen Maßnahmen teilnahmen. Im Verlauf der stationären Rehabilitation kam es nicht nur zu einer signifikanten Reduktion der allgemeinen Psychopathologie, sondern mit der arbeitsbezogenen Therapie auch zu einer beruflichen Wiedereingliederung bzw. Aufhebung der Arbeitsunfähigkeit am Ende der stationären Rehabilitation.

Vor dem Hintergrund der Möglichkeit zur Reduktion arbeitsplatzbezogener Ängste mittels berufsbezogener Therapieinterventionen könnten Patienten mit Arbeitsplatzängsten auch in der ambulanten Langzeitbehandlung mit arbeitsassoziierten ambulanten Rehaleistungen bzw. durch Vermittlung in berufsorientierte Zusatzbehandlungsmaßnahmen (Trainingsmaßnahmen beim Arbeitsamt, Beantragung beruflicher Rehabilitationsmaßnahmen) bzgl. der Arbeitsthematik »am Ball« gehalten werden. Dies könnte eine potentielle Ausweitung der Ängste, insbesondere eines generalisierten arbeitsbezogenen Insuffizienzerlebens, eindämmen. Gerade für arbeitslose Patienten ergibt sich die Möglichkeit zur Auseinandersetzung mit einem potentiell neuen Berufsetting überhaupt erst dann, wenn keine ärztlich bescheinigte Arbeitsunfähigkeit mehr vorliegt.

14 Fallbeispiele von arbeitsplatzbezogenen Ängsten und Behandlungsverläufen

Im Folgenden werden einige Fallbeispiele berichtet. Sie sollen dazu dienen, ein klinisches Verständnis für Arbeitsplatzängste, arbeitsplatzphobische Entwicklungen bei unterschiedlichen Grunderkrankungen und Krankheitsvorgeschichten sowie therapeutische Ansätze zu entwickeln. Die Fallbeschreibungen basieren auf Erfahrungen aus ambulanten wie auch stationären verhaltenstherapeutischen Behandlungssettings.

14.1 »Das ist doch verrückt: Ich komme da nicht mehr rein?!« – Arbeitsplatzphobie nach depressiver Episode und Insuffizienzerinnerung

Eine 57-jährige Callcenter-Mitarbeiterin hatte 7 Jahre erfolgreich und engagiert an ihrem Arbeitsplatz bestanden und mehrere Schulungen und Weiterbildungskurse mitgemacht. Schleichend entwickelten sich Magen-Darm-Beschwerden und allgemeines körperliches Unwohlsein. Die Patientin, die vom Naturell her keine ängstliche Person war, meinte, es sei eine Magen-Darm-Verstimmung, die sich wieder geben würde. Stattdessen blieben die Beschwerden bestehen. Die Patientin ging zum Arzt, der organmedizinische Untersuchungen ansetzte, die keine pathologischen Befunde erbrachten. »Haben Sie vielleicht Stress?«, fragte der Arzt. Die Patientin fühlte sich tatsächlich, wenn sie sich selbst einmal genauer betrachtete, leichter erschöpfbar und in der Stimmung instabil. Sie hatte bald darauf Urlaub und dachte, sie würde sich in den drei Wochen gut erholen. Stattdessen wurden die Beschwerden schlimmer. Es traten jetzt auch für ihre Familie merkbare Verstimmungen auf, die Patientin fühlte sich energielos, gleichzeitig jedoch auch innerlich unruhig und ziellos in Aktivitäten. Sie war bei Ausflügen schnell erschöpft und lustlos. Als sie nach dem Urlaub wieder zur Arbeit musste, und sich auch in antriebslosem Zustand zwingen musste, dorthin zu fahren, merkte sie bereits am ersten Vormittag im Telefondienst, dass ihre Konzentrationsfähigkeit nicht die sonst übliche war, und sie verspürte einen verstärkten Druck und flaues Gefühl in der Magengegend. Die Patientin fühlte sich unfähig, die anstehenden Telefonate abzuwickeln. Das verunsicherte sie vollends, sie war vegetativ erregt, und es war ihr sehr peinlich, da sie sich von allen Kollegen beobachtet fühlte. Die innere Anspannung blieb hoch, sie war zittrig und kam erst zu Hause wieder etwas zur Ruhe. Am nächsten Morgen bekam die Patientin bereits beim Frühstück keinen Bissen hinunter, während sie dachte: »Ich muss jetzt gleich zur Arbeit loszufahren«. Bevor sie aus dem Haus ging, sah sie sich bereits wieder hilflos am Telefon sitzen. Sie entschied sich spontan, jetzt zum Hausarzt zu gehen. Der entschied nach ihrem Bericht: »Sie müssen da erstmal raus«. Er erkannte eine depressive Symptomatik mit Antriebsschwäche und einer erhöhten Anspannung und schrieb die Patientin mit der Diagnose einer depressiven Episode krank.

Während der Krankschreibungszeit kam es nicht zu einer Verbesserung, sondern eher zur Verschlechterung ihres Zustands. Die Patientin zog sich jetzt auch sozial zurück, traute sich kaum noch zu telefonieren, schaffte kaum ihren Haushalt, interessierte sich auch für das Kochen nicht mehr. Schließlich überwies der Hausarzt sie zu einem Psychiater, der ihr eine antidepressive Medikation gab und sie zusätzlich zu einer stationären Behandlung einwies. In der Klinik erlebte sie erstmals wieder nach vielen Wochen einen Aufschwung. Sie gewann an Antrieb zurück, fühlte sich von Mitpatienten verstanden und bekam auch Rückmeldungen zu ihrer Arbeitstätigkeit. »Callcenter! Ist ja klar, dass man da krank wird, bei dem Stress und nach so vielen Jahren!« Die Patientin wunderte sich zunächst darüber, denn bislang hatte sie ihre Arbeit zwar manchmal als anstrengend erlebt, jedoch auch immer gerne ausgeübt. Aber wenn alle Anderen meinten, das wäre der Auslöser für die Erkrankung gewesen …? Je länger sie darüber nachdachte, umso plausibler erschien ihr dieses Modell. Bei dem Gedanken an die Arbeit wurde ihr zunehmend mulmig.

Die Patientin kehrte nach einem zweimonatigen Krankenhausaufenthalt zurück in ihr häusliches Setting und wurde von ihrer Umwelt wieder als »ganz die Alte« wahrgenommen. Dennoch riet ihr der Arzt noch zur Vorsicht und meinte, ein stufenweiser Wiedereinstieg wäre nach der langen Auszeit angezeigt. Die Patientin war optimistisch und wollte vorab noch während der Krankschreibung zum Arbeitsplatz fahren und mit ihrer Vorgesetzten sprechen. Doch bereits als sie ins Auto stieg, beschlich sie ein mulmiges Gefühl, und als sie die Straße einbog, in der das Callcenter lag, bekam sie ein Härtegefühl in der Bauchgegend. Als sie auf den Parkplatz abbiegen wollte, bekam sie ein akutes Gefühl von Beklemmung und Stuhldrang. Sie gab Gas und fuhr vorbei, und auf schnellstem Weg zurück nach Hause. Dies wiederholte sich mehrfach. Die Patientin verstand nicht, warum sie nicht an ihre Arbeitsstätte herankam. Immer wieder trat das Beklemmungsgefühl und eine vegetative Reaktion auf, mit schwitzigen Händen, innerer Unruhe, Flauheit im Bauch, gepaart mit einem ausgeprägten Fluchtimpuls. Schließlich bemerkte sie, dass sie begann, auch den Supermarkt zu meiden, der in der gleichen Straße lag.

»Das ist doch verrückt – ich komm in meine Arbeitsstelle nicht mehr rein und schon beim Gedanken an die Straße wird mir mulmig!«, berichtete sie bei ihrem Psychiater. Der erkannte die sich auszudehnen beginnende Vermeidungssymptomatik und überwies die Patientin zu einer ambulanten Verhaltenstherapeutin.

Die Verhaltenstherapeutin stellte einen Antrag für eine Richtlinienpsychotherapie aufgrund der Diagnose: Phobische Angststörung. Die depressive Episode war bereits zurückgebildet, jedoch war die bei Thematisierung des beruflichen Wiedereinstiegs offensichtlich gewordene phobische Reaktion auf den Arbeitsplatz voll ausgeprägt: mit Anstieg vegetativer Erregung bei Annäherung oder Gedanken an den Arbeitsplatz und ausgeprägter Vermeidungstendenz. Im psychologischen Modell erklärt sich die Störungsgenese folgendermaßen: Die Arbeitsplatzphobie wurde angestoßen durch das Insuffizienzerleben während der akuten depressiven Episode. Sie wurde verstärkt durch eine lange Abwesenheit von der Arbeit und die dysfunktionale Kognition: »Die Arbeitsbelastung hat zu der Symptomatik geführt«. Bei Annäherung an den Arbeitsplatz folgten daraus antizipatorische Versagenserwartungen, die ein Beklemmungsgefühl und vegetative Erregung hervorriefen und zu einem Vermeidungsverhalten führten. Diese bedingten eine negative Verstärkung mit Generalisierung, z. B. auf den nahe der Arbeitsstätte gelegenen Supermarkt.

In der Kurzzeit-Verhaltenstherapie begann die Therapeutin sich zunächst mit der Patientin über die merkwürdige Symptomatik zu wundern. Die Hypothese der Arbeitsüberlastung als Grund für die vegetative Reaktion wurde wieder in Frage gestellt. Schließlich hatte die Patientin ja bis dahin nie Probleme mit der Arbeit gehabt. Der Therapeutin fiel die energische, zielstrebige Art der Patientin auf und eine ausgeprägte bildliche Vorstellungsfähigkeit, die sie fortan versuchte in der Therapie als Ressource zu nutzen. Experimentell wurde eine Reaktionsexposition in sensu unternommen, in der die Therapeutin die Patientin in der Vorstellung in das Foyer ihrer Arbeitsstätte stellte und sich von ihr ihre Wahrnehmung der Situation und ihrer körperlichen Reaktionen und des Anspannungsniveaus beschreiben ließ und ihre Reaktionen beobachten konnte. Im Verlauf dieser Übung gelangte die Patientin zunächst schnell in eine sehr hohe Anspannung (auf einer Skala von 0 bis 10 bei »9«), es ergab sich jedoch mit Verbleib in der Situation und mittels experimentellem Suchen nach körperlichen Entspannungsmöglichkeiten (langsam ausatmen, Finger bewegen, Füße vom Boden lösen und wieder flach abstellen) ein Rückgang der Anspannung bis auf »5«, den die Patientin deutlich merken konnte. Es wurde überlegt, dass sich aus dieser Erfahrung des Anspannungsrücklaufs eine therapeutische Strategie ableiten lässt, in der die Patientin weiterhin »in der Vorstellung« die Annäherung an die Arbeitsstätte übt und schrittweise die Situation erweitert wird. Die Patientin war hochmotiviert dabei. Sie wurde von der Therapeutin in ihrem Entschluss bestärkt: »Ich will in das Haus wieder rein!«, und führte die Übung täglich durch. Nach wenigen Tagen bemerkte sie, dass sie sich in der Vorstellung im Foyer und im Fahrstuhl bereits mit deutlich verminderter Anspannung (»um 4«) bewegen konnte.

Die Inhalte der Übung wurden schrittweise erweitert. In den Therapiesitzungen wurden die selbständig durchgeführten Übungen besprochen, und es gab Sitzungen, in denen die In-sensu-Exposition wieder mit therapeutischer Anleitung durchgeführt wurden. Innerhalb von 10 Wochen war die Patientin in der Lage, in der Vorstellung mit geringer Anspannung (»um 3«) auf ihrer Etage im Callcenter umherzugehen, in ihr Großraumbüro hineinzugehen und dort mit Kolleginnen zu sprechen. Parallel zu den In-sensu-Übungen wurden auch schrittweise

Annäherungen in vivo vorbereitet und erprobt. Die Patientin konnte schließlich wieder die Straße entlangfahren und, zunächst am Wochenende, mit dem Auto auf den zu diesem Zeitpunkt unbelebten Parkplatz fahren.

Sie wollte jetzt auch einen tatsächlichen beruflichen Wiedereinstieg an ihrem bestehenden Arbeitsplatz wagen und nahm in Absprache mit der Therapeutin und ihrem Hausarzt telefonischen Kontakt zu ihrer Vorgesetzten auf. Mit Einverständnis und im Beisein der Patientin telefonierte auch die Verhaltenstherapeutin mit der Vorgesetzten, um die Möglichkeiten eines vorübergehenden alternativen Einsatzes der Patientin außerhalb der getakteten Telefontätigkeit zu erfragen. Die Patientin war sich noch sehr unsicher, ob es nicht bei Wiederantritt der Arbeit und erhöhter Anspannung zu erneutem Auftreten der Paniksymptomatik kommen würde. Die Vorgesetzte eröffnete das Angebot, ihre Mitarbeiterin vorübergehend an einem PC-Pool zu beschäftigen, wo bei der Arbeit jederzeit eine kurze Unterbrechung möglich wäre. Es wurde organisiert, dass die Patientin zunächst zu einem Vorgesprächstermin in das Gebäude gehen sollte, um die organisatorischen Angelegenheiten vorab zu klären. Sie schaffte diesen Weg, ohne Vermeidungsimpulsen nachzugeben. Sie wusste dabei aufkommende Symptome als konditionierte Reaktion zu tolerieren und mit Atementspannung entgegenzuregulieren. Die Patientin war in der Lage, diese Schritte als Erfolg für sich wahrzunehmen und fühlte sich in ihrem Selbstwirksamkeitserleben gestärkt. Zu Beginn der folgenden Woche nahm sie ihre Tätigkeit wieder auf, an einem Arbeitsplatz im PC-Pool mit dem Aufgabenfeld E-Mail-Bearbeitung.

14.2 »Ich werde gemobbt!« – Spezifische soziale Phobie vor der Chefin

Eine 40-jährige, vom Naturell her bodenständige, nicht intellektuell, aber lebenspraktisch veranlagte Patientin war als Küchenhilfe in einer Krankenhausgroßküche beschäftigt und hatte ihr Leben bislang auf pragmatische Art gemeistert. In der Küche hatte sie immer zuverlässig gearbeitet und war mit Kollegen meist recht gut ausgekommen. Eines Tages wechselte jedoch die Küchenleitung und sie bekam eine neue direkte Vorgesetzte, unter der sich einige Abläufe in der Küchenorganisation änderten und die auch häufiger die Arbeitsvorgänge beobachtete und überwachte, als die Patientin es von der vorherigen Chefin gewohnt gewesen war. Auch musste die Patientin jetzt häufiger in einem für sie ganz neuen Bereich als Servicekraft am Buffet arbeiten, wo sie auch Gästekontakte hatte. Die Patientin hatte mehr Schwierigkeiten als die Kollegen, sich den neuen Gegebenheiten anzupassen. Es kam bspw. vor, dass sie gelegentlich die Anordnung des Buffets durcheinander brachte. Einige Male kam die Vorgesetzte hinzu und verwies die Patientin in scharfem Ton, dass sie gefälligst aufpassen solle, und dass die Dinge zügiger und nach Plan vonstatten zu gehen hätten. Die Patientin fühlte sich der

Chefin gegenüber zunehmend unsicherer, von ihr besonders beobachtet und kritisiert, und sie entwickelte bald die Idee: »Die hat es auf mich abgesehen, die mobbt mich!«. Sie wurde immer angespannter, sogar ihre Familie bemerkte ihre zunehmende Unausgeglichenheit. Eines Tages kam es dazu, dass die Patientin, mit ohnehin bereits gesteigerter Anspannung, in Eile im Speisesaal am Buffet hantierte und die Chefin hinzukam und sie barsch anging, warum sie noch nicht längst fertig sei. Daraufhin entgegnete die Patientin erregt und mit lauter Stimme, das sei Schikane und was die Chefin denn wolle, sie könne auch nicht mehr tun als zu arbeiten. Die Vorgesetzte hatte sie daraufhin richtig angeschrien und aus dem Speisesaal in die Küche verwiesen. Die Patientin fühlte sich erniedrigt und öffentlich bloßgestellt, gleichzeitig war sie sehr erregt und wütend. Es gelang ihr nicht die Anspannung herunter zu regulieren, sie war nur noch ängstlich darauf bedacht, der Chefin bloß nicht noch einmal zu begegnen. An diesem Tag schaffte sie ihre normalen Arbeitstätigkeiten nicht mehr, eine Zeitlang musste sie sich auf Toilette zurückziehen und weinte, Kollegen mussten einspringen und sie von ihren Aufgaben entlasten. Als sie nach Hause kam, sah ihr Mann ihr an, wie erregt sie war, und meinte, sie solle zum Arzt gehen. Sie stellte sich dort weinend und mit verzweifeltem Affekt vor, was die Ärztin dazu veranlasste, eine Arbeits-unfähigkeitsbescheinigung auszustellen. In den ersten Tagen, in denen sie von der Arbeit fernbleiben konnte, erlebte die Patientin eine deutliche Erleichterung.

Zusammenfassend lässt sich die Krankheitsentwicklung so verstehen, dass die einfach strukturierte Patientin durch die erhöhten Anforderungen und insbesondere die Servicetätigkeit mit Kundenkontakt überfordert war, was zu Leistungsproblemen und in der Folge zu disziplinarischen Konsequenzen führte und schließlich zu einer Exazerbation in der Auseinandersetzung zwischen der Patientin und ihrer Vorgesetzten. Es entstand eine phobische Angst vor der Arbeit und speziell der Chefin. Die Krankschreibung führte zur kurzfristigen Entlastung mit Angstverstärkung, je länger sie dauerte.

Die Behandlung begann mit einem Reframing der starken Externalisierungstendenz und Schuldzuweisung an die »böse neue Chefin«. Dies geschah durch Einführung einer Perspektive von Normalität und Bewältigung. »Ja, es stimmt, es gibt schon doofe Chefinnen. Aber dass Chefs meckern ist eigentlich normal, oder? Vielleicht ist die Frage auch eher: Wie gehe ich clever damit um?« Dies wurde empathisch unterstützt durch Verständnis für die schwierige Arbeitssituation der Patientin. Es wurde dann auch nach eigenen Konfliktanteilen gefragt: »Wie ist denn das mit dem Aufregen? Hat Ihr Mann oder Ihre Tochter auch schonmal gesagt, dass Sie sich manchmal zu schnell aufregen?« Es wurde gemeinsam mit der Patientin ein Störungsmodell erarbeitet, in dem Sinne, dass sie erkannte: »Ich habe da ein gewisses Problem. Ich neige dazu, mich schnell aufzuregen, und reagiere dann manchmal für Mitmenschen missverständlich.« Es wurden dann Gegenregulationsstrategien erarbeitet. »Wie haben Sie das denn dann gemacht, dass Sie wieder runtergekommen sind von der Anspannung?« – wobei wiederum der Fokus auf eigenes Handeln statt auf die situativen Bedingungen gelegt wurde. Die Patientin war zu der Idee zu verführen, dass sie solche Strategien nicht für die Chefin einüben sollte, sondern auch bei anderen Gelegenheiten gebrauchen konnte. Sie erarbeitete in den nächsten Wochen einfache handlungsorientierte

(Situation kurz verlassen, bei genereller erhöhter Anspannung in der Pause nach draußen gehen und herumlaufen), körperorientierte (ausatmen!) und kognitive (innerlich bis fünf zählen, Selbstinstruktion »Ruhig bleiben!«) Selbstkontrollstrategien, um mit Angst und Aufregung umzugehen. Es wurden ressourcenorientiert die Stärken der Patientin herausgearbeitet, z. B. wofür ihre Familie sie schätzt und was sie im Leben schon alles bewältigt hat. Die Patientin war diesbzgl. lenkbar und aufnahmebereit und gewann wieder an Selbstvertrauen.

Im nächsten Schritt wurde das Thema des Arbeitswiedereinstiegs Therapiegegenstand. Auch die Krankenkasse hatte sich nach mehrwöchiger Arbeitsunfähigkeit eingeschaltet und sich nach der Prognose erkundigt. Die Patientin war noch ambivalent, einerseits hatte sie Angst vor der Chefin, andererseits war ihr auch der finanzielle Aspekt wichtig. Sie konnte es sich nicht leisten, den Job zu verlieren. Es erfolgte eine Kontaktaufnahme der Therapeutin mit dem Arbeitgeber, um die Rückkehr vorzubereiten und noch einmal aus der Arbeitgeberperspektive Genaueres über die Arbeitsbedingungen zu erfahren. Mit Einverständnis der Patientin führte sie ein Telefonat mit dem übergeordneten Abteilungsleiter und versuchte diesem auch die spezifischen Begrenzungen der Patientin zu beschreiben und ein Verständnis dafür zu erreichen, wie diesen ggf. kompensatorisch begegnet werden kann. Der Arbeitgeber bestätigte, dass man schon gemerkt habe, dass die Mitarbeiterin nicht die schnellste ist bei der Anpassung an neue Bedingungen, dass sie jedoch in Routinetätigkeiten immer zuverlässig gearbeitet habe. Man würde die Patientin, wenn sie jetzt zurückkehren würde, zunächst wieder überwiegend in ihren gewohnten Tätigkeiten in der Küche statt am Buffet einsetzen.

Die Patientin führte dann im Beisein der Therapeutin ein Telefonat mit dem Arbeitgeber, um die Absprache zu finalisieren. Die Patientin zeigte sich zwar angespannt, jedoch kooperativ und in der Lage, das Telefonat mit dem Vorgesetzten zu führen. Sie äußerte ihre Motivation an den Arbeitsplatz zurückzukehren und den Wunsch wieder in ihrem vertrauten Arbeitsfeld in der Küche beschäftigt zu werden. Es wurde dann mit dem Arbeitgeber ein Plan für eine stufenweise Wiedereingliederung vereinbart, mittels der die Patientin zunächst drei Wochen halbtags und dann Vollzeit in ihre Tätigkeit zurückkehren sollte. Die stufenweise Wiedereingliederung wurde über die Krankenkasse eingeleitet und von der Patientin begonnen und ordnungsgemäß abgeschlossen. Während der Zeit der Wiedereingliederung wurde die Patientin eng psychotherapeutisch begleitet.

14.3 »Wenn ich einen Fehler mache …« – Arbeitsplatzbezogene generalisierte Sorgenangst

Eine 49-jährige Patientin, die sich schon immer als sehr gewissenhaft und sorgfältig beschrieb, kommt auf mehrfaches Anraten ihres Hausarztes für vier Wochen stationär in eine psychosomatische Rehabilitationsklinik. Sie berichtet, dass sie im Zuge von Umstrukturierungsmaßnahmen bei der Arbeit vor drei Jahren als Diätassistentin in einer Großküche in eine leitende Position versetzt worden war. Zunächst hatte sie dies als Auszeichnung empfunden und sich gefreut. Seit diesem Zeitpunkt begann sie jedoch sukzessive, immer mehr Zeit am Arbeitsplatz zu verbringen, sie empfand ein stetig wachsendes Stresserleben und hatte auch zunehmend das Gefühl, nach Dienstschluss zu Hause und am Wochenende nicht abschalten zu können, ständig über aktuelle Anliegen bei der Arbeit nachzudenken und prophylaktisch Lösungen zu planen. Oft rief sie von zu Hause aus Kollegen in der nächsten Schicht an, um diesen noch aktuellste Informationen weiterzugeben oder sie an bestimmte dringende Anliegen zu erinnern, was die Kollegen manchmal gar nicht für notwendig befunden hatten. Die Patientin wollte jedoch stets auf Nummer sicher gehen, schließlich liege jetzt alles in ihrer Verantwortung. Alle wichtigen Dinge würde sie letztendlich immer selbst erledigen oder zumindest die Vorarbeiten ihrer Mitarbeiterinnen sorgfältig überprüfen müssen. Sie sorge auch dafür, ständig für die Mitarbeiter erreichbar und ansprechbar zu sein. Die Patientin erlebte sich dabei jedoch zunehmend häufiger und länger körperlich erschöpft, beklagte, dass sie schlecht und viel zu wenig schlafe, zweifelte daran, ob sie die immense Arbeitsmenge und die vielen im Laufe der Zeit dazugekommenen Verantwortlichkeiten noch ausfüllen könne, und hatte katastrophisierende Vorstellungen, was noch alles in nächster Zukunft auf sie zukommen würde. Krankschreiben lassen habe sie sich nie, und der Rehaaufenthalt war nur auf dringendes Drängen ihres Hausarztes und erst nach explizit eingeholtem Einverständnis durch den Arbeitgeber zustande gekommen. Sie wollte keinesfalls länger als vier Wochen von der Arbeit wegbleiben. Früher noch bestehende Hobbies waren im Laufe der drei Jahre gänzlich abhanden gekommen, sie fand einfach keine freie Zeit mehr für sich selbst.

Es wurde die Diagnose einer generalisierten Angststörung gestellt. Die Patientin war seit der Jugend eine Person, die vorausschauend, sorgfältig und kontrollierend war und sich ständig wegen alltäglicher Kleinigkeiten »einen Kopf machte«. Auch im Rehaverlauf fiel eine ständige Angespanntheit auf mit vorauseilenden Gedanken an mögliche Probleme und Gefahren und Gefahrenabwehr, d. h. ständiges Sich-Sorgen um Nichtigkeiten. Das Sorgenverhalten hatte eine sich selbst aufrechterhaltende Funktion, da durch »sich Sorgen machen« und »vorausdenken«, also »aktiv etwas tun«, Anspannung reduziert wurde, während im Gegensatz dazu sich die Anspannung bei »nichts tun« und »abwarten« noch steigerte. Die generalisierte Angststörung betraf alle Lebensbereiche, jedoch schien sie sich bei dieser Patientin aktuell im Lebensbereich »Arbeitsplatz« am stärksten zu manifestieren, da die Arbeit eine große existentielle sowie selbstwertstützende Bedeutung für die Patientin hatte.

In der Einzel- und Gruppenpsychotherapie wurde mit der Patientin hinterfragt, wie es eigentlich zu dem ausgeprägten Erschöpfungsgefühl kommen kann. Anhand von Situationsanalysen konkreter typischer Arbeits- und Alltagssituationen wurde festgestellt, dass die Patientin sich häufig um Alltäglichkeiten bei der Arbeit Sorgen machte, über die sich Mitarbeiter mit vergleichbaren Positionen keine Sorgen machten, und dass Mitarbeiter ihr schon öfters gesagt hatten, dass sie sich nicht um so viele Dinge einen Kopf machen sollte, dass sie ihre ihr zustehenden Pausenzeiten nicht einhielt, dass sie häufig Arbeiten übernahm, die eigentlich Mitarbeitern oblagen. Nach einer solchen Auflistung vieler eigentlich für ihren Tätigkeitsbereich überflüssiger Aktivitäten erkannte die Patientin, dass dies aufgrund ihrer weit vorausschauenden Gedanken, Befürchtungen und Absicherungstendenzen passierte, und dass ihr übermäßig hohes Aktivitätsniveau dem Versuch diente, »im Kopf 100-prozentige Sicherheit« entstehen zu lassen, die realiter nie erreichbar war, da doch immer wieder einmal »irgendwas Anderes als gedacht« dazwischenkommen konnte. Eine zu Beginn schwierige Übung war es, die täglichen Anrufe in der Firma zu unterlassen. Die Patientin erlebte mehrere Tage lang erhöhte Anspannung und Gedankenkreisen, welches jedoch schließlich nachließ, als sie sich wiederholt zu sagen begann: »Jetzt reicht es, ich muss nicht und will auch nicht mehr andauernd an die Arbeit denken, sondern hier erstmal etwas für mich tun«. Nach dieser Erkenntnis wollte die Patientin darangehen zu lernen, gelassener und mit mehr Unsicherheitstoleranz bei der Arbeit zu agieren, ohne dabei fahrlässig zu werden. Es wurde eine Liste von typischen, immer wiederkehrenden arbeitsplatzbezogenen Sorgenthemen erstellt. Entsprechend ihrer Relevanz in der Vergangenheit wurden die Sorgen gewichtet und eingeteilt in berechtigte und weitgehend unberechtigte Sorgen. Hinsichtlich der unberechtigten übermäßigen Sorgen wurde die Patientin gebeten, jeder Katastrophenidee eine alternative neutrale oder positive Erklärung gegenüberzustellen. Hierbei merkte die Patientin, dass ihr alternative neutrale oder positive Gedanken gar nicht so leicht einfielen wie negative. Es wurde anhand der Beispiele systematisch die Flüssigkeit von nicht katastrophisierenden sondern realistischen Ideen trainiert. Die Patientin lernte, automatisch ablaufende Sorgen und Katastrophisierungsgedanken als Symptome einer »Marotte« zu erkennen und sich zu sagen, dass sie nicht immer mit Handlungen auf diese Sorgen eingehen muss.

Parallel zur Bearbeitung der arbeitsbezogenen Sorgen wurde in der Psychotherapie der Wert alternativer und komplementärer Lebensbereiche und der Selbstpflege thematisiert. Die Patientin erprobte das Entspannungsverfahren der Progressiven Muskelentspannung und konnte seit langer Zeit einmal wieder Gefallen finden an handwerklich-kreativen Freizeitaktivitäten im Rahmen einer ergotherapeutischen Kreativ-Handwerksgruppe. Vor allem auch die sportliche Aktivierung im Rahmen der Bewegungstherapie tat ihr gut, sie merkte zunehmend, dass sie generell innerlich ruhiger wurde und Arbeitsplatzgedanken weniger dominant waren. Sie konnte sich am Ende des Rehabilitationsaufenthaltes vorstellen, ihren Alltag zu Hause dahingehend umzuorganisieren, sich nach Dienstschluss an zwei Tagen in der Woche konkrete »Termine mit und für sich selbst« zu schaffen (zum Sport gehen, mit Freundin zum Kaffee verabreden), zu deren Zweck sie dann auch die Arbeitsstelle pünktlich verlassen musste. Sie hatte die Erkenntnis gewonnen, dass sogar bei der Arbeit »weniger mehr« sein kann, und dass sie sich mit übermäßigem Sorgenverhalten nur selbst schadet, was letztlich in der Konsequenz tatsächlich zu berechtigten Sorgen Anlass geben würde. Die Patientin entschied sich, nach dem Tag der Entlassung aus der Rehabilitation für den Rest der Woche noch drei Tage Urlaub zu nehmen und sich noch nicht wie ursprünglich von ihr geplant sofort am nächsten Tag am

Arbeitsplatz zurückzumelden. Sie kehrte am Montag der folgenden Woche zurück an ihren bestehenden Arbeitsplatz.

14.4 »Meine Existenz wurde zerstört« – Anpassungsstörung mit Verbitterungsaffekt und sekundärer Arbeitsplatzphobie

Ein 52-jähriger Patient war sein Leben lang ein erfolgreicher Manager eines kleinen Unternehmens gewesen, welches er mit einem langjährigen Freund zusammen leitete. Er beschrieb sich selbst als einen äußerst leistungsorientierten Menschen mit ausgeprägten moralischen Werten. Die Arbeit sei Zeit seines Lebens das Wichtigste für ihn gewesen. Eines Tages wurde der Patient zu einem Gespräch mit seinem Geschäftspartner und Freund gerufen und war völlig überrascht, als dieser ihm verkündete, dass sich ihre Wege trennen müssten, dass aus betriebsorganisatorischen Gründen eine Veränderung der Betriebsführung vorgenommen werden müsse, und er das auch bereits ohne Einschaltung des Patienten organisatorisch umgesetzt habe. Der Patient erlebte sich kurzzeitig »wie betäubt« und »im falschen Film«. Er nahm das rechtlich nicht anfechtbare Kündigungsschreiben entgegen, verließ seinen Arbeitsplatz, ging nach Hause und versank in einen apathischen Zustand mit endlosen Grübelschleifen. Aggressivste Wut- und Rachephantasien gegenüber dem Geschäftspartner wechselten sich ab mit Gefühlen tiefer Traurigkeit, Verletzung und Hoffnungslosigkeit angesichts der Zukunft. Fortan ging der Patient kaum mehr aus dem Haus. Sofern er kurze Wege zu erledigen hatte, nahm er weite Umwege, um nur nicht an der ehemaligen Firma vorbeizukommen oder im Umkreis darum möglicherweise Kollegen oder Mitarbeiter zu treffen. Bei jeglicher Konfrontation mit dem Thema Arbeit, arbeitenden Menschen, dem Namen des ehemaligen Geschäftsfreundes, dem Namen der Firma geriet er in einen Zustand körperlicher Anspannung und motorischer Erregung mit ständig wippenden Füßen. Beim Sprechen über das Geschehene im Besonderen wie auch über »Arbeit« im Allgemeinen geriet er ins Schwitzen, merkte, dass sich der Herzschlag beschleunigte, und atmete schwer. Er erlebte Schlafprobleme, Antriebsverlust, ständiges Gedankenkreisen um die Frage, »warum« ihm dies widerfahren war, warum sein Geschäftsfreund ihn so hintergangen hatte und warum er selbst die lange zuvor gesponnenen Intrigen nicht bemerkt hatte. Der Patient war kaum noch in der Lage, seine häuslichen Alltagsroutinen aufrecht zu erhalten. Die meiste Zeit saß oder lag er auf dem Sofa und starrte an die Decke. Aufgrund der direkt nach dem Kündigungsgespräch eingesetzten und dann mehrwöchig andauernden Krankschreibung wurde der Patient von der Krankenkasse aufgefordert, eine medizinische Rehabilitationsmaßnahme zu beantragen. Der Patient wurde zu einer sechswöchigen stationären psychosomatischen Behandlung geschickt.

Es wurde die Diagnose einer protrahierten Anpassungsstörung im Sinne einer Posttraumatischen Verbitterungsstörung (Linden 2003c) gestellt. Diese entwickelte sich nach dem für den Patienten einschneidenden Lebensereignis mit ungerechtfertigter Kündigung und Hintergangenwerden durch den Geschäftspartner. Der unerwartete komplette Verlust seines zentralen Lebensbereichs und des Vertrauens zu einem hochgeschätzten Menschen bedeutete für den Patienten eine tiefe Kränkung sowie eine Verletzung der zentralen Grundannahme: »Gegenseitiges Vertrauen ist ein sehr hohes Gut«. Die akute Reaktion bestand in einem dissoziativen Zustand. Danach entwickelte sich eine vielschichtige Symptomatik mit schwerem Ungerechtigkeitserleben und retrospektivem Grübeln über die damalige Arbeitssituation und die Motive des Kontrahenten, und dies vor allem mit Intrusionen, d. h. einschießenden Bildern und Erinnerungen an die vergangenen Geschehnisse, mit Verharrung in einander widersprechenden Affekten, einer generellen Antriebshemmung und Handlungsunfähigkeit in Alltagsvollzügen, mit sozialem Rückzug, Intoleranz gegenüber Alltagsreizen und arbeitstätigen Menschen, Suizidalität, depressiven Krisen, emotionaler Erregung bei Ansprechen des Ereignisses. Der Patient war vor diesem kritischen Ereignis in seinem Leben nie psychopathologisch auffällig gewesen. Der jetzigen Erkrankung zugrunde liegt eine Persönlichkeitsstruktur mit hoher Leistungserwartung gegenüber sich selbst und Anderen. Da das Ereignis inhaltlich den Arbeitsplatz betraf und sich die Symptomatik inhaltlich an diesem Stimulus ausbreitete, war bei diesem Patienten zusätzlich zur Grunderkrankung der Verbitterung eine Sekundärproblematik entstanden im Sinne einer Arbeitsplatzphobie.

Zunächst war in der Psychotherapie bei dem aufgrund seiner Verbitterungserkrankung initial misstrauischen und mürrischen Patienten vor allem der Aufbau einer tragfähigen therapeutischen Beziehung von Bedeutung. Dies geschah mittels therapeutischem empathischem Verstehen der belastenden Geschichte und Mitfühlen bzgl. des Ungerechtigkeitserlebens und der Herabwürdigung. Anhand von Verhaltensanalysen wurden die zentralen Grundannahmen des Patienten exploriert und deren Verletzung, die im Rahmen des unerwarteten Kündigungsereignisses stattfand (»Arbeit ist das Wichtigste im Leben«, »Freunde verstößt man nicht«).

Im Verlauf gelangte der Patient langsam zu der Erkenntnis, dass seine *Reaktion* mit der affektiven Verharrung und nicht die Situation der Arbeitslosigkeit das Problem ist. Er erkannte, dass nicht durch Veränderung der Situation, sondern nur durch eine innere Veränderung der eigenen Haltung eine Besserung seines emotionalen Zustands möglich war. Langsam und mühevoll konnte mittels weisheitstherapeutischer Interventionen (Baumann & Linden 2008) eine Akzeptanz des vergangenen unveränderlichen Ereignisses erreicht werden. Dabei wurde immer wieder therapeutischerseits signalisiert, dass man auf der Seite des Patienten steht und mit ihm einer Meinung ist bzgl. der herausragenden Ungerechtigkeit der Geschehnisse und dass der Betroffene jetzt doppelt gestraft zu sein scheint mit der ständigen wiederkehrenden Erinnerung, den zermürbenden Grübelgedanken und den Einbußen im Aktivitätsniveau. Der Patient kam schließlich an einen Punkt, an dem er eines der innerlich brodelnden, sich widersprechenden Gefühle nutzbar machen konnte, nämlich das Gefühl des Ärgers und den Impuls:

»Jetzt erst recht, ich will, dass sich mein Zustand ändert!« Der Patient erreichte im Verlauf eine innere Annäherung an eine Akzeptanz des Geschehenen und eine emotionale Aussöhnung mit der Vergangenheit. Er fasste den Entschluss, sich für sein weiteres Leben nicht mehr von Gedanken und Erinnerungen an die vergangenen unveränderbaren Ereignisse beherrschen zu lassen. Dies verhalf ihm dazu, wieder zukunftsorientiert in eine gerichtete Aktivität zu gelangen und eine Umorientierung in eine neue Selbstständigkeit mit einer eigenen Firma anzustreben. Vom Sozialarbeiter in der Rehaeinrichtung ließ der Patient sich in Fragen des Aufbaus einer neuen Selbständigkeit beraten, und er begann im Internet Recherchen zu betreiben und ehemalige Geschäftskollegen und Kooperationspartner telefonisch zu kontaktieren. Mit Akzeptanz des unveränderlich Geschehenen und dem Finden einer neuen Perspektive war es dem Patienten möglich, sein Aktivitätsniveau langsam wieder aufzubauen. Er nahm mehrfach aushilfsweise vorübergehende Tätigkeiten auf. Es stellte sich jedoch als schwierig heraus, eine neue, solide berufliche Perspektive aufzubauen, was zu immer neuen beruflichen Enttäuschungen führte und damit wieder zum Rückzug und zur Abwehr neuer beruflicher »Abenteuer«. Es war letztendlich nur ein partieller Therapieerfolg zu erreichen.

15 Schlussbemerkungen und Ausblick

Die klinische Erfahrung wie auch Untersuchungsergebnisse haben gezeigt, dass arbeitsplatzbezogene Ängste oft zusammen mit anderen psychischen Erkrankungen inklusive Angsterkrankungen auftreten, dass sie jedoch mit nicht unerheblicher Häufigkeit auch als alleinstehende Phänomene, also als primäre Erkrankungen, auftreten. Arbeitsplatzängste hängen auch in besonderer Weise mit arbeitsassoziierten Bedingungsfaktoren zusammen, anders als die generelle psychosomatische Symptombelastung. Hierbei ist besonders der Aspekt der arbeitsbezogenen Partizipationsstörungen inklusive der potentiell existenziell bedrohlichen Konsequenzen für den Betroffenen hervorzuheben. Arbeitsplatzängste spielen eine bedeutende Rolle bei der Erklärung von Arbeitsunfähigkeit und Frühberentung. Daher ist es angemessen, arbeitsplatzbezogenen Ängsten einen eigenen klinischen Wert zuzumessen und sie auch diagnostisch abzugrenzen. Nicht nur die Art und Intensität einer Angstsymptomatik ist bedeutsam, sondern auch die Art des Stimulus.

Eine Differenzierung verschiedener Qualitäten von Arbeitsplatzängsten erscheint sinnvoll, wenn man berücksichtigt, dass unterschiedliche Arbeitsplatzängste in unterschiedlichem Ausmaß zu arbeitsbezogenen Partizipationsstörungen führen. Die Stimulusqualität hat unmittelbare Bedeutung für die Konsequenzen des Vermeidungsverhaltens.

Die Therapie der arbeitsplatzbezogenen Ängste benötigt spezielle Interventionsformen, die sich von denen der herkömmlichen Phobienbehandlung unterscheiden. Da der Arbeitsplatz selbst nicht einfach für Expositionsbehandlungen zugänglich ist, muss sehr viel mehr Wert auf In-sensu-Verfahren gelegt werden. Ebenso müssen die arbeitsbezogenen Bewältigungsmechanismen, Kompetenzen und Copingstrategien der Patienten berücksichtigt werden. Es muss differenziert werden, welche Anteile der Angst aufgrund realer Bedrohung (z. B. tatsächliche qualitative oder quantitative Überforderung) entstanden sind und welche übermäßig sind (z. B. misstrauische Befürchtungen, alle Kollegen würden ständig intrigieren). Entsprechend müssen eher neue Bewältigungskompetenzen aufgebaut oder aber dysfunktionale Annahmen reduziert werden.

Mit dem Konzept der arbeitsplatzbezogenen Ängste wurde eine Brücke geschlagen zwischen klinischer und arbeitswissenschaftlicher Perspektive. Arbeitsplatzängste und deren Konsequenzen sind nur zu verstehen im Zusammenhang mit einem Verständnis der aktuellen Arbeitssituation und den dortigen Rollenanforderungen, also dem Arbeitsplatz als Stimulus. Daher müssen immer beide Aspekte – tatsächliche Arbeitssituation sowie die Psychopathologie – berücksichtigt werden. Häufig ist dies schwierig, wenn, wie im klinischen Alltag bei Ärzten in der Sprechstunde, nur die Patientenaussage als Information vorliegt. Wichtig werden an dieser Stelle Kooperationen zwischen Ärzten und den für den beruflichen Wiedereinstieg bedeutsamen Behandlungspartnern und Institutionen, und idealerweise auch direkt den Arbeitgebern.

Literatur

Albert U, Rosso G, Maina G, Bogetto F (2008) Impact of anxiety disorder comorbidity on quality of life in euthymic bipolar disorder patients: differences between bipolar I and II subtypes. Journal of Affective Disorders 105: 297–303.

Alexy EM, Hutchins JA (2006) Workplace violence: a primer for critical care nurses. Critical Care Nursing Clinics of North America 18: 305–312.

Ambrose ML, Seabright MA, Schminke M (2002) Sabotage in the workplace: The role of organizational injustice. Organisational Behavior and Human Decision Processes 89: 947–965.

Aneshensel C (1986) Marital and employment role-strain, social support, and depression among young women. In: Hobfoll SE (Hrsg.) Stress, social support, and women. Washington, DC: Hemisphere Publishing Corp. S. 99–114.

Antonovsky A (1993) Salutogenese. Zur Entmystifizierung von Gesundheit. Dt. erw. Ausgabe von A. Franke. Tübingen: Dgvt-Verlag.

APA American Psychiatric Association (1994) Diagnostic and Statistical Manual of Mental Disorders (DSM-IV). Washington, DC: American Psychiatric Association.

Arbeitsgemeinschaft für Methodik und Dokumentation in der Psychiatrie AMDP (Hrsg.) (2008) Das AMDP-System. Manual zur Dokumentation psychiatrischer Befunde. 8. überarbeitete Auflage. Göttingen: Hogrefe.

Babcock-Roberson ME, Strickland OJ (2010) The relationship between charismatic leadership, work engagement and organizational citizenship behavior. The Journal of Psychology 144: 313–326.

Backé EM, Seidler A, Latza U, Rossnagel K, Schumann B (2012) The role of psychological stress at work for the development of cardiovascular diseases: a systematic review. International Archives of Occupational and Environmental Health 85: 67–79.

Backhans MC, Hemmingsson T (2012) Unemployment and mental health – who is (not) affected? European Journal of Public Health 22: 429–433.

Badura B, Schröder H, Klose J, Macco K (Hrsg.) (2010) Fehlzeitenreport 2009. Arbeit und Psyche: Belastungen reduzieren – Wohlbefinden fördern. Berlin: Springer.

Baethge M, Andretta G, Naevecke S, Roßbach U, Trier M (1996) Die berufliche Transformation in den neuen Bundesländern. Ein Forschungsbericht. Münster: Waxmann.

Balducci C, Alfano V, Fraccaroli F (2009) Relationship between mobbing at work and MMPI-2 personality profile, posttraumatic stress symptoms, and suicidal ideation and behavior. Violence and Victims 24: 52–67.

Baltes MM, Kühl KP, Sowarka D (1992) Testings for limits of cognitive reserve capacity: a promising strategy for early diagnosis of dementia? Journal of Gerontology 47: 165–167.

Baltes MM, Carstensen LL (1996) Gutes Leben im Alter: Überlegungen zu einem prozessorientierten Metamodell erfolgreichen Alterns. Psychologische Rundschau 47: 199–215.

Bandelow B (1997) Panik- und Agoraphobie-Skala (PAS). Göttingen: Hogrefe.

Bandelow B, Boerner RJ, Kasper S, Linden M, Volz HP, Wittchen HU, Möller HJ (2007) Die medikamentöse Behandlung der Generalisierten Angststörung – ein Konsensuspapier. Psychopharmakotherapie 14: 136–142.

Baron S, Linden M (2008) The role of the »International Classification of Functioning, Disability and Health, ICF« in the description and classification of mental disorders. European Archives of Psychiatry and Clinical Neuroscience 258: 81–85.

Baruch-Feldmann C, Brondolo E, Ben-Dayan D, Schwartz J (2002) Sources of social support and burnout, job-satisfaction, and productivity. Journal of Occupational Health Psycholology 7: 84–93.

Bassler M, Hoffmann SO (1994) Stationäre Psychotherapie bei Angststörungen – ein Vergleich ihrer therapeutischen Wirksamkeit bei Patienten mit generalisierter Angststörung, Agoraphobie und Panikstörung. Psychotherapie Psychosomatik Medizinische Psychologie 44: 217–225.

Baumann K, Linden M (2008) Weisheitskompetenzen und Weisheitstherapie. Die Bewältigung von Lebensbelastungen und Anpassungsstörungen. Berlin: Pabst.

Baumeister H, Balke K, Härter M (2005) Psychiatric and somatic comorbidities are negativly associated with quality of life and physically ill patients. Journal of Clinical Epidemiology 58: 1090–1100.

Beck AT, Emery G, Greenberg RL (1985) Anxiety disorders and phobias. New York: Basic Books.

Becker ES, Margraf J (2002) Generalisierte Angststörungen. Ein Therapieprogramm. Weinheim: Beltz.

Becker P (1987) Interaktions-Angst-Fragebogen. Weinheim: Beltz.

Berger M, Linden M, Schramm E, Hillert A, Vorderholzer U, Maier W (2012) Positionspapier der Deutschen Gesellschaft für Psychiatrie, Psychotherapie und Nervenheilkunde (DGPPN) zum Thema Burnout. 07.03.2012, DGPPN. http://www.dgppn.de/fileadmin/¬ user_upload/_medien/download/pdf/stellungnahmen/2012/stn-2012-03-07-burnout.pdf (Zugriff am 19.03.2013)

Bergner TMH (2010) Burnout-Prävention. Sich selbst helfen – das 12-Stufen-Programm. Stuttgart: Schattauer.

Bertling M, Münster G (2011) Homepage der Rechtsanwälte Bertling und Münster: http://¬ www.michaelbertling.de/beamtenrecht/mobbing.htm (Zugriff am 19.03.2013).

Beutel M, Dommer T, Kayser E, Bleichner F, Vorndran A, Schlüter K (1998) Arbeit und berufliche Integration psychosomatisch Kranker – Nutzen und Indikation der beruflichen Belastungserprobung. Psychotherapie Psychosomatik Medizinische Psychologie 48: 368–374.

Beutel ME, Gerhard C, Wagner S, Bittner HR, Bleicher F, Schattenburg L, Knickenberg R, Freiling T, Kreher S, Martin H (2004) Reduction of technology fears in psychosomatic rehabilitation – concepts and results based on a computer training for older employees. Zeitschrift für Gerontologie und Geriatrie 37: 221–230.

Beutel ME, Zwerenz J, Bleichner F, Vorndran A, Gustson D, Knickenberg RJ (2005) Vocational training integrated into inpatients psychosomatic rehabilitation – Short and long-term results from a controlled study. Disability and Rehabilitation 27: 891–900.

Bilgel N, Aytac S, Bayram N (2006) Bullying in Turkish white-collar workers. Occupational Medicine 56: 226–231.

Bisson J, Andrew M (2007) Psychological treatment of post-traumatic stress disorder (PTSD). Cochrane Database of Systematic Reviews 18: CD003388.

Bond GR, Drake RE, Becker DR (2008) An update on randomized controlled trials of evidence-based supported employment. Psychiatric Rehabilitation Journal 31: 280–290.

Bonde JP (2008) Psychosocial factors at work and risk of depression: a systematic review of the epidemiological evidence. Occupational and Environmental Medicine 65: 438–445.

Borkovec TD, Castello E (1993) Efficacy of applied relaxation and cognitive behavioral therapy or nondirective therapy and the role of relaxation-induced anxiety in the treatment of generalized anxiety disorder. Journal of Consulting and Clinical Psychology 61: 611–619.

Bouton ME (2002): Context, ambiguity and unlearning: Sources or relapse after behavioral extinction. Biological Psychiatry 52: 976–986.

Bower P, Richards D, Lovell K (2001) The clinical and cost effectiveness of self-help treatments for anxiety and depressive disorders in primary care: a systematic review. The British Journal of General Practice 51: 838–845.

Brams S (2009) Mobbing am Arbeitsplatz: Ein Fall für die Krankentagegeldversicherung? Versicherungsrecht 2009: 744–752.

Braun M (1993) Ideologie oder objektive Lage? Anmerkungen zur Interpretation von Unterschieden und Ähnlichkeiten in den Einstellungen von Ost- und Westdeutschen. ZUMA-Nachrichten 17: 7–21.

Brinkmann RD, Stapf KH (2005) Innere Kündigung. Wenn der Job zur Fassade wird. München: CH Beck.

Broda M, Bürger W, Dinger-Broda A, Massing H (1996) Die Berus-Studie. Zur Ergebnisevaluation der Therapie psychosomatischer Störungen bei gewerblichen Arbeitnehmern. Berlin: Westkreuz-Verlag.

Bruggemann A, Groskurth P, Ulich E (1975) Arbeitszufriedenheit. Schriften zur Arbeitspsychologie 17. Bern: Huber.

Brush DH, Moch MK, Pooyan A (1987) Individual demographic differences and job satisfaction. Journal of Occupational Behaviour 8:139–155.

Buist-Bouwman MA, De Graaf R, Vollebergh WAM, Alonso J, Bruffaerts R, Ormel J, the ESEMeD/MHEDEA 2000 investigators (2006) Functional disability of mental disorders and comparison with physical disorders: a study among the general population of six European countries. Acta Psychiatrica Scandinavica 113: 492–500.

Bundesagentur für Arbeit (Hrsg.) (2009) Der Arbeitsmarkt in Deutschland. Arbeitsmarktberichterstattung. Jahresrückblick 2009. Bundesagentur für Arbeit.

Bundesanstalt für Arbeitsschutz und Arbeitsmedizin BAUA (2009) Sicherheit und Gesundheit bei der Arbeit 2009. Bundesministerium für Arbeit und Soziales.

Bundesausschusses der Ärzte und Krankenkassen: Richtlinie des Bundesausschusses der Ärzte und Krankenkassen über die Beurteilung der Arbeitsunfähigkeit und die Maßnahmen zur stufenweisen Wiedereingliederung (Arbeitsunfähigkeits-Richtlinien) nach § 92 Abs. 1 Satz 2 Nr. 7 SGB V. Bundesanzeiger Nr. 61 vom 27.03.2004.

Bundesverband der Unfallkassen (Hrsg.) (2004) Arbeitsunfallstatistik im öffentlichen Dienst 2004. München: Bundesverband der Unfallkassen.

Buntrock T (2011) Mob bedrängt Feuerwehr bei Einsatz. Tagesspiegel 24.04.2011, Berlin.

Bürger W (1997) Arbeit, Psychosomatik und medizinischen Rehabilitation. Eine Längsschnittuntersuchung. Bern: Huber.

Bürger W (1998) Positive und gesundheitsförderliche Aspekte der Arbeit und ihre Bedeutung für Patienten in der psychosomatischen Rehabilitation. Zeitschrift für Medizinische Psychologie 2: 66–78.

Bürger W (1999) Rahmenkonzeptionen für berufsbezogene Behandlungsangebote in der medizinischen Rehabilitation. Verhaltenstherapie & Psychosoziale Praxis 31: 9–21.

Bürger W (2009) Psychosoziale Aspekte berufsorientierter Krankheitsverarbeitung. In: Hillert A, Müller-Fahrnow W, Radoschewski FM (Hrsg.) Medizinisch-beruflich orientierte Rehabilitation. Köln: Deutscher Ärzteverlag. S. 80–90.

Bürger W, Koch U (1995) Arbeitsbelastungen und ihre Bedeutung für Patienten zu Beginn von stationärer psychosomatischer Rehabilitation. Zeitschrift für Gesundheitspsychologie 6: 137–150.

Butterworth P, Leach LS, Pirkis J, Kelaher M (2012) Poor mental health influences risk and duration of unemployment: a prospective study. Social Psychiatry and Psychiatric Epidemiology 47: 1013–1021.

Byrne D (1964) Repression-sensitization as a dimension of personality. In: Maher BA (Hrsg.) Progress in experimental personality research, New York: Academic Press. S. 169–220.

Caflisch-Schnetzler U (2001) Johann Casper Lavater. Ausgewählte Werke. Aussichten in die Ewigkeit 1786-1773/78. Zürich: Neue Zürcher Zeitung NZZ Libro.

Campbell DG, Felker BL, Liu CF, Yano EM, Kirchner JE, Chan D, Rubenstein LV, Chaney EF (2007) Prevalence of depression-PTSD comorbidity: implications for clinical practice guidelines and primary care-based interventions. Journal of General Internal Medicine 22: 711–718.

Campbell R, Pepper L (2006) Downsizing and social cohesion: the case of downsizing survivors. New Solutions: A Journal of Environmental and Occupational Health Policy 16: 373–393.

Caplan RD, Cobbs S, French JRP, van Harrison R, Pinneau SR (1975) Job demands and worker health. Washington, DC: National Institute of Occupational Safety and Health.

Carter FA, Corlett EN (1981) Shiftwork and Accidents. Report to the European Foundation for the Improvement of Living and Workings Conditions. Dublin: European Foundation for the Improvement of Living and Working Conditions.

Chambless DL, Gillis MM (1993) Cognitive therapy of anxiety disorders. Journal of Consulting and Clinical Psychology 61: 248–260.

Chattopadhyay P, Cooke E, Toone B, Lader M (1980) Habituation of physiological response in anxiety. Biological Psychiatry 15: 5–20.

Choi J, Johantgen M (2012) The importance of supervision in retention of CNAs. Research in Nursing & Health 35: 187–199.

Chopin P, Briley M (1987) Animal models of anxiety: the effect of compounds that modify 5-HAT-neutrotrainsmission. Trends in Pharmacological Sciences 8: 383–388.

Christianson JP, Jennings JH, Ragole T, Flyer JG, Benison AM, Barth DS, Watkins LR, Maier SF (2011) Safety Signals Mitigate the Consequences of Uncontrollable Stress Via Circuit Involving the Sensory Insular Cortex and Bed Nucleus of the Stria Terminalis. Biological Psychiatry 70: 458–464.

Clark DM (1994) Cognitive therapy for panic disorder. In: Wolfe BE, Maser JD (Hrsg.) Treatment of panic disorder. A consensus development conference. Washington, DC: American Psychiatric Press.

Clark AE, Oswald A, Warr P (1996) Is job-satisfaction U-shaped in age? Journal of Occupational and Organizational Psychology 69: 57–81.

Clark C, Rodgers B, Caldwell T, Power C, Stansfeld S (2007) Childhood and adulthood psychological ill health as predictors of midlife affective and anxiety disorders: the 1958 British Birth Cohort. Archives of General Psychiatry 64: 668–678.

Clum GA, Clum GA, Surls R (1993) A meta-analysis of treatments for panic disorders. Journal of Consulting and Clinical Psychology 61: 317–326.

Cohen S, Wills TA (1985) Stress, social support, and the buffering hypothesis. Psychological Bulletin 98: 310–357.

Cooper CL, Manning CA, Poteet G (1988) Stress, mental health & job satisfaction among nurse managers. Health Services Management Research 1: 51–58.

Cordery J, Mueller W, Smith L (1991) Attitudinal and behavioral effects of autonomous group working: a longitudinal field study. The Academy of Management Journal 34: 464–476.

Cornelius LR, van der Klink JJ, Groothoff JW, Brower S (2011). Prognostic factors of long-term disability due to mental disorders: a systematic review. Journal of Occupational Rehabilitation 21: 259–274.

Corrigen PW, McCracken SG (2005) Place first, then train: An alternative to the medical model of psychiatric rehabilitation. Social Work 50: 31–39.

Costa G, Sartori S, Akerstedt T (2006) Influence of flexibility and variability of working hours on health and well-being. Chronobiology International 23: 1125–1137.

Cosci F, Schruers KR, Abrams K, Griez EJ (2007) Alcohol use disorders and panic disorders: a review of the evidence of a direct relationship. The Journal of Clin Psychiatry 68: 874–880.

Cramer C, Davidhizar R (2000) The health care employee with an »attitude«. Hospital Materiel Management Quarterly 22: 27–33.

Crowther RE, Marshall M, Bond GR, Huxley P (2001) Helping people with severe mental illness to obtain work: systematic review. British Medical Journal 322: 204–208.

Danielzik S, Müller MJ (2006) Sozioökonomische Einflüsse auf Lebensstil und Gesundheit von Kindern. Deutsche Zeitschrift für Sportmedizin 57: 214–219.

Dautzenberg K, Fay D, Graf P (Hrsg.) (2011) Frauen in den Naturwissenschaften. Ansprüche und Widersprüche. Wiesbaden: VS Verlag für Sozialwissenschaften.

Davis M, Myers KM, Chhatwal J, Ressler KJ (2006) Pharmacological treatments that facilitate extinction of fear: relevance to psychotherapy. NeuroRx 1: 82–96.

Deck R, Mittag O, Hüppe A, Muche-Borowski C, Raspe H (2007) Index zur Messung von Einschränkungen der Teilhabe (IMET) – Erste Ergebnisse eines ICF-orientierten Assessmentinstruments. Praxis Klinische Verhaltensmedizin und Rehabilitation 76: 113–120.

Delarue A, van Hootegem G, Procter S, Burridge M (2008) Teamworking and organizational performance: A review of survey-based research. International Journal of Management Reviews 8: 127–148.

Deutsche Rentenversicherung Bund DRV (Hrsg.) (2005) Halt. Beratungsstelle zum Schutz vor Mobbing, Diskriminierung und sexueller Belästigung informiert. Berlin: Deutsche Rentenversicherung Bund.

Deutsche Rentenversicherung Bund DRV (2009) Qualitätsbericht 2007–2008 Rehazentrum Seehof. Berlin: Deutsche Rentenversicherung Bund.

De Vries RE, Bakker-Pieper A, Oostenveld W (2010) Leadership = Communication? The relation of leaders communication styles, knowledge sharing and leadership outcomes. Journal of Business and Psychology 25: 367–380.

DGB-Index Gute Arbeit GmbH (Hrsg.) (2009) DGB-Index Gute Arbeit – Der Report 2009. Wie die Beschäftigten die Arbeitswelt in Deutschland beurteilen. Berlin: DGB-Index Gute Arbeit GmbH.

Diewald M, Mayer KU (1996) Zwischenbilanz der Wiedervereinigung. Strukturwandel und Mobilität im Transformationsprozess. Opladen: Leske und Budrich.

Dormann C, Zapf D, Isic A (2002) Emotionale Arbeitsanforderungen und ihre Konsequenzen bei Call-Center-Arbeitsplätzen. Zeitschrift für Arbeits- und Organisationspsychologie 46: 201–215.

Drobner HR (2000) Augustinus von Hipius. Predigten zum Buch Genesis, Sermones 1–5. Frankfurt: Verlag Peter Lang.

Droßard R (2008) Frauen sind seltener in Führungspositionen. STATmagazin. Wiesbaden: Statistisches Bundesamt.

Dunckel H (1991) Mehrfachbelastungen und Psychosoziale Gesundheit. In: Greif S, Bamberg E, Semmer N (Hrsg.) Psychischer Stress am Arbeitsplatz. Göttingen: Hogrefe. S. 154–167.

Edelwich J, Brodski A (1984) Ausgebrannt. Das Burnout-Syndrom in den Sozialberufen. Salzburg: AVM – Verlag der Arbeitsgemeinschaft für Verhaltensmodifikation.

Edwards JR, Rothbard NP (2010) Examination of Person-Environment Fit in the Work and Family Domains. Organizational Behavior and Human Decision Processes 77: 85–129.

Edwards JR, van Harrison R (1993) Job demands and worker health: Three-dimensional reexamination of the relationship between person-environment fit and strain. Journal of Applied Psychology 78: 628–648.

Ehlers A, Clark DM, Hackmann A, McManus F, Fennell M, Herbert C, Mayou R (2003) A randomized controlled trial of cognitive therapy, a self-help booklet, and repeated assessments as early interventions for Posttraumatic Stress Disorder. Archives of General Psychiatry 60: 1024–1034.

Eibl-Eibesfeldt I (2004) Die Biologie des menschlichen Verhaltens. Grundriss der Humanethologie. Vierkirchen-Pasenbach: Blank.

Eken C, Oktay C, Bacanli A, Gulen B, Koparan C, Sermin S and Cete Y (2010). Anxiety and depressive disorders in patients presenting with chest pain to the emergency department: A comparison between cardiac and non-cardiac origin. The Journal of Emergency Medicine 39: 144–150.

Enzman D, Kleiber D (1989) Helfer-Leiden. Stress und Burnout in psychosozialen Berufen. Heidelberg: Asanger.

Erren TC, Falaturi P, Morfeld P, Knauth P, Reiter RJ, Piekarski C (2010) Shift work and cancer: the evidence and the challenge. Deutsches Ärzteblatt International 107: 657–662.

Eshlemann J, Davidhizar R, Shearer R (1999) Praise that matters. Seminars for Nurse Managers 7: 86–89.

Etzion D, Westman M (1994) Social support and sense of control as moderators of the stress-burnout relationship in military careers. Journal of Social Behavior & Personality 9: 639–656.

Eysenck HJ (1968) A theory of the incubation of anxiety/fear response. Behavior Research and Therapy 6: 319–321.

Eysenck MW (1992) Reason and emotion in psychotherapy. New York: Lyle Stuart.

Fähndrich E, Stieglitz RD (1997) Das AMDP-System. Manual zur Dokumentation psychiatrischer Befunde. Göttingen: Hogrefe.

Fava GA, Rafanelli C, Cazzaro M, Conti S, Grandi S (1998) Well-being therapy. A novel psychotherapeutic approach for residual symptoms of affective disorders. Psychological Medicine 28: 475–480.

Fay D, Sonnentag S, Frese M (1998) Stressors, innovation, and personal initiative: Are stressors always detrimental? In Cooper CL (Hrsg.) Theories of organizational stress. Oxford: University Press. S. 170–189.

Fehm L, Schmidt K (2006) Performance anxiety in gifted adolescent musicians. Journal of Anxiety Disorders 20: 98–109.

Feltz-Cornelis van der CM, Hoedeman R, de Jong FJ, Meeuwissen JA, Drewes HW, Laan van der NC, Adèr HJ (2010) Faster return to work after psychiatric consultation for sicklisted employees with common mental disorders compared to care as usual. A randomized clinical trial. Neuropsychiatric Disease and Treatment 7: 375–385.

Fiedler P (1996). Verhaltenstherapie in und mit Gruppen. Psychologische Psychotherapie in der Praxis. Weinheim: Beltz.

Fiedler R, Hanna R, Hinrichs J, Heuft G (2011) Förderung beruflicher Motivation. Trainingsprogramm für die Rehabilitation. Weinheim: Beltz.

Fisch JH (2003) Innere Kündigung als Folge einer sich selbst erfüllenden Prophezeiung – Wenn Stewards mit Agents verwechselt werden. Zeitschrift für Personalforschung 17: 215–223.

Flammer A (1990) Erfahrungen mit der eigenen Wirksamkeit. Einführung in die Psychologie der Kontrollmeinung. Bern: Huber.

Fleishman EA (1953) The description of supervisory behavior. Journal of Applied Psychology 37: 1–6.

Forcella L, Di Donato A, Coccia U, Tamellini L, Di Giampaolo L, Grapsi M, D´Intino A, Pulini S, Di Guiseppe D, Turano A, Boscolo P (2007) Anxiety, job stress and job insecurity among teachers with indefinite or definite time contract. Giornale Italianao di Medicina del Lavoro ed Ergonomia 29: 683–686.

Franke G (1995) Die Symptom-Checkliste von Derogatis – Deutsche Version. Weinheim: Beltz.

French JRP Jr (1973) Person role fit. Occupational Mental Health 3: 15–20.

Frese M (Hrsg.) (1981) Stress im Büro. Bern: Huber.

Frese M (1986) Abschlussbericht des Forschungsprojektes Soziale Unterstützung, Kontrollüberzeugungen, Coping und Abwehr als intervenierende Variablen des Zusammenhangs von Stress am Arbeitsplatz mit psychischen und psychosomatischen Beschwerden. Gefördert durch DFG.

Frese M, Mohr G (1978) Die psychopathologischen Folgen des Entzugs von Arbeit. Der Fall Arbeitslosigkeit. In: Frese M, Greif S, Semmer N (Hrsg.) Psychischer Stress am Arbeitsplatz. Göttingen: Hogrefe. S. 135–153.

Frese M, Semmer N (1986) Shiftwork, stress, and psychosomatic complaints. A comparison between workers in different shiftwork schedules, non-shiftworkers, and former shiftworlers. Ergonomics 29: 99–114.

Frese M, Semmer N (1991) Stressfolgen in Abhängigkeit von Moderatorvariablen: Der Einfluss von Kontrolle und sozialer Unterstützung. In Greif S, Bamberg E, Semmer N (Hrsg.) Psychischer Stress am Arbeitsplatz. Göttingen: Hogrefe. S. 135–153.

Fried Y, Ferris GR (1987) The validity of the Job Characteristics Model: A review and meta-analysis. Personnel Psychology 40: 287–322.

Fuchs T (2010) Der DGB-Index »Gute Arbeit«. In: Badura B, Schröder H, Klose J, Macco K (Hrsg.) Fehlzeiten-Report 2009. Arbeit und Psyche: Belastungen reduzieren – Wohlbefinden fördern. Berlin: Springer.

Furmark T, Carlbring P, Hedmann E, Sonnenstein A, Clevberger P, Bohman B, Eriksson A, Hallén A, Frykman M, Holmström A, Sparthan E, Tillfors M, Ihrfeldt EM, Spak M, Eriksson A, Ekselius L, Andersson G (2009) Guided and unguided self-help for social anxiety disorder: randomised controlled trial. British Journal of Psychiatry 195: 440–447.

Furnham A, Kirkcaldy BD, Lynn R (1994) National Attitudes to Competitiveness, Money, and Work among Young People: First, Second and Third World Differences. Human Relations 47: 119–132.

Fürstenberg F (1975) Konzeption einer interdisziplinär organisierten Arbeitswissenschaft. Göttigen: Schwartz.

Gastpar MT, Caspar S, Linden M (Hrsg.) (2003) Psychiatrie und Psychotherapie. Berlin: Springer.

GBA (2004) Richtlinien des Gemeinsamen Bundesausschusses über die Beurteilung der Arbeitsunfähigkeit und die Maßnahmen zur stufenweisen Wiedereingliederung nach § 92

Abs. 1 Satz 2 Nr. 7 SGB V (Arbeitsunfähigkeitsrichtlinien). Veröffentlicht im Bundesanzeiger 2004 Nr 61: 6 501, zuletzt geändert am 21. Juni 2012. http://www.g-ba.¬
de/downloads/62-492-633/AU-RL_2012-06-21.pdf (Zugriff am 20.03.2013)

GBA (2009) Richtlinie des Gemeinsamen Bundesausschusses über die Durchführung der
Psychotherapie (Psychotherapie-Richtlinie). Veröffentlicht im Bundesanzeiger 2009 Nr
58: 1399, zuletzt geändert am 14.04.2011. http://www.g-ba.de/downloads/62-492-544/¬
PT-RL_2011-04-14.pdf (Zugriff am 20.03.2013)

Giersberg G (2011) Wer 2010 unterging. FAZ.net 08.01.2011 http://www.faz.net/aktuell/¬
wirtschaft/unternehmen/die-insolvenzen-des-jahres-wer-2010-unterging-1642029-b1.¬
html (Zugriff am 20.03.2013)

Giese F (1927) Methoden der Wirtschaftspsychologie. In: Abderhalden E (Hrsg.) Hand-
buch der biologischen Arbeitsmethoden (Abt. VI, Teil C II). Berlin: Urban & Schwar-
zenberg.

Gilbreath B, Benson PG (2004) The contribution of supervisor behaviour to employee
psychological well-being. Work & Stress: An International Journal of Work, Health &
Organizations 18: 255–266.

Glass DC, Singer JE (1972) Experiments on Noise and Social Stressors. New York:
Academic Press.

Gnirke K, Hucko M, Ruch M (2011) Angst beim Autobauer. Opels Schleudertrauma.
Stern.de 10.01.2011. http://www.stern.de/auto/service/angst-beim-autobauer-opels-¬
schleudertrauma-1647509.html (Zugriff am 20.03.2013)

Grawe K, Donati R, Berngauer F (1994) Psychotherapie im Wandel. Von der Konfession
zur Profession. Göttingen: Hogrefe.

Gregersen S, Kuhnert S, Zimber A, Nienhaus A (2011) Führungsverhalten und Gesundheit – Zum Stand der Forschung. Gesundheitswesen 73: 3–12.

Greenberg PE, Sisitsky T, Kessler RC, Finkelstein SN, Berndt ER, Davidson JR (1999) The
economic burden of anxiety disorders in the 1990s. Journal of Clinical Psychiatry 60:
427–435.

Greif S, Bamberg E, Semmer N (1991) Psychischer Stress am Arbeitsplatz. Göttingen:
Hogrefe.

Griffin JM, Fuhrer R, Stansfeld SA, Marmot M (2002) The importance of low control at
work and home on depression and anxiety: do these effects vary by gender and class?
Social Science & Medicine 54: 783–798.

Gunkel L (2002) Mobbingbewältigung und Teamentwicklung – Chance für ein Gesundheitsmanagement. Arbeit und Ökologie-Briefe 7: 26–28.

Gunkel L, Szpilok M (2010) Betriebliche Intervention und Prävention bei Konflikten und
Mobbing. In: Badura B, Schröder H, Klose J, Macco K (Hrsg.) Fehlzeitenreport 2009. Arbeit
und Psyche: Belastungen reduzieren – Wohlbefinden fördern. Berlin: Springer. S. 215–226.

Gusy B (1995) Stressoren in der Arbeit, soziale Unterstützung und Burnout. München:
Profil Verlag.

Hacker W (1989) Vollständige und unvollständige Arbeitstätigkeiten. Arbeits- und Organisationspsychologie. In: Greif S, Holling H, Nicholsen N (Hrsg.) Internationales Hand-
buch in Schlüsselbegriffen. München: Psychologie Verlags Union. S. 463–465.

Hackett RD (1989) Work attitudes and employee absenteeism: A synthesis of the literature.
Journal of Occupational Psychology 62: 235–248.

Halbreich U, Kahn LS (2007) Atypical depression, somatic depression and anxious depression in women: Are they gender-preferred phenotypes? Journal of Affective Disorders
102: 245–258.

Hallowell EM (1999) The human moment at work. Harvard Business Review 77: 58–64,66.

Hammer M, Plößl I (2001) Zusammenhang zwischen Erkrankung, Rehabilitation und
Arbeit (ZERA) – Ein Schulungsprogramm für die medizinisch-berufliche Rehabilitation
psychisch kranker Menschen. Die Rehabilitation 40: 28–35.

Hansmeier T (2009) Leistungen zur Teilhabe am Arbeitsleben. In: Hillert A, Müller-
Fahrnow W, Radoschewski FM (Hrsg.) Medizinisch-berufliche orientierte Rehabilitation. Köln: Deutscher Ärzte-Verlag. S. 198–211.

Hansson M. Chotai J, Bodlund O (2010) Patients´ beliefs about the cause of their depression. Journal of Affective Disorders 124: 54–59.

Härmä M (1993) Individual differences in tolerance to shiftwork: a review. Ergonomics 36: 101–109.

Haslam C, Atkinson S, Brown SS, Haslam RA (2005a) Anxiety and depression in the workplace: Effects on the individual and organisation (a focus group investigation). Journal of Affective Disorders 88: 209–215.

Haslam C, Atkinson S, Brown SS, Haslam RA (2005b) Perceptions of the impact of depression and anxiety and the medication for these conditions on safety in the workplace. Occupational Environmental Medicine 62: 538–545.

Hauser F, Pleuger F (2009) Great Place to Work ®: Ein Arbeitsplatz, an dem man sich wohlfühlt. In: Badura B, Schröder H, Klose J, Macco K (Hrsg.) Fehlzeitenreport 2009. Arbeit und Psyche: Belastungen reduzieren – Wohlbefinden fördern. Berlin: Springer. S. 197–204.

Hautzinger M (2000) Kognitive Verhaltenstherapie bei psychischen Störungen. Weinheim: Beltz.

Hautzinger M (2007) Depressive und bipolar affektive Störungen. In: Leibing E, Hiller W, Sulz SKD. Lehrbuch der Psychotherapie Band 3: Verhaltenstherapie. München: CIP Medien. S. 217–229.

Heckhausen H (1989) Motivation und Handeln. Berlin: Springer.

Heitzmann B, Helfert S, Schaarschmidt U (2008) Fit für den Beruf. AVEM-gestütztes Patientenschulungsprogramm zur beruflichen Orientierung in der Rehabilitation. Bern: Huber.

Helge D (2001) Turning workplace anger and anxiety into peak performance. Strategies for enhancing employee health and productivity. American Association of Occupational Health Nurses 49: 399–406.

Herrmann-Lingen C (2001) Angst und Depression bei Herzpatienten- wie erkennen, wie behandeln? Herz 26: 326–334.

Herrmann-Lingen C, Buss U, Snaith RP (2011) Hospital Anxiety and Depression Scale – Deutsche Adaptation der Hospital Anxiety and Depression Scale (HADS) von R.P. Snaith und A.S. Zigmond. Göttingen: Huber.

Heyde K, Macco K (2010) Krankheitsbedingte Fehlzeiten aufgrund psychischer Erkrankungen – Eine Analyse der AOK-Arbeitsunfähigkeitsdaten des Jahres 2008. In: Badura B, Schröder H, Klose J, Macco K (Hrsg.) Fehlzeitenreport 2009. Arbeit und Psyche: Belastungen reduzieren – Wohlbefinden fördern. Berlin: Springer. S. 31–40.

Hiller W, Leibing E, Leichsenring F, Sulz S (2007) (Hrsg.) Lehrbuch Psychotherapie, Band 1 Wissenschaftliche Grundlagen der Psychotherapie. München: CIP Medien.

Hillert A, Koch S, Hedlund S (2007) Stressbewältigung am Arbeitsplatz. Ein stationäres berufsbezogenes Gruppenprogramm. Göttingen: Vandenhoeck & Ruprecht.

Hillert A, Koch S (2009) Therapeutische Interventionen auf psychosozialer Ebene – Konzeption, Durchführung und Wirksamkeit psychotherapeutisch fundierter berufsbezogener Interventionen. In: Hillert A, Müller-Fahrnow W, Radoschewski FM (Hrsg.) Medizinisch-beruflich orientierte Rehabilitation. Grundlagen und klinische Praxis. Köln: Deutscher Ärzte-Verlag. S. 141–158.

Hillert A, Lehr D, Pecho L (2001b) Berufsgruppen bezogene Therapieansätze? Zur Relativität therapeutischer Perspektiven am Beispiel psychosomatisch erkrankter Lehrer/innen. In: Bassler M (Hrsg.) Störungsspezifische Ansätze in der stationären Psychotherapie. Giessen: Psychosozial-Verlag. S. 74–87.

Hillert A, Müller-Fahrnow W, Radoschewski FM (Hrsg.) (2009) Medizinisch-berufliche orientierte Rehabilitation. Köln: Deutscher Ärzte-Verlag.

Hillert A, Staedtke D, Cuntz U (2001a) Bei welchen psychosomatischen Patienten sind berufsbezogene Therapiebausteine indiziert? Therapeutenentscheidung und operationalisierte Zuweisungskriterien im Vergleich. Die Rehabilitation 40: 200–207.

Hillert A, Staedtke D, Cuntz U (2002) Berufliche Belastungserprobung als integrierter Bestandteil der verhaltenstherapeutisch-psychosomatischen Rehabilitation. Theoretische Konzepte, real existierende Patienten und multiple Schnittstellen. Praxis Klinische Verhaltensmedizin und Rehabilitation 15: 94–100.

Himanen P (2001) Die Hacker-Ethik und der Geist des Informationszeitalters. München: Riemann.

Hinsch R, Pfingsten U (2002) Gruppentraining sozialer Kompetenzen (GSK). Grundlagen, Durchführung, Anwendungsbeispiele. Weinheim: Beltz.

Hobson J, Beach JR (2000) An investigation of the relationship between psychological health and workload among managers. Occupational Medicine 50: 518–522.

Hoffmann N, Hofmann B (2008) Anpassungsstörung und Lebenskrise. Material für Therapie, Beratung und Selbsthilfe. Weinheim: Beltz.

Hoffmann H, Jäckel D (2009) Psychiatrische Störungen unter besonderer Berücksichtigung des schizophrenen Formenkreises. In: Hillert A, Müller-Fahrnow W, Radoschewski FM (Hrsg.) Medizinisch-beruflich orientierte Rehabilitation. Grundlagen und klinische Praxis. Köln: Deutscher Ärzte-Verlag. S. 368–384.

Höhn R (1983) Die innere Kündigung im Unternehmen. Ursache – Folgen – Gegenmaßnahmen. Bad Harzburg: Verlag wwt.

Hollon SD, Beck AT (1994) Cognitive and cognitive-behavioral therapies. In: Bergin AE, Garfield SL (Hrsg.) Handbook of psychotherapy and behavior change, 8th edition. New York: Wiley.

Holmes TH, Rahe RH (1967) The social readjustment rating scale. Journal of Psychosomatic Research 11: 213–218.

Hoppe F (1930) Erfolg und Misserfolg. Dissertation. Berlin: Verlagsbuchhandlung Julius Springer.

Houkes I, Janssen PPM, de Jonge J, Bakker AB (2003) Specific determinants of intrinsic work motivation, emotional exhaustion and turnover intention: A multisample longitudinal study. Journal of Occupational and Organizational Psychology 76: 427–450.

House JS (1981) Work stress and social support. Reading. MA: Addison-Wesley.

House JS, Umberson D, Landis KR (1988) Structures and Processes of Social Support. Annual Review of Sociology 14: 293–318.

Huffman JC, Smith FA, Blais MA, Januzzi, JL, Fricchione GL (2008) Anxiety, independent of depressive symptoms, is associated with in-hospital cardiac complications after acute myocardial infarction. Journal of Psychosomatic Research 65: 557–563.

Hüttges A, Graf P, Schmid S, Fay D (2011) Benachteiligung weiblicher Karrieren in der naturwissenschaftlichen Forschung? Personal Quarterly 63: 27–31.

Iwanowa AN (2007) Formen der Arbeitszufriedenheit (FAZ). Ergebnisse der Überprüfung von Gütekriterien des Kurzfragebogens. In: Richter P, Rau R, Mühlpfordt S (Hrsg.) Arbeit und Gesundheit. Zum aktuellen Stand in einem Forschungs- und Praxisfeld. Lengerich: Pabst. S. 110–129.

Jacobi F, Klose K, Wittchen HU (2004) Psychische Störungen in der deutschen Allgemeinbevölkerung: Inanspruchnahme von Gesundheitsleistungen und Ausfalltage. Bundesgesundheitsblatt, Gesundheitsforschung, Gesundheitsschutz 47: 736–744.

Jacobi F (2007) Psychische Störungen bei Patienten mit muskuloskelettalen, Herz-Kreislauf-, Tumor-, Atemwegs- und Stoffwechselerkrankungen aus der Allgemeinbevölkerung. In: Härter M, Baumeister H, Bengel J (Hrsg.) Psychische Störungen bei körperlichen Erkrankungen. Berlin: Springer. S. 45–54.

Jahoda M, Lazarsfeld PF, Zeisel H (1975) Die Arbeitslosen von Marienthal. Ein soziographischer Vergleich über die Wirkung langanhaltender Arbeitslosigkeit. Frankfurt: Suhrkamp.

Jäkel J, Leyendecker B (2008) Tägliche Stressfaktoren und Lebenszufriedenheit türkischstämmiger Mütter in Deutschland. Zeitschrift für Gesundheitspsychologie 16: 12–21.

Jin RL, Shah CP, Svoboda TJ (1995) The impact of unemployment on health: A review of the evidence. Canadian Medical Association Journal 153: 529–540.

Johnson SL (2009) Improving the school environment to reduce school violence: a review of the literature. Journal of School Health 79: 451–465.

Johnson SL (2011) An ecological model of workplace bullying: A guide for intervention and research. Nursing Forum 46: 55–63.

Jones FA (2002) The role of bibliotherapy in health anxiety: an experimental study. British Journal of Community Nursing 7: 498–504.

Kaluza G (2004) Stressbewältigung. Trainingsmanual zur psychologischen Gesundheitsförderung. Berlin: Springer.

Karasek RA (1979) Job demands, job decision latitude, and mental strain: implications for job Design. Administrative Science Quarterly 24: 285–308.

Karasek R, Gardell B, Lindell J (1987) Work and non-work correlates of illness and behavior in male and female Swedish white collar workers. Journal of Occupational Behaviour 8: 285–308.

Katon W, Lozano P, Russo J, McCauley E, Richardson L, Bush T (2007) The prevalence of DSM-IV anxiety and depressive disorders in youth with asthma compared with controls. Journal of Adolescent Health 41: 455–463.

Kavanagh DJ, Spence SH, Strong J, Wilson J, Sturk H, Crow N (2003) Supervision practices in allied mental health: relationships of supervision characteristics to perceived impact and job satisfaction. Mental Health Services Research 5: 187–195.

Kawakami N, Iwata N, Tanigawa T, Oga H, Araki S, Fujihara S, Kitamura T (1996) Prevalence of mood and anxiety disorders in a working population in Japan. Journal of Occupational and Environmental Medicine 38: 899–905.

Kehrer A (1993) Arbeit als existentielle Lebensaufgabe. In: Fuchs-Brüninghoff E, Gröner H (Hrsg.) Arbeit und Arbeitslosigkeit: Zum Wert von Arbeit heute. München: Reinhardt. S. 9–25.

Kieselbach T, Wacker A (1985) Individuelle und gesellschaftliche Kosten der Massenarbeitslosigkeit. Weinheim: Beltz.

Kim S (2002) Participative management and Job Satisfaction: Lessons for Management Leadership. Public Administration Review 62: 231–241.

Kittner C (2003) Angst im Job. München: Hampp.

Kirchner JH (1993) Arbeitswissenschaft. Entwicklung eines Grundkonzepts. Zeitschrift für Arbeitswissenschaft 47: 85–92.

Kirk KW (1982) Women in male-dominated professions. American Journal of Hospital Pharmacology 39: 2089–2093.

Kleinbeck U (1996) Arbeitsmotivation. Entstehung, Wirkung und Förderung. Weinheim: Juventa.

Kobasa SC (1979) Stressful life events and health: An inquiry into hardiness. Journal of Personality and Social Psychology 37: 1–11.

Kobelt A, Grosch EV, Gutenbrunner C (2006) Wie bedeutsam ist die berufliche Reintegration (Leistungen zur Teilhabe am Arbeitsleben) nach stationärer psychosomatischer Rehabilitation? Psychotherapie Psychosomatik Medizinische Psychologie 56: 15–22.

Koch U, Laschinsky D (1979) Ein Fragebogen zur Erfassung der Situation am Arbeitsplatz und in der Familie (KOLA). Psychologie und Praxis 23: 165–173.

Kroenke K, Spitzer RL (1998) Gender differences in the reporting of physical and somatoform symptoms. Psychosomatic Medicine 60: 150–155.

Kroenke K, Spitzer RL, Williams JB, Monahan PO, Löwe B (2007) Anxiety disorders in primary care: prevalence, impairment, comorbiditiy and detection. Annals of Internal Medicine 146: 317–325.

Krohne HW (1974) Untersuchungen mit einer deutschen Form der Repression-Sensitization-Skala. Zeitschrift für Klinische Psychologie 3: 238–260.

Krohne HW (1996) Angst und Angstbewältigung. Stuttgart: Kohlhammer.

Krohne HW, Egloff B (1999) Das Angst-Bewältigungs-Inventar ABI. Frankfurt am Main: Swets.

Kroll LE, Lampert T (2011) Unemployment, social support and health problems – results of the GEDA study in Germany, 2009. Deutsches Ärzteblatt 108: 47–52.

Kuchenbecker M, Amann S (2010) Seminar Prävention von Raubüberfällen und Gewaltereignissen. Eschborn: RKW Rationalisierungs- und Innovationszentrum der deutschen Wirtschaft e. V.

Kühn KU, Quednow BB, Barkow K, Heun R, Linden M, Maier KU (2002) Chronic course and psychosocial disability caused by depressive illnesses in general practice patients during a one year period. Results of a study by the World Health Organization. Der Nervenarzt 73: 644–650.

Laireiter A, Lettner K (1993) Belastende Aspekte sozialer Netzwerke und sozialer Unterstützung. Ein Überblick über den Phänomenbereich und die Methodik. In: Laireiter A (Hrsg.) Soziales Netzwerk und soziale Unterstützung. Konzepte, Methoden und Befunde. Bern: Huber. S. 101–111.

Lang PJ (1968) Fear reduction and fear behavior: Problems in treating a construct. In JM Shlien (Ed.) Research in Psychotherapy. Vol 3. Washington: American Psychological Association. S. 90–103.

Laposa JM, Alden LE, Fullerton LM (2003) Work stress and posttraumatic stress disorder in ED nurses/personnel. Journal of Emergency Nursing 29: 23–28.

Lawall C, Lewerenz M, Muschalla B, Vilain M, Linden M (2007) Regionale Initiative Betriebliches Eingliederungsmanagement. Abschlussbericht zum Modellprojekt. Berlin: Deutsche Rentenversicherung Bund.

Lazarus RS (1984) Puzzles in the studies of daily hassles. Journal of Behavioral Medicine 7: 375–389.

Lazarus RS (1966) Psychological stress and the coping process. New York: McGraw-Hill.

Lee JH, Dunner DL (2008) The effect of anxiety disorder comorbidity on treatment resistant bipolar disorders. Depression and Anxiety 25: 91–97.

Leon SC, Visscher L, Sugimura N, Lakin BL (2008) Person-job match among frontline staff working in residential treatment centers: the impact of personality and child psychopathology on burnout experiences. American Journal of Orthopsychiatry 78: 240–248.

Leyman H (1993) Mobbing. Psychoterror am Arbeitsplatz und wie man sich dagegen wehren kann. Hamburg: Rowohlt.

Lidren DM, Watkins PL, Gould RA, Clum GA, Asterino M, Tulloch HL (1994) A comparison of bibliotherapy and group therapy in the treatment of panic disorder. Journal of Consulting and Clinical Psychology 62: 865–869.

Lieberei B, Linden M (2008) Unerwünschte Effekte, Nebenwirkungen und Behandlungsfehler in der Psychotherapie. Zeitschrift für Evidenz, Fortbildung und Qualität im Gesundheitswesen 102: 558–562.

Lindblom KM, Linton SJ, Fedeli C, Bryngelsson IL (2006) Burnout in the working population: relations to psychosocial work factors. International Journal of Behavioral Medicine 13: 51–59.

Linden M (2001) Psychiatric disorders in primary care. In: Henn F, Sartorius N, Helmchen H, Lauter H (Hrsg.) Contemporary Psychiatry, Vol. 1, Foundations of Psychiatry. Berlin: Springer. S. 229–250.

Linden M (2003a) Psychopathologie, Deskription und Diagnostik psychischer Erkrankungen. In: Gastpar MT, Kasper S, Linden M (Hrsg.) Psychiatrie und Psychotherapie. Wien: Springer. S. 1–17.

Linden M (2003b) Patientenselbstbestimmung, Compliance und Behandlungserfolg. Prävention und Rehabilitation 15: 48–57.

Linden M (2003c) Posttraumatic Embitterment Disorder PTED. Psychotherapy and Psychosomatics 72: 195–202.

Linden M (2006) Minimal emotional dysfunctions (MED) in personality disorders. European Journal of Psychiatry 21: 325–332.

Linden M (2007) Der Beitrag von Sozialmedizin und ICF zu einer integrativen psychiatrischen Diagnostik. Die Psychiatrie 4: 201–208.

Linden M (2009) Rehabilitationspsychotherapie. Definition, Aufgaben und Organisationsformen nach ICF und SGB IX. Praxis Klinische Verhaltensmedizin und Rehabilitation 84: 137–142.

Linden M (2011) (Hrsg.) Therapeutisches Milieu. Healing environment in medizinischer Rehabilitation und stationärer Behandlung. Berlin: Medizinisch Wissenschaftliche Verlagsgesellschaft.

Linden M (2012) Die »externe berufliche Belastungserprobung« in der medizinisch beruflich orientierten Rehabilitation. Prävention und Rehabilitation 23: 156.

Linden M, Baron S, Muschalla B (2009a) Mini-ICF-Rating für psychische Störungen (Mini-ICF-APP). Ein Kurzinstrument zur Beurteilung von Fähigkeits- bzw. Kapazitätsstörungen bei psychischen Störungen. Göttingen: Hans Huber.

Linden M, Baron S, Muschalla B (2010) Capacity according to ICF in relation to work related attitudes and performance in psychosomatic patients. Psychopathology 43: 262–267.

Linden M, Hautzinger M (Hrsg.) (2008a) Verhaltenstherapiemanual. Berlin: Springer.

Linden M, Hautzinger M (2008b) Verhaltenstherapie. Theoretische und empirische Grundlagen und klinische Anwendungsprinzipien. In: Möller HJ, Laux G, Kapfhammer HP

(Hrsg.) Psychiatrie und Psychotherapie, Band 1, Allgemeine Psychiatrie. Berlin: Springer. S. 743–774.

Linden M, Herm K, Pieper C, Fertmann J, Sandau E, Muschalla B et al. (2009b) Abschlussbericht über das Forschungsprojekt Bibliotherapie. Die Entwicklung von bibliotherapeutischen Materialien und Durchführung einer kontrollierten Studie zum Einsatz der Bibliotherapie bei Patienten in der psychosomatischen Rehabilitation. Berlin: Deutsche Rentenversicherung Bund.

Linden M, Lischka AM, Popien C, Golombek J (2007) Der mehrdimensionale Sozialkontaktkreis (MuSK) – ein Interviewverfahren zur Erfassung des sozialen Netzes in der klinischen Praxis. Zeitschrift für Medizinische Psychologie 16: 135–143.

Linden M, Muschalla B (2007a) Arbeitsplatzbezogene Ängste und Arbeitsplatzphobie. Der Nervenarzt 78: 39–44.

Linden M, Muschalla B (2007b) Anxiety disorders and workplace-related anxieties. Journal of Anxiety Disorders 21: 467–474.

Linden M, Muschalla B, Glatz J, Herm K, Kiwus U, Markova M, Dirks S (2009c) Abschlussbericht zum Forschungsprojekt Arbeitsplatzbezogene Ängste und Arbeitsplatzphobie bei Patienten in der psychosomatischen und kardiologischen Rehabilitation. Berlin: Deutsche Rentenversicherung Bund.

Linden M, Muschalla B, Keßler U, Haverkamp L, Rath K (2012a) Reha in der Hausarztpraxis. Rehabedarfsfeststellung, -zugang, -steuerung, -koordinierung, -optimierung und -verstetigung bei psychischen Erkrankungen unter Mitwirkung niedergelassener Ärzte. Eine Untersuchung zum Stand und zu den Optimierungsmöglichkeiten durch ein Rehakonsil. Abschlussbericht zum Modellprojekt. Berlin: Deutsche Rentenversicherung Bund.

Linden M, Muschalla B, Olbrich D (2008) Die Job-Angst-Skala (JAS). Ein Fragebogen zur Erfassung arbeitsplatzbezogener Ängste. Zeitschrift für Arbeits- und Organisationspsychologie 52: 126–134.

Linden M, Muschalla B, Olbrich D (2012b) Job-Angst-Skala – JAS. In: Leibniz-Zentrum für Psychologische Information und Dokumentation (ZPID) (Hrsg.) Elektronisches Testarchiv. Trier: ZPID. Online im Internet: http://www.zpid.de/pub/tests/6035_JAS_¬ Kurzmanual_Linden_Muschalla_2012.pdf (Zugriff am 19.03.2013).

Linden M, Oberle-Thiemann C, Weidner C (2003) Arbeitsplatzphobie. Krankschreiben kann schaden. MMW – Fortschritte der Medizin 145: 33–36.

Linden M, Vilain M (2011) Emotionale Teilleistungsstörungen und »first impression formation« bei Persönlichkeitsstörungen. Der Nervenarzt 82: 25–36.

Linden M, Weidner C (2005) Arbeitsunfähigkeit bei psychischen Störungen. Der Nervenarzt 76: 1421–1431.

Linden M, Weig W (Hrsg.) (2009) Salutotherapie. Köln: Deutscher Ärzteverlag.

Linden M, Wilms HU (1989) Pathopsychologie neurotischer Erkrankungen bei minimaler cerebraler Dysfunktion (MCD). In: Wahl R, Hautzinger M (Hrsg.) Verhaltensmedizin. Konzepte, Anwendungsgebiete, Perspektiven. Köln: Deutscher Ärzteverlag. S. 71–80.

Linden M, Muschalla B, Hansmeier T, Sandner G (2013) Reduction of sickness absence by an occupational health care management programme focusing on self-efficacy. Work: A Journal of Prevention, Assessment & Rehabilitation. Im Druck.

Lindenmeyer J (2007) Abhängigkeit und schädlicher Gebrauch von Alkohol. In: Leibing E, Hiller W, Sulz SKD (Hrsg.) Lehrbuch der Psychotherapie Band 3: Verhaltenstherapie. München: CIP Medien. S. 179–189.

Lindenmeyer J (2009) Abhängigkeitserkrankungen – Alkoholismus. In: Hillert A, Müller-Fahrnow W, Radoschewski FM (Hrsg.) Medizinisch-beruflich orientierte Rehabilitation. Grundlagen und klinische Praxis. Köln: Deutscher Ärzte-Verlag. S. 348–367.

Löffler S, Gerlich C, Lukasczik M, Vogel H, Wolf HD, Neuderth S (2012) Arbeits- und berufsbezogene Orientierung in der medizinischen Rehabilitation. Praxishandbuch. 3. Auflage. Universität Würzburg: Arbeitsbereich Rehabilitationswissenschaften.

Lydiard RB (2000) An overview of generalized anxiety disorder: disease state – appropriate therapy. Clinical Therapeutics 22: 3–19.

MacDonald HA, Colota V, Flamer S, Karlinsky H (2003) Posttraumatic stress disorder (PTSD) in the workplace: a descriptive study of workers experiencing PTSD resulting from work injury. Journal of Occupational Rehabilitation 13: 63–77.

Maercker A (1997) Therapie der Posttraumatischen Belastungsstörung. Heidelberg: Springer.

Mahan PL, Mahan MP, Park NJ, Shelton C, Brown KC, Weaver MT (2010) Work environment stressors, social support, anxiety, and depression among secondary school teachers. American Association of Occupational Health Nurses 58: 197–205.

Maier C (2004) Die Entdeckung der Faulheit. Von der Kunst, bei der Arbeit möglichst wenig zu tun. München: Goldmann.

Margraf J, Schneider S (2003) Angst und Angststörungen. In: Hoyer J (Hrsg.) Angstdiagnostik: Grundlagen und Testverfahren. Berlin: Springer. S. 3–31.

Margraf J, Schneider S (Hrsg.) (2003) Panik: Angstanfälle und ihre Behandlung. Berlin: Springer.

Marks I, Tobena A (1990) Learning and unlearning fear: a clinical and evolutionary perspective. Neuroscience & Biobehavioral Reviews 4: 365–384.

Martin A, Matiaske W (2002) Absentismus als Reaktion auf schädigendes Verhalten am Arbeitsplatz aus stresstheoretischer Sicht. In: von Saldern M (Hrsg.) Mobbing. Theorie, Empirie, Praxis. Hohengehren: Schneider.

Martin M, Marchand A, Boyer R (2009) Traumatic events in the workplace: impact on psychopathology and health care use of police officers. International Journal of Emergency Mental Health 11: 165–176.

Maslach C, Jackson SE (1981) The measurement of Experienced Burnout. Journal of Occupational Behaviour 2: 99–113.

Maslow AH (1943) A theory of human motivation. Psychological Reviews 50: 370–396.

Mathews A (1990) Why worry? The cognitive function of anxiety. Behaviour Research and Therapy 28: 455–468.

McCleary R, Zucker EL (1991) Higher trait- and state-anxiety in female law students than male law students. Psychological Reports 68: 1075–1078.

McClelland DC, Atkinson JW, Clark RA, Lowell L (1976) The achievement motive. New York: Appleton-Century-Crofts.

McKee-Ryan FM, Song Z, Wanberg CR, Kinicki AJ (2005) Psychological and physical wellbeing during unemployment. Journal of Applied Psychology 90: 53–76.

McLaughlin TJ, Aupont O, Bambauer KZ, Stone P, Mullan MG, Colagiovanni J, Polishuk E, Johnstone M, Locke SE (2005) Improving psychologic adjustment to chronic illness in cardiac patients. The role of depression and anxiety. Journal of General Internal Medicine 20: 1084–1090.

Melchior M, Niedhammer I, Berkman LF, Goldberg M (2003) Do psychosocial work factors and social relations exert independent effects on sickness absence? A six year prospective study of the GAZEL cohort. Journal of Epidemiology and Community Health 57: 285–293.

Mezerai M, Dahane A, Tachon JP (2006) Dépression dans le milieu du travail. La Presse Médicale 35: 823–830.

Mitra A, Jenkins GD, Gupta N (1992) A metaanalytic review of the relationship between absence and turnover. Journal of Applied Psychology 77: 879–889.

Mogg K, Brendan P, Bradley NM, White J (1995) A follow-up-study of cognitive bias in generalized anxiety disorder. Behaviour Research and Therapy 33: 927–935.

Mollon P (1989) Anxiety, supervision, and a space for thinking: some narcissistic perils for clinical psychologists in learning psychotherapy. British Journal of Medical Psychology 62: 113–122.

Monk TH, Folkard S (1983) Circadian rhythms and shiftwork. In: Hockey R (Hrsg.) Stress and Fatigue in Human Performance. Chichester: Wiley. S. 97–121.

Moore RS, Light JM, Ames GM, Saltz RF (2001) General and job-related alcohol use and correlates in a municipal workforce. American Journal of Drug and Alcohol Abuse 27: 543–560.

Munir F, Yarker J, Haslam C, Long H, Leka S, Griffiths A, Cox S (2007) Work factors related to psychological and health-related distress among employees with chronic illnesses. Journal of Occupational Rehabilitation 17: 259–277.

Muschalla B (2005) Arbeitsplatzängste und Arbeitsplatzphobie. Konstruktion des Fragebogens »Job-Angst-Skala« zur Erfassung arbeitsplatzbezogener Ängste und seine

223

Erprobung bei Patienten in der psychosomatischen Rehabilitation. Diplomarbeit, Freie Universität Berlin.

Muschalla B (2008) Workplace-related Anxieties and Workplace Phobia. A Concept of Domain-specific Mental Disorders. Doctoral dissertation. Potsdam: University of Potsdam.

Muschalla B, Glatz J, Karger G (2011) Kardiologische Rehabilitation mit strukturierter Schulung bei Herzinsuffizienz – Akzeptanz bei Patienten und Veränderungen in Krankheitswissen und Wohlbefinden. Die Rehabilitation 50: 103–110.

Muschalla B, Linden M (2008) Die Arbeitsplatzphobieskala. Ein Screening-Instrument für die medizinische Rehabilitation. Ärztliche Psychotherapie 3: 258–262.

Muschalla B, Linden M (2009a) Arbeitsplatzängste und Arbeitsplatzphobie und ihre Auswirkungen auf die berufliche Partizipation. Versicherungsmedizin 61: 63–68.

Muschalla B, Linden M (2009b) Bedeutung und Behandlung von arbeitsplatzbezogenen psychischen Störungen und Ängsten in der Psychosomatischen Rehabilitation. Arbeitsmedizin Sozialmedizin Umweltmedizin 44: 618–623.

Muschalla B, Linden M (2009c) Workplace Phobia. A first explorative study on its relation to established anxiety disorders, sick leave, and work-directed treatment. Psychology, Health & Medicine 14: 591–605.

Muschalla B, Linden M (2010) Embitterment and the workplace. In: Linden M, Maercker A (Hrsg.) Embitterment. Societal, psychological and clinical perspectives. Wien: Springer. S. 152–165.

Muschalla B, Linden M (2011a) Die Arbeitsplatzphobieskala – Ein Screeninginstrument in der psychosomatischen Rehabilitation. DRV-Schriften 93: 80–81.

Muschalla B, Linden M (2011b) Sozialmedizinische Aspekte bei psychischen Erkrankungen. Teil 1: Definition, Epidemiologie, Kontextbedingungen und Leistungsbeurteilung. Der Nervenarzt 82: 917–931.

Muschalla B, Linden M (2012) Specific job-anxiety in comparison to general psychosomatic symptoms at admission, discharge and six months after psychosomatic inpatient treatment. Psychopathology 45: 167–173.

Muschalla B, Markova M, Linden M (2010) Perceived Job-Anxiety and General Psychosomatic Symptom Load and Perceived Social Support – Is there a Relationship? Work: A Journal of Prevention, Assessment & Rehabilitation 37: 29–39.

Muschalla B, Olbrich D, Linden M (2008) Der Arbeitsplatz als Quelle von Angst. Die Ausprägung und Qualität von Job-Ängsten bei Patienten in der psychosomatischen und orthopädischen Rehabilitation. Psychosomatik und Konsiliarpsychiatrie 1: 1–8.

Muschalla B, Vilain M, Lawall C, Lewerenz M, Linden M (2009) Berufliche und soziale Partizipationsstörungen bei Patienten in der vertragsärztlichen Versorgung. Die Rehabilitation 48: 84–90.

Muschalla B, Keßler U, Schwantes U, Linden M (2013) Rehabilitationsbedarf bei Hausarztpatienten mit psychischen Störungen. Die Rehabilitation, im Druck.

Myrtek M (1998) Gesunde Kranke – kranke Gesunde. Psychophysiologie des Krankheitsverhaltens. Bern: Hans Huber.

Nagata S (2000) Stress management in the workplace in the era of industrial and economic change. Sangyo Eisaigaku Zasshi 42: 215–220.

Nakazawa H, Ikeda H, Yamashita T, Hara I, Kumai Y, Endo G, Endo Y (2005) A case of sick building syndrome in a Japanese office worker. Industrial Health 43: 341–345. Nash-Wright J (2011) Dealing with anxiety disorders in the workplace: Importance of early intervention when anxiety leads to absence from work. Prof Case Management 16: 55–59.

Nerdinger FW (1995) Motivation und Handlenin Organisationen: Eine Einführung. Stuttgart: Kohlhammer.

Nicholson N, Wall T, Lischeron J (1977) The predictability of absence and propensity to leave from employer´s job satisfaction and attitudes toward influence in decision-making. Human Relations 30: 499–514.

Nicholson PJ, Vincenti GE (1994) A case of phobic anxiety related to the inability to smell cyanide. Occupational Medicine 44: 107–108.

Niedhammer I, Bugel I, Goldberg M, Leclerc A, Gueguen A (1998) Psychosocial factors at work and sickness absence in the Gazel cohort: A prospective study. Occupational and Environmental Medicine 55: 735–741.

Niedl K (1995) Mobbing. Bullying am Arbeitsplatz. Eine empirische Analyse zum Phänomen sowie zu personalwirtschaftlich relevanten Effekten von systematischen Feindseligkeiten. München: Hampp.

Nieuwenhuijsen K, Verbeek JH, de Boer AG, Blonk RW, van Dijk FJ (2006) Predicting the duration of sickness absence for patients with common mental disorders in occupational health care. Scandinavian Journal of Work and Environmental Health 32: 67–74.

North FM, Syme SL, Feeney A, Shipley M, Marmot M (1996) Psychosocial work environment and sickness absence among British civil servants: The Whitehall II study. American Journal of Public Health 86: 332–340.

Oppolzer A (2010) Psychische Belastungsrisiken aus Sicht der Arbeitswissenschaft und Ansätze für die Prävention. In: Badura B, Schröder H, Klose J, Macco K (Hrsg.) Fehlzeiten-Report 2009. Arbeit und Psyche: Belastungen reduzieren – Wohlbefinden fördern. Berlin: Springer. S. 13–22.

Panse W, Stegmann W (2007) Angst – Macht – Erfolg. Erkennen Sie die Macht der konstruktiven Angst. München: Volk Verlag.

Parent-Thirion A, Fernández Macías E, Hurley J, Vermeylen G (2007) European Foundation for the Improvement of Living and Working Conditions, Fourth European Working Conditions Survey, Luxembourg: Office for Official Publications of the European Communities.

Pawlow IP (1927) Conditioned reflexes. An investigation of the psychophysiological activity of the cerebral cortex. Oxford: Oxford University Press.

Pearson CA (1992) Autonomous workgroups: an evaluation at an industrial site. Human Relations 45: 905–936.

Peters K (2009) Indirekte Steuerung und Interessierte Selbstgefährdung. Neue Herausforderungen für das Betriebliche Gesundheitsmanagement durch neue Organisations- und Steuerungsformen. Vortrag auf der Tagung »Arbeit und Gesundheit in schwierigen Zeiten – das Projekt PRAGEMA«. München, 22.-23. Juni 2009.

Perkonigg A, Baumann U, Reicherts M, Perrez M (1993) Soziale Unterstützung und Belastungsverarbeitung: Eine Untersuchung mit computergestützter Selbstbeobachtung. In: Laireiter A (Hrsg.) Soziales Netzwerk und soziale Unterstützung. Bern: Hans Huber. S. 128–140.

Perlow L, Williams S (2003) Is silence killing your company? Harvard Business Review 81: 52–58, 128.

Pines A, Aronson E, Kafry D (1981) Burnout: From tedium to personal growth. New York: Free Press.

Podsakoff PM, MacKenzie SB, Bommer WH (1996) Transformational leader behaviors and substitutes for leadership as determinants of employee satisfaction, commitment, trust, and organizational citizenship behaviors. Journal of Management 22: 259–298.

Poppelreuter S, Gross W (2000) Nicht nur Drogen machen süchtig. Entstehung und Behandlung stoffungebundener Süchte. Beltz: PsychologieVerlagsUnion.

Port AI (2010) Die rätselhafte Stabilität der DDR: Arbeit und Alltag im sozialistischen Deutschland. Bonn: Bundeszentrale für Politische Bildung.

Pratt KJ, Lamson AL (2012) Supervision in behavioural health. Implications for students, interns, and new professionals. Journal of Behavioral Health Services & Research 39: 285–294.

Price JL, Monson CM, Callahan K, Rodriguez BF (2006) The role of emotional functioning in military-related PTSD and its treatment. Journal of Anxiety Disorders 20: 661–674.

Prümper J, Hartmannsgruber K, Frese M (1995) KFZA. Kurz-Fragebogen zur Arbeitsanalyse. Zeitschrift für Arbeits- und Organisationspsychologie 39: 125–132.

Rapee RM, Abbott MJ, Baillie AJ, Gaston JE (2007) Treatment of social phobia through pure self-help and therapist-augmented self-help. British Journal of Psychiatry 191: 246–252.

Reinecker H (1999) Lehrbuch der Verhaltenstherapie. Tübingen: Dgvt-Verlag.

Reischies FM (2003) Organische Psychosen. In: Gastpar MT, Kasper S, Linden M (Hrsg.) Psychiatrie und Psychotherapie. Wien: Springer. S. 19–34.

Reisenzein E, Baumann U, Reisenzein R (1993) Unterschiedliche Zugänge zum Sozialen Netzwerk. In: Laireiter A (Hrsg.) Soziales Netzwerk und soziale Unterstützung: Konzepte, Methoden und Befunde. Bern: Huber. S. 67–77.

Richter G (1999) Innere Kündigung. Modellentwicklung und empirische Befunde aus einer Untersuchung im Bereich der öffentlichen Verwaltung. Zeitschrift für Personalforschung 13: 113–138.

Rinaldi M, Perkins R (2007) Comparing employment outcomes for two vocational services: individual placement and support and non-integrated pre-vocational services in the UK. Journal of Vocational Rehabilitation 27: 21–27.

Roemer L, Molina S, Borkovec TD (1997) An investigation of worry content among generally anxious individuals. Journal of Nervous and Mental Diseases 185: 314–319.

Rohmert W (1972) Aufgaben und Inhalt der Arbeitswissenschaft. Die Berufsbildende Schule 24: 3–14.

Rohmert W (1984) Das Belastungs-Beanspruchungskonzept. Zeitschrift für Arbeitswissenschaft 38: 193–200.

Röhrle B (1994) Soziales Netzwerk, Soziale Unterstützung. Weinheim: Beltz.

Rose U, Jacobi F (2006) Gesundheitsstörungen bei Arbeitslosen. Ein Vergleich mit Erwerbstätigen im Bundesgesundheitsservey 98. Arbeitsmedizin Sozialmedizin Umweltmedizin 41: 556–564.

Rüger U, Dahm A, Kallinke D (2003) Kommentar Psychotherapie-Richtlinien. München: Urban & Fischer.

Sanderson K, Andrews G (2006) Common mental disorders in the workforce: recent findings from descriptive and social epidemiology. Canadian Journal of Psychiatry 51: 61–62.

Sanderson K, Tilse E, Nicholson J, Oldenburg B, Graves N (2007) Which presenteeism measures are more sensitive to depression and anxiety? Journal of Affective Disorders 101: 65–74.

Sanne B, Mykletun A, Dahl AA, Moen BE, Tell GS (2005) Testing the Job Demand-Control-Support model with anxiety and depression as outcomes: the Hordaland Health Study. Occupational Medicine 55: 463–473.

Sarason BR, Pierce GR, Sarason IG (1990) Social support: The sense of acceptance and the role of relationships. In: Sarason BR, Sarason IG, Pierce GR (Hrsg.) Social support: An interactional view. New York: Wiley. S. 97–128.

Schaarschmidt U, Fischer AW (1997) AVEM – ein diagnostisches Instrument zur Differenzierung von Typen gesundheitsrelevanten Verhaltens und Erlebens gegenüber der Arbeit. Zeitschrift für Differentielle und Diagnostische Psychologie 18: 151–163.

Schaarschmidt U, Kieschke U, Fischer AW (1999) Beanspruchungsmuster im Lehrerberuf. Psychologie in Erziehung und Unterricht 46: 244–268

Schaarschmidt U, Fischer AW (2001) Bewältigungsmuster im Beruf. Göttingen: Vandenhoeck & Ruprecht.

Schabracq MJ, Winnibust JAM, Cooper CL (1996) Handbook of Work and Health Psychology. New York: Wiley.

Schaub A (2007) Kognitiv-verhaltenstherapeutische Interventionen bei schizophrenen und verwandten Störungen. In: Leibing E, Hiller W, Sulz SKD (Hrsg.) Lehrbuch der Psychotherapie Band 3: Verhaltenstherapie. München: CIP Medien. S. 209–216.

Scheier MF, Carver CS (1985) Optimisms, coping and health: Assessment and implications of generalized outcome expectancies. Health Psychology 4: 219–247.

Schlung E (1987) Schulphobie. Kritische Sichtung der Literatur zu Erscheinungsformen, Entstehungsbedingungen und Behandlungsmöglichkeiten bei schulphobischem Verhalten. Weinheim: Beltz.

Schmale H (1983) Psychologie der Arbeit. Stuttgart: Klett-Kotta.

Schuler H, Prochaska M (2000) Entwicklung und Konstruktvalidierung eines berufsbezogenen Leistungsmotivationstests. Diagnostica 46: 61–72.

Schulz F, Blossfeldt HP (2006) Wie verändert sich die häusliche Arbeitsteilung im Eheverlauf? Eine Längsschnittstudie der ersten 14 Ehejahre in Westdeutschland. Kölner Zeitschrift für Soziologie und Sozialpsychologie 58: 23–49.

Schumacher J, Laubach W, Brähler E (1995) Wie zufrieden sind wir mit unserem Leben? Soziodemographische und psychologische Prädiktoren der allgemeinen und bereichsspezifischen Lebenszufriedenheit. Zeitschrift für Medizinische Psychologie 1: 17–26.

Schneider C, Bühler KE (1999) Skala zur Erfassung von Arbeitsbezogenheit. Julius-Maximilians-Universität Würzburg, Institut für Psychotherapie und Medizinische Psychologie.

226

Schwarzer R (Hrsg.) (1990) Gesundheitspsychologie. Ein Lehrbuch. Göttingen: Hogrefe.

Schwarzer R (2000) Stress, Angst und Handlungsregulation. Stuttgart: Kohlhammer.

Schwarzer R, Hahn A (1994) Gesundheitsbeschwerden: Wie Stress und Ressourcen die Symptombelastung verändern. In: Schwarzer R, Jerusalem M (Hrsg.) Gesellschaftlicher Umbruch als kritisches Lebensereignis. Psychosoziale Krisenbewältigung von Übersiedlern und Ostdeutschen. München: Juventa. S. 183–197.

Schwarzer R, Leppin A (1989) Sozialer Rückhalt und Gesundheit. Eine Metaanalyse. Göttingen: Hogrefe.

Schwarzer R, Leppin A (1991) Social support and health: A theoretical and empirical overview. Journal of Social and Personal Relationships 8: 99–127.

Sczesny S, Thau S (2004) Gesundheitsbewertung vs. Arbeitszufriedenheit: Der Zusammenhang von Indikatoren des subjektiven Wohlbefindens mit selbstberichteten Fehlzeiten. Zeitschrift für Arbeits- und Organisationspsychologie 48: 17–24.

Seibel H, Lühring H (1984) Arbeit und psychische Gesundheit. Göttingen: Hogrefe.

Seligman MEP (1971) Phobias and preparedness. Behavior Therapy 2: 307–320.

Selye H (1956) The stress of life. New York: McGraw-Hill.

Selye H (1983) The Stress Concept Today. Past, Present and Future. In: Cooper CL (Hrsg.) Stress Research-Issues for the Eighties. Chichester: Wiley. S. 1–20.

Semmer N (1984) Stressbezogene Tätigkeitsanalyse: Psychologische Untersuchungen zur Analyse von Stress am Arbeitsplatz. Weinheim: Beltz.

Semmer NK, Mohr G (2001) Arbeit und Gesundheit: Konzepte und Ergebnisse der arbeitspsychologischen Stressforschung. Psychologische Rundschau 52: 150–158.

Seyda S (2009) Der Einfluss der Familie auf Gesundheit und Bildungslaufbahn von Kindern. IW-Trends. Vierteljahresschrift zur empirischen Wirtschaftsforschung aus dem Institut der deutschen Wirtschaft Köln 36: 1–17.

Sheehan D, Janavs J, Baker R, Knapp E, Sheehan KH, Sheehan M (1994) MINI. Mini International Neuropsychiatric Interview. Tampa: University of South Florida.

Shinn M, Wong NW, Simko PA, Ortiz-Torres B (1989) Promoting the well-being of working parents: Coping, social support, and flexible job schedules. American Journal of Community Psychology 17: 31–55.

Siegrist J (1996) Soziale Krisen und Gesundheit: eine Theorie der Gesundheitsförderung am Beispiel von Herz-Kreislauf-Risiken im Erwerbsleben. Göttingen: Hogrefe.

Siegrist K (2008) Sozioökonomischer Status und Gesundheitsverhalten. Psychotherapie im Dialog 9: 382–386.

Sjörgen T, Nissinen KJ, Järvenpää SK, Ojanen MT, Vanharanta H, Mälkiä EA (2006) Effects of a physical exercise intervention on subjective physical well-being, psychosocial functioning and general well-being among office workers. A cluster ranodomized-controlled cross-over design. Scandinavian Journal of Medicine & Science in Sports 16: 381–390.

Skarlicki DP, van Jaarsveld DD, Walker DD (2008) Getting even for customer mistreatment: the role of moral identity in the relationship between customer interpersonal injustice and employee sabotage. Journal of Applied Psychology 93: 1335–1347.

Skinner BF (1969) Contingencies of reinforcement. Englewood Cliffs: Prentice Hall NJ.

Skogstad A, Einarsen S, Torsheim T, Aarsland MS, Hetland H (2007) The destructiveness of laissez-faire leadership behavior. Journal of Occupational Health Psychology 12: 80–92.

Smith M (2003) Sag Nein ohne Skrupel. Die neue Methode zur Steigerung von Selbstsicherheit und Selbstbehauptung. Ulm: Mvg Verlag.

Smith MJ, Colligan MJ, Tasto DL (1982) Health and safety consequences of shift work in the food processing industry. Ergonomics 25: 133–144.

Smith MJ, Conway FT, Karsh BT (1999) Occupational Stress in human computer interaction. Industrial Health 37: 157–173.

Smith TA (2004) Incidence of occupational skin conditions in a food manufacturing company: results of a health surveillance programme. Occupational Medicine 54: 227–230.

Spera SP, Buhrfeind ED, Pennebaker JW (1994) Expressive writing and coping with job loss. Academy of Management Journal 37: 722–733.

Spielberger CD, Laux L, Glanzmann P, Schaffner P (1981) Das State-Trait-Angst-Inventar. Weinheim: Beltz Testgesellschaft.

Sprenger R (1992) Mythos Motivation. Frankfurt: Campus Verlag. Stangier U, Heidenreich T, Peitz M (2009) Soziale Phobien. Ein kognitiv-verhaltenstherapeutisches Behandlungsmanual. Weinheim: Beltz.

Statistisches Bundesamt (Hrsg.) (2010) Frauen und Männer in verschiedenen Lebensphasen. Wiesbaden: Statistisches Bundesamt.

Strazdins L, D'Souza RM, Lim LL, Broom DH, Rodgers B (2004) Job strain, job insecurity, and health: rethinking the relationship. Journal of Occupational Health Psychology 9: 296–305.

Stroebe W, Konjas K, Hewstone M (2002) Sozialpsychologie. Eine Einführung. Berlin: Springer.

Sutherland VJ, Cooper CL (1988) Sources of work stress. In: Hurrell JJ (Hrsg.) Occupational Stress Issues and developments in Research. London: Taylor & Francis. S. 3–40.

Taiminen T (2011) Personality disorders and working capacity. Duodecim 127: 987–993.

Taylor JA (1951) The relationship of anxiety to the conditioned eyelid response. Journal of Experimental Psychology 41: 81–92.

Taylor SE (1989) Positive illusions. Ney York: Basic Books.

Tepper BJ (2000) Consequences of Abusive Supervision. Academy of Management Journal 43: 178–190.

Thomas M, Hynes C (2007) The darker side of groups. Journal of Nursing Management 15: 375–385.

Thorlacius S, Olafsson S (2012) From unemployment to disability? Relationship between unemployment rate and new disability pensions in Iceland 1992–2007. European Journal of Public Health 22: 96–101.

Titscher G (2000) Psyche und Herzkreislauferkrankungen. Journal für Kardiologie 7: 237–241

Tofade T (2010) Coaching younger practitioners and students using components of the co-active coaching model. American Journal of Pharmaceutical Education 74: 51.

Treier M (2003) Belastungs- und Beanspruchungsmomente bei der Teleheimarbeit. Zeitschrift für Arbeits- und Organisationspsychologie 47: 24–35.

Tully PJ, Baker RA, Knight JL (2008) Anxiety and depression as risk factors for mortality after coronary artery bypass surgery. Journal of Psychosomatic Research 64: 285–290.

Turnipseed DL (1998) Anxiety and burnout in the health care work environment. Psychological Reports 82: 627–642.

Udris I (1981) Stress in arbeitspsychologischer Sicht. In Nitsch JR (Hrsg.) Stress – Theorien, Untersuchungen, Maßnahmen. Bern: Huber. S. 391–440.

Uchino BN (2004) Social support and physical health outcomes: Understanding the health consequences of our relationships. New Haven, CT: Yale University Press.

Ulich E (1965) Über Fehlzeiten im Betrieb. Köln: Opladen.

Ulich E, Baitsch C (1987) Arbeitsstrukturierung. In: Kleinbeck U, Rutenfranz J (Hrsg.) Enzyklopädie der Psychologie, Themenbereich D, Serie II, Bd. 1: Arbeitspsychologie. Göttingen: Hogrefe. S. 493–532.

Väänänen A, Toppinen-Tannera S, Kalimoa R, Mutanenc P, Vahterad J, Peiró JM (2003) Job characteristics, physical and psychological symptoms, and social support as antecedents of sickness absence among men and women in the private industrial sector. Social Science & Medicine 57: 807–824.

Vahtera J, Kivimäki M, Pentti J, Theorell T (2000) Effect of change in the psychosocial work environment on sickness absence: A seven year follow up of initially healthy employees. Journal of Epidemiology & Community Health 54: 484–493.

van der Veltz-Cornelis CM, Hoedemann R, de Jong FJ, Meeuwissen JA, Drewes HW, van der Laan NC, Adèr HJ (2010) Faster return to work after psychiatric consultation for sick listed employees with common mental disorders compared to care as usual. A randomized controlled trial. Neuropsychiatric Disease and Treatment 7: 375–385.

Vaux A (1988) Social support. Theory, research und intervention. New York : Praeger.

VDBW Verband Deutscher Betriebs- und Werksärzte e. V. (2012) Betriebliches Gesundheitsmanagement. Ein Leitfaden für Betriebsärzte und Führungskräfte. http://www.¬vdbw.de/fileadmin/01-Redaktion/02-Verband/02-PDF/Leitfaden/Leitfaden_Betrieb¬liche_Gesundheitsf %C3 %B6rderung_RZ3.pdf (Zugriff am 14.11.2012).

Viswesvaran C, Sanchez JI, Fisher J (1999) The role of social support in the process of work stress: A meta-analysis. Journal of Vocational Behavior 54: 314–334.

Walter H (1993) Mobbing. Kleinkrieg am Arbeitsplatz. Frankfurt am Main: Campus.

Weber M (1904, 1905) Die protestantische Ethik und der ›Geist‹ des Kapitalismus. In: Archiv für Sozialwissenschaft und Sozialpolitik 20 / 21. S. 1–54 / S. 1–110.

Wegge J, Neuhaus L (2002) Emotionen bei der Büroarbeit am PC: Ein Test der »affective events«-Theorie. Zeitschrift für Arbeits- und Organisationspsychologie 46: 173–184.

WHO World Health Organization (1992) International Statistical Classification of Diseases and Related Health Problems, 10th revision. Geneva: World Health Organization.

WHO World Health Organization (2001) International Classification of Functioning, Disability and Health (ICF). Geneva: World Health Organization.

WidO Wissenschaftliches Institut der AOK (2011) Pressemitteilung Fehlzeitenreport 2011. Verfügbar unter http://www.aok-bv.de/imperia/md/aokbv/presse/pressemitteilungen/¬archiv/2011/pm_wido_2011-16-08_fzr2011_v02_final.pdf (Zugriff am 20.03.2013)

Wieclaw J (2006) Risk of affective and stress related disorders among employees in human service professions. Occupational and Environmental Medicine 63: 314–319.

Wieclaw J, Agerbo E, Mortensen PB, Burr H, Tuchsen F, Bonde JP (2008) Psychosocial working conditions and the risk of depression and anxiety disorders in the Danish workforce. BMC Public Health 7: 280.

Wilde B, Dunkel W, Hinrichs S, Menz W (2010) Gesundheit als Führungsaufgabe in ergebnisorientiert gesteuerten Arbeitssystemen. In: Badura B, Schröder H, Klose J, Macco K (Hrsg.) Fehlzeiten-Report. Arbeit und Psyche: Belastungen reduzieren – Wohlbefinden fördern. Berlin: Springer. S. 147–155.

Wippermann C (2010) Frauen in Führungspositionen: Barrieren und Brücken. Sinus Sociovision GmbH. Heidelberg: BMFSFJ.

Witt LA, Nye LG (1992) Gender and the relationship between perceived fairness of pay or promotion, and job satisfaction. Journal of Applied Psychology 77: 910–917.

Wu, L.R., Parkerson, G.R. Jr., Doraiswamy, P.M. (2002). Health perception, pain, and disability as correlates of anxiety and depression symptoms in primary care patients. Journal of the American Board of Family Practice 15: 183–189.

Yalom ID (1970). The Theory and Practice of Group Psychotherapy. New York: Basic Books.

Yu KY (2009) Affective influences in person-environment fit theory: exploring the role of affect as both cause and outcome of P-E fit. Journal of Applied Psychology 94: 1210–1226.

Zapf D, Frese M (1991) Soziale Stressoren am Arbeitsplatz. In: Abele A, Beck P (Hrsg.) Wohlbefinden: Theorie, Empirie, Diagnostik. Weinheim: Juventa. S. 168–184.

Zapf D, Knorz C, Kulla M (1996) On the Relationship between Mobbing Factors and Job Content, Social Work Environment and health Outcomes. European Journal of Work and Organizational Psychology 5: 215–237.

Zeidner M, Endner NS (1996) Handbook of Coping: Theory, research, applications. New York: Wiley.

Zuschlag B (1994) Mobbing. Schikane am Arbeitsplatz. Göttingen: Verlag für angewandte Psychologie.

Zwerenz R, Knickenberg RJ, Schattenburg L, Beutel ME (2004) Berufliche Belastungen und Ressourcen berufstätiger Patienten der psychosomatischen Rehabilitation im Vergleich zur Allgemeinbevölkerung. Die Rehabilitation 43: 10–16.

Verzeichnis der Tabellen und Abbildungen

Stichwortverzeichnis

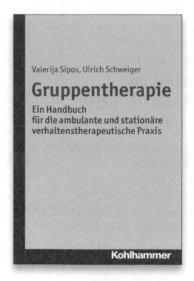

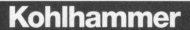

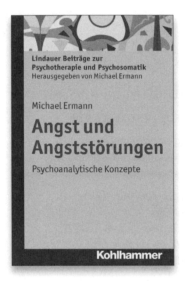

Michael Ermann

Angst und Angststörungen

Psychoanalytische Konzepte

2012. 108 Seiten mit 22 Abb. und 13 Tab. Kart.
€ 19,90
ISBN 978-3-17-022186-4
E-Book-Version (PDF): € 16,99
ISBN 978-3-17-023540-3
Lindauer Beiträge zur Psychotherapie und Psychosomatik

Angst gehört zu jedem menschlichen Leben. Das Thema hat die Psychoanalyse bei ihrem Bemühen, die Tiefendimensionen der menschlichen Existenz zu ergründen, von Anfang an begleitet. Der Band zeigt, dass man die Entwicklung der Psychoanalyse über weite Strecken als eine Geschichte ihrer Angstkonzepte lesen kann. Er würdigt ausgewählte Meilensteine dieser Entwicklung mit den Beiträgen, die Freud und die Ich-Psychologie, die Objektbeziehungstheorie und die Selbstpsychologie zum Thema Angst beigetragen haben, und schließt mit einem Ausblick auf die klinische Systematik der Angsterkrankungen aus heutiger Sicht.

Prof. Dr. med. Michael Ermann ist emeritierter Professor für Psychosomatik und Psychotherapie an der Ludwig-Maximilians-Universität München und nunmehr vor allem als Autor und Ausbildungspsychoanalytiker tätig.

Leseproben und weitere Informationen unter www.kohlhammer.de

W. Kohlhammer GmbH · 70549 Stuttgart
vertrieb@kohlhammer.de

Kohlhammer

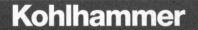